护理技术规范与风险防范流程

主 编 王惠琴 金静芬

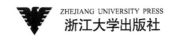

ZHEJIANG UNIVERSITY PRESS
浙江大学出版社

图书在版编目(CIP)数据

护理技术规范与风险防范流程/王惠琴,金静芬主编.
—杭州：浙江大学出版社，2010.10(2021.3 重印)
ISBN 978-7-308-07959-4

Ⅰ.①护… Ⅱ.①王…②金… Ⅲ.①护理—技术操作
规程②护理—风险管理 Ⅳ.①R47

中国版本图书馆 CIP 数据核字（2010）第 178095 号

护理技术规范与风险防范流程

主编　王惠琴　金静芬

责任编辑	张凌静
封面设计	俞亚彤
出版发行	浙江大学出版社
	（杭州市天目山路 148 号　邮政编码 310007）
	（网址：http://www.zjupress.com）
排　　版	杭州中大图文设计有限公司
印　　刷	广东虎彩云印刷有限公司绍兴分公司
开　　本	787mm×1092mm　1/16
印　　张	23.25
字　　数	580 千
版 印 次	2010 年 10 月第 1 版　2021 年 3 月第 5 次印刷
书　　号	ISBN 978-7-308-07959-4
定　　价	78.00 元

浙江大学出版社市场运营中心联系方式:0571-88925591;http://zjdxcbs.tmall.com

编 委 会

主　　编　王惠琴　　金静芬

副 主 编　王华芬

编　　委　（以姓氏笔画为序）

兰美娟　　杨明丽　　汪四花　　陈水红

顾惠娟　　徐　敏　　徐彩娟　　黄根梅

编写人员　（以姓氏笔画为序）

王　华　　吕敏芳　　李爱萍　　杨　琳

何晓雯　　陈　洁　　陈　雅　　陈海莲

徐双燕　　盛　叶　　曾　妃

序

　　护理工作"以患者为中心,以质量为核心",在医院实现整体目标、提升医疗服务品质的过程中起着举足轻重的作用。

　　浙江大学医学院附属第二医院(以下简称"浙二医院")是一所有着140周年历史,具有鲜明特色的现代化综合性研究型医院。浙二医院护理部在"济人寿世"的人道文化熏陶下,形成了一支凝聚力强、素质高、服务好的护理团队,长期以来除承担大量的护理工作和研究工作以外,还承担着护理专业各个层次的教学工作,其护理操作技术也在百年沧桑中不断发展和完善,形成了自己鲜明的特色和风格。在2007年医院管理年全国卫生系统护士岗位技能训练和竞赛活动中,浙二医院护理部荣获小组理论、技能"双冠军",成为浙江省唯一一支进入全国复赛的代表队,并在全国赛中荣获铜牌。在2008年浙江省护理岗位技能竞赛中,浙二医院护理部荣获金牌,理论、技能、现场竞答均排名第一,并荣获"全国工人先锋"、"全国巾帼建功文明岗"和"全国巾帼建功标兵"等多项荣誉。

　　随着时代的发展,医院将面临新的挑战,不仅要考虑如何提高医疗、护理水平,还要树立风险防范意识,真正做到以患者为中心,倡导技术服务和安全服务。因此,非常感谢浙二医院护理部的同志们能在繁忙的工作之余撰写《护理技术规范与风险防范流程》一书,将最新的护理操作技术用清晰的图文并茂的形式与各位读者分享。

　　愿本书能成为临床护理工作者、护理管理者的良师益友。

王建安

2010 年 9 月

前　言

当前,我国护理事业的发展已进入科学、法制的运行轨道。在"以患者为中心,以质量为核心"的思想指引下,临床护理技术出现了创新、变革、改良的趋势。护士不但要为患者提供高品质的技术服务,而且更要做好技术风险的预测、防范和处理。本书针对临床常见的 55 项护理技术,设计合理的操作步骤,编制科学的风险防范流程和规范的评分标准,对规范护理人员专业行为,强化其风险防范意识,引导其正确处理各种风险,具有积极的指导意义。

全书分"基础护理技术"和"专科护理技术"上、下两篇,共 55 章,合计 55 项护理技术。每项护理技术都编写了其操作步骤、评分标准和风险防范流程。其中,操作步骤主要突出其实用性和科学性,评分标准则强调其原则性和客观性,而风险防范流程主要强化护理人员对风险的识别和处理。本书可供护士长、临床护士、实习护士等使用,也可用于护理管理、护理教学、临床带教、在职护士继续教育等。

承担本书编写工作的作者均为浙江大学医学院附属第二医院的优秀临床护理人员和护理管理人员;书中的内容是作者多年工作经验和研究成果无保留的集结和提升。

希望本书的出版能对广大护理工作者的护理实践活动提供一定的帮助,也敬请读者对书中的不当之处惠予指正。

编　者

2010 年 9 月

目录 Contents

上 篇 基础护理技术

下　篇　专科护理技术

上 篇
基础护理技术

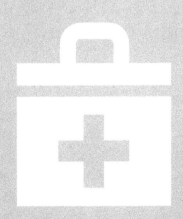

第一章　生命体征测量

第一节　生命体征测量技术

【适用范围】

所有患者。

【目的】

测量并记录患者的体温、脉搏、呼吸、血压,了解病情变化,协助诊断治疗。

【操作重点强调】

1. 全面评估患者的病情、意识、治疗情况、心理状态及合作程度。
2. 正确掌握测量方法。
3. 与患者有效沟通。

【操作前准备】

1. 用物:治疗盘、体温计清洁盒(内装体温计)、盛清洁纱布的容器盒、盛75%酒精的容器盒、血压计、听诊器、生命体征记录本、笔、秒针手表、污物杯,若测肛温则另备润滑油、卫生纸。

2. 护士:按要求着装,洗手,戴口罩。

3. 患者:半小时内未进过冷、过热食物,未做冷热敷,未坐浴洗澡,未灌肠及无剧烈运动,取舒适卧位。

4. 环境:安静、空气流通、光线明亮。

【操作流程】

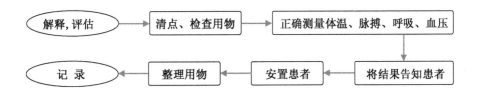

【操作步骤】

1. 向患者解释,评估患者意识,询问有无耳部疾病,询问半小时内有无游泳、洗澡、剧烈运动,有无高血压病史等,取合适卧位,保持情绪稳定。

2. 洗手,戴帽子、口罩。

3. 检查耳温仪及血压计外观。

4. 推车至床边,核对姓名、病案号。

5. 再次解释,取出电子耳温仪,在探头顶端正确安装一次性耳温仪套,红外耳温仪自动开机,确认耳温仪电源充足。等待就绪信号蜂鸣音,将探头轻柔放入耳道,正确手法拉直外耳道,确保探头顶端在正确测量的位置上。按下开始(Start)键,开始进行测量,反馈指示灯显示绿色,当听到"滴"一声,表示测量结束,取下耳温仪,查看屏幕显示温度,记录结果,并告知患者。关闭耳温仪,取下一次性耳温仪套丢弃。

6. 露出患者一上臂,放平血压计于上臂外侧(被测肢体肘臂伸直,掌心向上),被测上肢肱动脉与心脏位于同一水平。将袖带平整缠于上臂中部,松紧以刚好插入一指为宜,袖带上标示的三角标记应在手臂中央处,袖带下缘距肘窝1~2cm。按下开始/停止键,确认血压计电源充足,电子血压计自动开始测量,等待测量结束,读取测量结果(血压、脉搏)。

7. 在电子血压计测量血压同时观察患者胸廓起伏,测量呼吸30s(一起一伏为一次呼吸),结果乘以2即得呼吸频率,呼吸异常患者及婴儿应测1min。

8. 测量完毕,取下袖带,按下开始/停止按钮,切断电源整理血压计后放入盒内,妥善放置,记录结果,并告知患者。

9. 帮助患者拉好衣袖,整理床单位,安置患者。

10. 整理用物,做好记录。

【操作观察要点】

1. 电子耳温仪镜头脏会导致测量结果偏低,故应定期清洁镜片。

2. 外耳道不洁或耳垢过多、受压或受伤都会影响测量结果。

3. 测量时须拉直外耳道,使耳温计探头完全插入并贴合。

4. 应根据患者上臂围选择合适大小的袖带。血压测量过程中移动身体或说话、错误姿势会导致测量不准确。

5. 心律失常(如房早、室早、房颤等)会造成测量误差。

6. 若血压计异常加压,应取下袖带,避免手臂淤血或麻木。

7. 整理血压计袖带时勿用力弯折空气管,避免空气管老化,导致测量结果不准确。

测量不能正常进行,画面显示出错,或测量过程有疑问时,应查看电子血压计说明书,并做相应处理。

第二节 生命体征测量技术评分标准(电子体温计、血压计)

项目	项目总分	操作要求	评分等级及分值				实际得分
			A	B	C	D	
仪表	2	工作衣、帽、鞋穿戴整齐,符合规范	2	1.5	1	0	
操作前准备	17	环境清洁、光线明亮	2	1.5	1	0	
		已修剪指甲,规范洗手,戴好口罩	2	1.5	1	0	
		备齐用物,放置合理	3	2	1	0	
		检查电子耳温仪	4	3	2	1~0	
		检查电子血压计	4	3	2	1~0	
操作过程	测体温 18	核对姓名、病案号,向患者解释,评估病情	3	2	1	0	
		正确装上一次性耳温套	3	2	1	0	
		确认耳温仪电源充足	3	2	1	0	
		正确手法拉直外耳道	3	2	1	0	
		测量部位、方法正确	3	2	1	0	
		耳温套用后处置正确	3	2	1	0	
	测脉搏 18	测量部位、方法正确	5	4	3	2~0	
		测量时间、结果正确	5	4	3	2~0	
	测呼吸 10	测量方法、时间正确	5	4	3	2~0	
		测量结果正确	5	4	3	2~0	
	测血压 22	确认血压计电源充足,系统时间正确	3	2	1	0	
		管道连接正确	3	2	1	0	
		患者体位正确	3	2	1	0	
		血压计放置合理	3	2	1	0	
		缠袖带符合要求	5	4	3	2~0	
		测量部位、方法正确	5	4	3	2~0	
操作后	6	将结果告知患者,做好记录	3	2	1	0	
		整理床单位,妥善安置患者;整理用物	3	2	1	0	
质量控制	2	有效沟通,关心患者	2	1.5	1	0	
		操作熟练,动作流畅	3	2	1	0	
理论知识回答	5	测量生命体征风险	5	4	3	2~0	
		生命体征测量注意事项	5	4	3	2~0	
总计	100						

第三节 生命体征测量技术风险防范流程

生命体征测量时存在体温计咬破、测量值不准导致病情掩盖等风险,其防范流程如下:

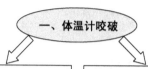

一、体温计咬破

预防:
1. 评估患者意识及配合程度;
2. 指导患者掌握正确的配合方法;
3. 特殊患者测量时护士在一旁观察或选择腋下/肛门来测量

处理:
1. 检查口腔内有无黏膜破损;
2. 清除口腔内残留物,漱口,以免损伤唇、舌、口腔等;
3. 防止水银、碎玻璃对消化道的损伤,可以吞服蛋清或牛奶,以延缓水银的吸收,病情允许还可食用粗纤维食物,如韭菜等加速水银的排出;
4. 严密观察病情

二、测量值不准导致病情掩盖

预防:
1. 选择合适的测量工具;
2. 测量前作好患者病情的评估,如询问半小时内有无进过冷、过热的食物,有无剧烈运动,有无高血压病史等,取合适卧位,检查体温计有无破损,水银柱是否甩至35℃以下;检查听诊器连接是否妥当,膜片有无破损,检查血压计水银柱有无破裂,袖带是否完好,检查充气情况,水银柱能否上升至240~260mmHg等;
3. 做好心理护理,与患者有效沟通;
4. 规范血压、脉搏、呼吸的测量方法,如脉律不规则需测1min,如为脉搏短细则需由两名护士同时测心率和脉率等

处理:
1. 重新评估测量工具和测量方法;
2. 寻找测量值与病情不符的原因;
3. 必要时重新测量

第二章　口腔护理

第一节　口腔护理技术

【适用范围】

　　昏迷、高热、禁食、鼻饲、血液病、口腔咽喉疾患、大手术后及生活不能自理的患者。常用的口腔护理方法有口腔擦洗法、口腔冲洗法和含漱法,重点介绍口腔擦洗法,即传统的口腔护理。

【目的】

　　1. 保持口腔清洁、湿润、舒适,预防口腔感染等并发症。

　　2. 去除口臭,保持口腔正常功能。

　　3. 观察口腔黏膜、舌苔的变化及有无口腔气味,提供病情变化的信息。

【操作重点强调】

　　1. 根据患者病情选择合适的口腔护理溶液。

　　2. 操作时避免清洁和污染棉球交叉混淆。

　　3. 询问患者感受。

【操作前准备】

　　1. 评估:患者年龄、病情、手术方式、口腔清洁度、有无活动性义齿(如有,取下义齿放于有标记的冷水杯中)及口内伤口等情况;患者意识状态、自理能力等。

　　2. 用物:治疗碗1个,口镜1把,血管钳1把,镊子1把,手电筒1个,压舌板1个,棉球或海绵棒数个(视口腔清洁情况而定),干纱布1～2块,弯盘或痰杯1个,棉签1包,口腔护理液(按医嘱或病情准备),治疗巾1块,必要时备开口器。

　　3. 护士:按要求着装,洗手、戴口罩。

　　4. 患者:排尿、便后,取舒适卧位。

　　5. 环境:清洁、光线明亮。

【操作流程】

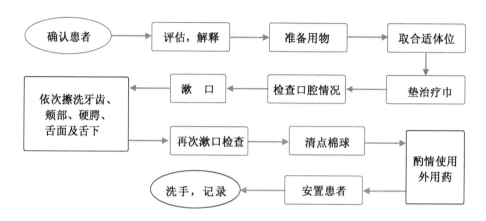

【操作步骤】

1. 确认患者,评估病情。

2. 洗手,戴口罩,准备用物。

3. 推治疗车至床尾,核对床号、姓名,置治疗盘于床头柜上。

4. 向患者解释口腔护理的目的、过程及配合方法。

5. 协助患者头偏一侧,将治疗巾垫于颌下,置弯盘于口角旁,用干棉签蘸漱口水或温开水湿润口唇。

6. 取电筒、压舌板检查口腔,协助并指导患者用温开水或漱口液正确漱口。

7. 左手持镊子,右手持血管钳将含有漱口液的棉球轻轻绞干,嘱患者咬合上、下齿,可用压舌板轻轻撑开左侧颊部,依次由内向外擦洗对侧的上、下牙列外侧面(纵向擦洗磨牙至门齿),嘱患者张口,依次擦洗上牙列的内侧面、咬合面,下牙列的内侧面、咬合面,再弧形擦洗颊部;同法擦洗近侧。

8. 擦洗硬腭部、舌面及舌下。

9. 擦洗完毕,再次协助患者漱口,检查口腔情况,用治疗巾拭去口角处的水渍,清点棉球。

10. 口腔黏膜如有溃疡,酌情涂药于溃疡处;口唇干裂者涂以液状石蜡。

11. 安置患者,整理床单位,清理用物。

12. 洗手,记录,评估情况及执行效果。

【操作观察要点】

1. 操作时动作轻柔,避免金属钳端碰及牙齿,损伤黏膜及牙龈,对凝血功能差的患者应特别注意。

2. 对昏迷患者应注意棉球的干湿度,禁止漱口。

3. 使用开口器时应从臼齿处放入。

4. 擦洗时须用血管钳夹紧棉球,每次一个,防止棉球遗留在口腔内。

5. 如患者有活动性假牙,应先取下再进行操作。

6. 护士操作前后应清点棉球数量。

第二节　口腔护理技术评分标准

项　目	项目总分	操　作　要　求	评分等级及分值				实际得分
			A	B	C	D	
仪表	3	工作衣、帽、鞋穿戴整齐,符合规范	3	2	1	0	
操作前准备	9	环境清洁、光线明亮	3	2	1	0	
		规范洗手和手卫生,戴好口罩	3	2	1	0	
		备齐用物(按病情选择合适的口腔护理溶液),放置合理	4	3	2	1~0	
操作过程	70	核对姓名、病案号	3	2	1	0	
		向患者解释口腔护理的目的、过程及合作方法	3	2	1	0	
		评估患者有无活动性假牙,如有应先取下假牙并放于冷水杯中	3	2	1	0	
		协助患者头偏一侧,垫治疗巾,置弯盘于口角旁	5	4	3	2~0	
		湿润口唇	5	4	3	2~0	
		正确使用压舌板及开口器,检查口腔,协助患者正确漱口	5	4	3	2~0	
		清洁口腔,擦洗方法顺序正确(依次由磨牙到门齿擦洗对侧的上、下牙列外侧面,上牙列的内侧面、咬合面,下牙列的内侧面、咬合面,再弧形擦洗颊部;同法擦洗近侧;擦洗硬腭部、舌面及舌下)	18	17~11	10~6	5~0	
		手持海棉棒用力适度,并及时清洗或更换	5	4	3	2~0	
		海棉棒湿度适宜	5	4	3	2~0	
		擦洗完毕,再次协助患者漱口	5	4	3	2~0	
		再次检查口腔	3	2	1	0	
		用治疗巾拭去口角处的水渍	3	2	1	0	
		口腔疾患处理正确(如有溃疡,酌情涂药于溃疡处;口唇干裂者涂以液状石蜡)	3	2	1	0	
		撤治疗巾和撤弯盘	4	3	2	1~0	

续 表

项 目	项目总分	操 作 要 求	评分等级及分值				实际得分
			A	B	C	D	
操作后	3	整理床单位,妥善安置患者,分类处理污物用物	3	2	1	0	
质量控制	5	有效沟通,关心护士	3	2	1	0	
		操作轻巧、稳重、有条不紊、步骤正确	2	1.5	1	0	
理论知识回答	5	口腔护理的适应证	5	4	3	2～0	
	5	漱口液如何选择	5	4	3	2～0	
总计	100						

第三节 口腔护理技术风险防范流程

口腔护理时存在窒息,吸入性肺炎,口腔黏膜损伤,牙龈出血,恶心、呕吐等风险,其防范流程如下:

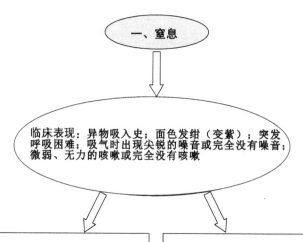

一、窒息

临床表现:异物吸入史;面色发绀(变紫);突发呼吸困难;吸气时出现尖锐的噪音或完全没有噪音;微弱、无力的咳嗽或完全没有咳嗽

预防:
1. 操作前清点棉球的数量,每次擦洗时使用弯止血钳夹紧一个棉球,结束后核对棉球的数量;
2. 棉球不宜过湿,以不能挤出液体为宜,以防患者将溶液误吸入呼吸道;
3. 清醒患者询问有无假牙,昏迷患者检查牙齿有无松、脱,活动假牙取下放于冷水杯中,避免使用海绵棒;
4. 兴奋、躁动患者在安静的情况下进行口腔护理,取坐位,吞咽功能障碍的患者取侧卧位

处理:
1. 有效清除吸入的异物,解除呼吸道梗阻;采用"一抠、二转、三压、四吸"的方法;
   a) 抠:抠出或用血管钳取出异物;
   b) 转:即将患者倒转180°,头面部向下,用手拍击背部;
   c) 压用拳向上推压其腹部,反复冲压腹部;
   d) 吸:负压吸引出阻塞的痰液或液体物质;
2. 如果异物已进入气管,出现呛咳或呼吸受阻,用粗针头在环状软骨下1~2cm处刺入气管,在纤维支气管镜下取出异物,必要时气管切开

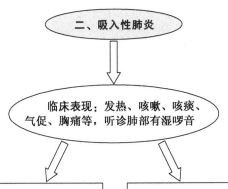

二、吸入性肺炎

临床表现：发热、咳嗽、咳痰、气促、胸痛等，听诊肺部有湿啰音

预防：
1. 仰卧位，头偏向一侧，防止漱口水流入呼吸道；
2. 棉球要拧干，昏迷患者不可漱口

处理：
1. 根据病情选择合适的抗生素积极进行抗感染治疗，对症处理；
2. 高热可物理降温或用小剂量退热剂；
3. 气急、发绀可给氧气吸入，咳嗽、咳痰用镇咳祛痰剂

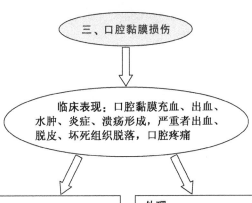

三、口腔黏膜损伤

临床表现：口腔黏膜充血、出血、水肿、炎症、溃疡形成，严重者出血、脱皮、坏死组织脱落，口腔疼痛

预防：
1. 口腔护理时，动作要轻柔，血管钳或棉签的尖部避免接触口腔黏膜；
2. 正确使用开口器，从白齿放入，不暴力使其张口；
3. 选择温度适宜的漱口液，加强观察

处理：
1. 口腔黏膜损伤者，应用朵贝尔氏液、1%～3%过氧化氢溶液含漱；
2. 疼痛时用西瓜霜喷敷或锡类散喷敷

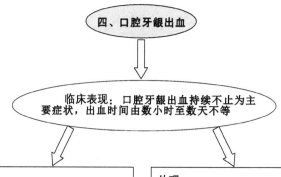

四、口腔牙龈出血

临床表现：口腔牙龈出血持续不止为主要症状，出血时间由数小时至数天不等

预防：
1. 口腔护理时，动作轻柔、细致，有出血倾向的患者切忌碰伤黏膜及牙龈；
2. 正确使用张口器，不暴力强行使其张口

处理：
1. 出现口腔及牙龈出血者，应局部止血，如明胶海绵填塞、牙周袋内碘酚烧灼；
2. 必要时进行全身止血治疗

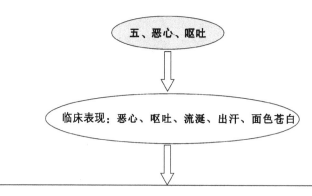

五、恶心、呕吐

临床表现：恶心、呕吐、流涎、出汗、面色苍白

预防：
1. 动作要轻柔，擦舌部和硬腭时不要触及咽喉部，以免引起恶心；
2. 止吐药常用的有：多潘立酮、甲氧氯普胺；
3. 进食后30min内禁止口腔擦洗

附：口腔冲洗

口腔冲洗技术

【适用范围】

经口气管插管的患者。

【目的】

同本章第一节"口腔护理技术"。

【操作重点强调】

1. 气囊必须保持一定的压强。
2. 冲洗液与吸出液的量要相等。
3. 操作中密切观察病情变化。
4. 防止气管插管意外滑脱。

【操作前准备】

1. 用物：治疗盘、内盛生理盐水的治疗碗、治疗巾、电筒、压舌板、30mL注射器、吸引器、吸痰管、一次性手套、外用药（按需备）、胶布、牙垫。
2. 护士：按要求着装，洗手，戴口罩。
3. 患者：排尿、便后，取舒适卧位。
4. 环境：清洁、光线明亮。

【操作流程】

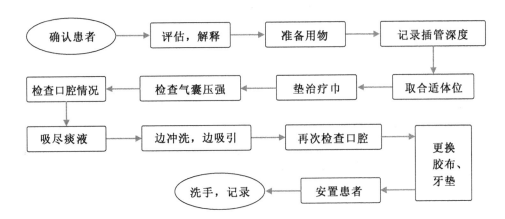

【操作步骤】

1. 确认患者，评估病情。
2. 洗手，戴口罩，准备用物。

3. 推治疗车至床尾,核对床号、姓名,置治疗盘于床头桌上。

4. 向神志清醒患者解释口腔冲洗的目的、过程,取得患者配合。

5. 记录插管深度,去枕让患者侧卧,头偏向一侧,口角向下,垫治疗巾于颌下。

6. 检查气管插管的气囊有无漏气,保持气囊的压强在 20～30mmHg。

7. 用电筒及压舌板由内向外依次检查舌腭弓、咽腭弓、软腭、硬腭、口角、颊、唇等部位的黏膜有无异常,有无糜烂、溃疡等。

8. 先吸尽患者口腔、气管内的痰液。

9. 一护士准备吸引器,另一护士准备冲洗器并紧密连接冲洗针头抽取冲洗液从上方口角牙垫孔处缓慢注入口腔,同时从下方口角插入吸痰管,吸出口腔内液体,反复冲洗几次,直到冲洗液澄清为止。

10. 再次检查口腔黏膜,如有溃疡,选择合适药物涂于患处;口唇干裂者涂以金霉素软膏,更换胶布及牙垫,并重新评估气管插管的深度和气囊压强。

11. 密切观察患者呼吸及血氧饱和度变化。

12. 安置患者,清理用物。

13. 洗手,记录。

【操作观察要点】

1. 气囊必须保持一定压强,防止液体误吸。

2. 口腔冲洗时应由两名护士配合操作(一人冲洗,一人吸引)。

3. 密切观察患者呼吸及血氧饱和度变化,如有异常立即停止,通知医生。

4. 冲洗时应固定好气管插管,防止插管意外滑脱。

5. 操作前后检查插管刻度,防移位。

口腔冲洗技术评分标准

项 目	项目总分	操 作 要 求	A	B	C	D	实际得分
仪表	2	工作衣、帽、鞋穿戴整齐,符合规范	2	1.5	1	0	
操作前准备	10	环境清洁、光线明亮	2	1.5	1	0	
		已修剪指甲,规范洗手,戴好口罩	2	1.5	1	0	
		备齐用物,放置合理	3	2	1	0	
		检查一次性物品质量	3	2	1	0	

项　目	项目总分	操　作　要　求	评分等级及分值				实际得分
			A	B	C	D	
操 作 过 程	63	推车至床尾,核对姓名、病案号	3	2	1	0	
		先评估病情,向清醒患者解释口腔冲洗的目的、过程,取得患者配合	3	2	1	0	
		记录插管深度,检查气管插管的气囊有无漏气,保持气囊的压强在 20~30mmHg	8	6	4	2~0	
		取合适卧位:去枕侧卧,头偏向一侧	2	1.5	1	0	
		垫治疗巾于颌下	2	1.5	1	0	
		用电筒及压舌板:由内向外依次检查舌腭弓、咽腭弓、软腭、硬腭、口角、颊、唇等部位	5	4	3	2~0	
		必要时协助吸痰	5	4	3	2~0	
		正确冲洗口腔(用去除针头的 30mL 注射器吸取生理盐水从上方口角牙垫孔处缓慢注入口腔,然后从下方口角插入吸痰管,吸出口腔内液体,反复冲洗几次,直到冲洗液澄清为止)	20	19~11	10~6	5~0	
		撤治疗巾,再次检查口腔	3	2	1	0	
		口腔疾患处理正确(如有溃疡,酌情涂药于溃疡处;口唇干裂者涂以液状石蜡)	4	3.5	3	2~0	
		更换胶布及牙垫	5	4	3	2~0	
		观察病情(呼吸、血氧饱和度)	3	2	1	0	
操作后	5	整理床单位,妥善安置患者,分类处理污物用物	5	4	3	2~0	
质量控制	10	对患者的态度,与患者的沟通,操作熟练程度	5	4	3	2~0	
		冲洗过程中做好气管插管的固定	5	4	3	2~0	
理论知识问答	10	口腔冲洗的注意事项	5	4	3	2~0	
		口腔冲洗的风险	5	4	3	2~0	
总　计	100						

第三章 无菌技术

第一节 无菌操作技术

【适用范围】

执行医疗、护理操作过程中,防止一切微生物侵入人体和保持无菌物品及无菌区域不被污染的操作技术和管理方法。

【目的】

避免污染无菌物品、无菌区域及无菌伤口,防止感染或交叉感染。

【操作重点强调】

严格遵循无菌操作基本原则。

【操作前准备】

1. 用物:操作台上有无菌持物泡镊筒包、无菌持物泡钳筒包、无菌方巾包、无菌弯盘包、无菌纱布罐、灭菌溶液、有效时间卡、无菌手套、复合碘消毒棉签、污物筒、开瓶器、擦灰湿毛巾、治疗车(上、下层各放一个治疗盘)。

2. 护士:着装整齐,戴口罩、帽子。剪短指甲,洗手。必要时穿无菌衣,戴无菌手套。

3. 环境:清洁、光线明亮,操作前 30min 停止清扫工作并减少走动,以防尘埃飞扬导致污染。

【操作流程】

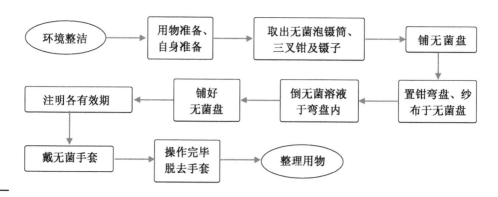

【操作步骤】

1. 环境整洁,半小时前停止打扫。洗手,戴帽子、口罩,擦灰,再洗手。

2. 取无菌持物镊包,检查无菌包名称、有效期、外观,打开无菌包,检查灭菌化学指示卡,分别取出无菌泡镊筒及镊子和三叉钳。如用干燥法保存,应每 4h 更换一次。

3. 取无菌方巾包,检查无菌包名称、有效期、外观,打开无菌包,检查灭菌化学指示卡,再取无菌持物镊,检查包内灭菌化学指示卡。

4. 用镊子取出方巾一块放入治疗盘内。

5. 无菌持物镊远端闭紧放回泡镊筒中,方巾包用一字法包扎,注明打开日期、时间并签名,备用,已打开的无菌方巾包的有效时间为 24h。

6. 将无菌方巾对折平铺于治疗盘上,扇形折叠打开,开口朝外,保持内面无菌,见图 3-1。

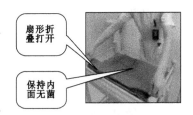

图 3-1　平铺无菌方巾

7. 取无菌弯盘包,检查无菌包名称、有效期、外观,检查灭菌化学指示卡,取无菌持物镊,检查包内灭菌化学指示卡。

8. 取无菌三叉钳,钳取弯盘(见图 3-2),两只分别放于无菌巾内,三叉钳远端闭紧放回泡钳筒中。

9. 检查无菌纱布罐有效日期,检查灭菌化学指示卡,用无菌持物镊取纱布一块,放于弯盘内。

10. 取无菌溶液,检查铝盖有无松动、瓶子有无裂痕、无菌药液的澄清度以及有效日期。

11. 用开瓶器打开铝盖,拔去瓶塞。

12. 手握标签面,先倒出少许溶液冲洗瓶口,再由原处倒溶液至无菌弯盘内,见图 3-3。

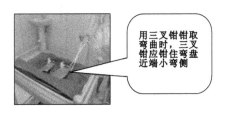

图 3-2　用三叉钳钳取弯盘

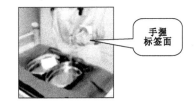

图 3-3　倒无菌溶液

13. 盖上瓶塞,消毒瓶塞边缘,已打开的溶液瓶内溶液有效时间为 24h。将无菌方巾上层拉平,边缘对齐,将开口部分向上折叠两次,两侧边缘向下,反折,备用,注明铺盘时间,有效时限不超过 4h。

14. 再次消毒瓶塞,翻下瓶塞。用无菌持物镊取纱布一块,展开、对折,包裹无菌溶液瓶口。

15. 在无菌溶液瓶、无菌纱布罐、无菌泡镊筒、无菌泡钳筒上注明启用日期、时间,并签名。在有效日期卡上注明日期、时间,并签名,放于无菌盘边缘。

16. 洗手。

17. 检查无菌手套尺码、外观、有效日期,打开包装。

18. 手套的翻折部分取出,一手插入手套戴好,再以戴着无菌手套的手指插入另一只手套翻边内面,同法将手套戴好。

19. 双手对合交叉调整手套位置,检查有无破损,实施操作。

20. 操作完毕,如手套污染严重,冲洗手套表面,将手套往下翻转,脱下,整理用物。

【操作观察要点】

1. 铺无菌盘区域必须清洁、干燥,无菌治疗巾避免潮湿。

2. 非无菌物品不可触及无菌面。

3. 使用无菌容器时,不可污染盖的内面、容器的边缘及内面。

4. 无菌持物钳不能夹取未灭菌的物品,也不能夹取油纱布。

5. 取远处物品时,应连同容器一起搬移到物品旁使用。

6. 使用无菌钳不能低于腰部。

7. 不可将非无菌物品伸入无菌溶液内蘸取或者直接接触瓶口倒液。

8. 已倒出的溶液不可倒回瓶内。

9. 戴手套时注意未戴手套的手不可触及手套的外面,戴手套的手不可触及未戴手套的手或另一手套的内面。

10. 戴手套后发现有破损,应立即更换。

第二节　无菌技术评分标准

项　目		项目评分	操 作 要 求	评分等级及分值				实际得分
				A	B	C	D	
仪表		2	工作衣、帽、鞋穿戴整齐,符合规范	2	1.5	1	0	
操作前准备		7	环境清洁	2	1.5	1	0	
			已修剪指甲,规范洗手,戴好口罩	2	1.5	1	0	
			备齐用物,放置合理	3	2	1	00	
操作过程	无菌持物钳的使用	12	检查并核对物品的名称、效期及灭菌标识	2	1.5	1	0	
			持钳方法正常。打开容器盖,手持上？处,闭合钳端,将移至容器中央,垂直取出,关闭容器盖	5	4	3	2~0	
			取、放钳方法正确。使用时保持钳端向下,在腰部以上活动,符合无菌原则,不污染	2	1.5	1	0	
			使用钳符合无菌原则,不污染。用后闭合钳端,打开容器盖,快速垂直放回容器,关闭容器盖	3	2	1	0	

项　目		项目总分	操　作　要　求	评分等级及分值				实际得分
				A	B	C	D	
操作过程	使用无菌器	11	检查并核对物品的名称、效期及灭菌标识	2	1.5	1	0	
			开启无菌容器方法正确。打开容器盖,平移离开,内面向上置于稳妥处或拿在手中	2	1.5	1	0	
			手臂不跨越无菌区	5	4	3	2～0	
			手、持物钳不触及无菌容器边缘,手臂不跨越无菌区,物品取出后不放回	5	4	3	2～0	
			物品取出后不放回	2	1.5	1	0	
			盖容器盖方向正确	2	1.5	1	0	
	使用无菌溶液	14	检查并核对无菌溶液的名称、效期及质量	2	1.5	1	0	
			开瓶盖不污染,消毒瓶塞,待干后打开	5	4	3	2～0	
			瓶签朝掌心持瓶,旋转冲洗瓶口	5	4	3	2～0	
	铺无菌盘	28	治疗盘清洁干燥	2	1.5	1	0	
			打开无菌包前检查核对无菌包名称、效期、有无潮湿或破损	2	1.5	1	0	
			开包方法正确	3	2	1	0	
			拿取治疗巾方法正确	3	2	1	0	
			铺巾方法正确、不污染	5	4	3	2～0	
			扇形折叠方法正确、整齐	3	2	1	0	
			物品放置合理,不跨越无菌区	5	4	3	2～0	
			放物品后边缘反折,外观整齐,注明无菌盘时间及物品。放物品后开口处向上翻折两次,两边缘分别向下折一次,外观整齐,注明无菌盘时间及物品	3	2	1	0	
			无菌包内物品未用完注明开包时间	2	1.5	1	0	
	戴无菌手套	11	检查无菌手套的型号,效期,质量,取手套方法正确	2	1.5	1	0	
			戴手套方法正确,不污染	6	5～4	3～2	1～0	
			脱手套方法正确	2	1.5	1	0	
			用后处理方法正确	1	0	0	0	
质量控制		7	操作熟练有条不紊、动作轻、稳	7	6～5	4～3	2～0	
理论知识问答		8	无菌技术的概念	4	3	2	1～0	
			无菌技术操作注意事项	4	3	2	1～0	
总　计		100						

第三节　无菌技术风险防范流程

无菌时存在感染等风险,其防范流程如下:

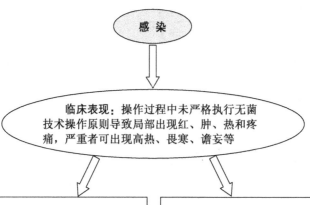

感 染

临床表现:操作过程中未严格执行无菌技术操作原则导致局部出现红、肿、热和疼痛,严重者可出现高热、畏寒、谵妄等

预防:
1. 严格遵守无菌技术原则;
2. 禁止使用不合格的无菌物品;
3. 取远处物品时,应连容器一起搬移到物品旁使用,无菌持物钳不能夹取未灭菌的物品,也不能夹取油纱布;
4. 用无菌钳不能低于腰部;
5. 使用无菌容器时,不可污染盖的内面、容器的边缘及内面;
6. 戴手套时注意未戴手套的手不可触及手套的外面,戴手套的手不可触及未戴手套的手或另一手套的内面;
7. 戴手套后发现有破损,应立即更换;
8. 铺无菌盘区域必须清洁、干燥,无菌治疗巾避免潮湿,非无菌物品不可触及无菌面

处理:
1. 规范无菌技术操作;
2. 密切观察患者症状、体征,并进行相应的处理

附一:手卫生

手卫生技术

【适用范围】

1. 接触患者前:包括从同一患者身体的污染部位移动到清洁部位时等。

2. 清洁和无菌操作前:包括进行无菌操作,接触清洁、无菌物品之前,接触患者黏膜、破损皮肤或伤口前,穿脱隔离衣前,处理药品或配餐前等。

3. 接触患者后:包括脱隔离衣后、摘手套后等。

4. 血液体液暴露风险后:包括接触患者黏膜、破损皮肤或伤口后,接触患者的血液、体液、分泌物、排泄物、伤口敷料等之后。

5. 接触患者周围环境后:包括接触患者周围环境及物品后。

【目的】

去除手部皮肤污垢、碎屑和部分致病菌;提高手卫生依从性,避免或减少感染和交叉感染发生率。

【操作重点强调】

1. 正确应用六步或七步洗手法,每步至少来回洗5次,洗手时稍加用力。

2. 流动水下彻底冲洗,然后用一次性纸巾或消毒毛巾彻底擦干,或者用烘干机吹干双手。

3. 如水龙头为手拧式开关,则应采用防止手部再污染的方法关闭水龙头。

【操作前准备】

1. 用物:专业的洗手液、一次性纸巾或消毒毛巾。

2. 护士:按要求着装,修剪指甲。

3. 环境:清洁、光线明亮。

【操作流程】

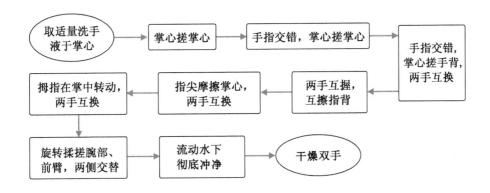

【操作步骤】

1. 取适量洗手液于掌心。

2. 洗手:

(1)掌心对掌心搓揉。

(2)手指交叉,掌心对掌心搓揉。

(3)手指交叉,掌心对手背搓揉,两手互换。

(4)双手互握,搓揉手指。

(5)指尖在掌心中搓揉,两手互换。

(6)拇指在掌中搓揉,两手互换。

(7)螺旋式搓揉腕部、前臂,直至肘部,交替进行。

3. 流动水下彻底冲净。

4. 用一次性纸巾或烘干机干燥双手。

【操作观察要点】

1. 认真清洗指甲、指尖、指缝和指关节等易污染的部位。

2. 手部不佩戴戒指等饰物。

3. 应当使用一次性纸巾或者烘干机干燥双手。

4. 如果手无可见污染,最好使用速干手消毒剂进行常规手消毒。

手卫生技术评分标准

项　目	项目总分	操　作　要　求	评分等级及分值				实际得分
			A	B	C	D	
仪表	5	工作衣、帽、鞋穿戴整齐,符合规范	5	4	3	2～0	
操作前准备	10	环境清洁	3	2	1	0	
		已修剪指甲	3	2	1	0	
		备齐用物	4	3	2	1～0	
操作过程	70	检查洗手液的效期,取适量洗手液于掌心	3	2	1	0	
		掌心相对,手指并拢相互揉搓	7	6	5	4～0	
		手心对手背沿指缝相互揉搓,交换进行	7	6	5	4～0	
		掌心相对,双手交叉沿指缝相互揉搓	7	6	5	4～0	
		弯曲各手指关节,双手相扣进行揉搓,交换进行	7	6	5	4～0	
		一手握另一手大拇指旋转揉搓,交换进行	7	6	5	4～0	
		一手指尖在另一手掌心旋转揉搓,交换进行	7	6	5	4～0	
		揉搓手腕,交换进行	7	6	5	3～0	
		流动水下彻底冲洗	7	6	4	3～0	
		以肘关闭水龙头,防止手部再污染	8	7～5	4	3～0	
		取擦手纸,擦干双手	3	2	1	0	
质量控制	5	每步至少来回洗五次,双手交替进行	5	4	3	2～0	
理论知识问答	10	手卫生适用范围	5	4	3	2～0	
		手卫生注意事项	5	4	3	2～0	
总计	100						

附二:穿脱隔离衣

穿脱隔离衣技术

【适用范围】

1. 接触经接触传播的感染性疾病患者如传染病患者、多重耐药菌感染患者等时。
2. 对患者实行保护性隔离时,如大面积烧伤、骨髓移植等患者的诊疗、护理时。
3. 可能受到患者血液、体液、分泌物、排泄物喷溅时。

【目的】

保护医务人员避免受到血液、体液和其他感染性物质污染,或用于保护患者避免感染。

【操作重点强调】

1. 面部及口罩不能触及隔离衣外面。
2. 穿脱隔离衣时避免污染,保持衣领清洁。

【操作前准备】

1. 用物:隔离衣、挂衣架、手消毒用物。
2. 护士:衣帽整洁;修剪指甲,取下手表;卷袖过肘(冬季卷过前臂中段),洗手,戴口罩。
3. 环境:清洁、光线明亮。

【穿隔离衣操作流程】

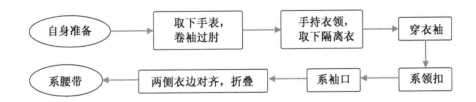

【脱隔离衣操作流程】

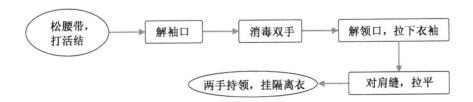

【操作步骤】

1. 穿隔离衣:

(1)手持衣领取下隔离衣,使清洁面面向自己;将衣领两端向外折齐,露出肩袖内口。

(2)一手持衣领,另一手伸入袖内,举起手臂将衣袖抖上,换手持衣领,依上法穿好另一袖。

(3)两手持衣领,由领子中央顺着边缘向后系好衣领。

(4)解开腰带活结,将隔离衣一边(约在腰下5cm处)渐向前拉,见到边缘则捏住;同法捏住另一侧边缘,双手在背后将边缘对齐,向一侧折叠;以一手按住折叠处,另一手将腰带拉至背后,压住折叠处,将腰带在背后交叉,回到前面打一活结,系好腰带。

2. 脱隔离衣:

(1)解开腰带,在前面打一活结。

(2)解开袖口,在肘部将部分衣袖塞入工作衣袖内,充分暴露双手及前臂。

(3)消毒双手。

(4)解开衣领。

(5)一手伸入另一侧袖口内,拉下衣袖过手,用衣袖遮盖着的手握住另一手隔离衣袖的外面,将袖子拉下。

(6)解开腰带,两手在袖内使袖子对齐,双臂逐渐退出。

(7)两手持领,将隔离衣两边对齐,挂在衣钩上。

【操作观察要点】

1. 隔离衣只能在规定区域内穿脱,穿前检查隔离衣有无潮湿、破损,长短要合适,应将工作服全部遮盖,有破损时不可使用。

2. 穿隔离衣前,必须将进行各种护理操作所需的用物备齐,以保证各项操作能集中执行,以省去反复多次穿、脱隔离衣和洗手,穿隔离衣后不得进入清洁区。

3. 穿脱隔离衣过程中避免污染衣领、面部、帽子和清洁面,始终保持衣领清洁。

4. 穿好隔离衣后,双臂保持在腰部以上,视线范围内,避免接触清洁物品。

5. 隔离衣每天更换,如有潮湿或污染,应立即更换。

6. 挂在半污染区,隔离衣的清洁面应向外;挂在污染区,则清洁面向内;不再穿的隔离衣,脱下后清洁面向外,卷好后置于污衣袋中。

穿脱隔离衣技术评分标准

项　目	项目总分	操　作　要　求	评分等级及分值				实际得分
			A	B	C	D	
仪表	3	工作衣、帽、鞋穿戴整齐,符合规范	3	2	1	0	
操作前准备	10	环境清洁	2	1.5	1	0	
		已修剪指甲、取下手表,卷袖过肘	2	1.5	1	0	
		规范洗手,戴好口罩	4	3	2	1~0	
		备齐用物	2	1.5	1	0	
操作过程	穿隔离衣 35	手持衣领取下隔离衣,清洁面面向自己	2	1.5	1	0	
		正确手法穿衣袖,衣袖不触及面部	10	9~6	5	4~0	
		系领扣	5	4	3	2~0	
		系袖扣	5	4	3	2~0	
		解开腰带活结	2	1.5	1	0	
		正确手法对齐两侧衣边,并折叠	8	7~5	4	3~0	
		系腰带,双手不能低于腰部以下	3	2	1	0	
	脱隔离衣 32	解腰带,在前面打一活结	3	2	1	0	
		解袖扣,在肘部将部分衣袖塞入袖内	3	2	1	0	
		消毒双手	5	4	3	2~0	
		解领口	3	2	1	0	
		正确手法脱衣袖	5	4	3	2~0	
		对肩缝,拉平隔离衣	5	4	3	2~0	
		两手持领挂隔离衣	3	2	1	0	
质量控制	10	注意清洁面和污染面的区别,不混淆	5	4	3	2~0	
		操作时避免污染清洁面;操作熟练,动作流畅	5	4	3	2~0	
理论知识问答	10	穿隔离衣的目的	5	4	3	2~0	
		穿脱隔离衣的注意事项	5	4	3	2~0	
总　计	100						

第四章　氧气吸入

第一节　氧气吸入技术(墙式)

【适用范围】

各种原因导致的缺氧患者。

【目的】

提高氧分压,改善组织缺氧。

【操作重点强调】

1. 根据医嘱正确调节氧流量。
2. 保证氧气装置通畅有效。
3. 告知患者及家属安全用氧知识。

【操作前准备】

1. 用物:治疗盘、氧气流量表、湿化瓶、输氧管、弯盘、纱布、湿化通气管、鼻塞、吸氧卡、胶布、棉签、试水杯、污物盒。
2. 护士:按要求着装,洗手,戴口罩。
3. 患者:排尿、便后,取舒适卧位。
4. 环境:清洁、通风,温湿度适宜。

【操作流程】

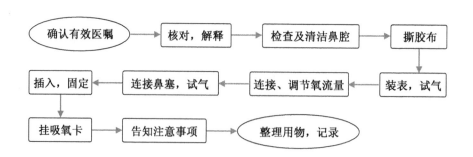

【操作步骤】

1. 确认有效医嘱,评估患者。

2. 洗手,戴帽子、口罩,准备用物。

3. 将治疗车推至床尾,核对床号、姓名;将治疗盘放于床头桌,向患者解释。

4. 检查鼻腔,并持干棉签湿润后清洁鼻腔,撕胶布(2 条)。

5. 左手持表,右手关闭氧气流量表开关,插入氧气流量表,打开氧气开关试气,关开关。

6. 氧气流量表连接湿化通气管、湿化瓶和输氧管,开氧气开关,调节氧流量。

7. 取鼻塞,看有效期,挤压包装袋检查其密闭性,打开包装,连接输氧管和鼻塞。

8. 将鼻塞浸入试水杯内的水中试气。

9. 将鼻塞插入鼻腔。

10. 用 2 条胶布分别固定于鼻翼及面颊处,并用别针将输氧管固定于患者肩部衣服上(别针可以视情况而定)。

11. 在吸氧卡上记录吸氧时间、氧流量,并签名,挂吸氧卡在氧气流量表上。

12. 告诉患者或家属吸氧的有关注意事项。

13. 整理床单位及用物,做好记录。

14. 遵医嘱停氧,核对姓名、病案号,向患者解释,取得配合。

15. 取下鼻塞或鼻导管,用纸巾擦净患者鼻部后包裹鼻塞头端,将吸氧管置入医疗垃圾桶。

16. 关闭氧气开关,正确拆除吸氧装置。记录停氧时间。

17. 整理用物,洗手,记录。

【操作观察要点】

1. 保持吸氧管通畅,每天更换鼻塞/鼻导管,两侧鼻孔交替使用。

2. 吸氧过程中观察缺氧状况有无改善,氧气装置是否通畅无漏气。

3. 用氧须注意安全,做到防油、防火、防热、防震。

第二节 氧气吸入技术评分标准

项 目	项目总分	操 作 要 求	评分等级及分值 A	B	C	D	实际得分
仪表	2	工作衣、帽、鞋穿戴整齐,符合规范	2	1.5	1	0	
操作前准备	10	环境清洁、温湿度适宜	2	1.5	1	0	
		已修剪指甲、规范洗手,戴好口罩	2	1.5	1	0	
		备齐用物,放置合理	3	2	1	0	
		检查一次性物品质量	3	2	1	0	
操作过程	吸氧 45	确认有效医嘱	2	1.5	1	0	
		评估患者:病情,氧饱和度,鼻腔粘膜情况,选择合适的吸氧工具,吸氧方式(≤2L/min,吸氧可用干式吸氧,患者如有鼻粘膜干燥等不适,可用湿化吸氧)	5	4	3	2~0	
		准备用物,推车至床边,核对姓名、病案号,向患者解释	5	4	3	2~0	
		清洁、湿润鼻腔,必要时备胶布	3	2	1	0	
		持表手法正确,确认开关处于关闭,装表,氧气表直立,安装湿化管、湿化瓶	5	4	3	2~0	
		打开开关检查装置不漏气,关闭开关	4	3	2	1~0	
		连接吸氧管,打开开关	5	4	3	2~0	
		正确调节氧气流量(包括中途调节)	5	4	3	2~0	
		检查鼻塞是否通畅,插入鼻塞固定、方法正确、妥善固定,松紧适宜	5	4	3	2~0	
		协助患者取舒适卧位	3	2	1	0	
		记录吸氧时间及氧流量	3	2	1	0	
	停氧 26	核对姓名、病案号,向患者说明,取得配合	3	2	1	0	
		取下鼻塞,用纸巾擦净患者鼻部后包裹鼻塞头端,将吸氧管置入医疗垃圾桶	5	4	3	2~0	
		关闭氧气开关	5	4	3	2~0	
		正确拆除吸氧装置	5	4	3	2~0	
		记录停止用氧时间	3	2	1	0	
		停用氧气全过程方法、步骤正确(先拔管,后关氧气开关)	5	4	3	2~0	
操作后	2	整理床单位,妥善安置患者,用物处理	2	1.5	1	0	
质量控制	2	有效沟通,关心患者	2	1.5	1	0	
	3	操作熟练,动作流畅	3	2	1	0	

项　目	项目总分	操　作　要　求	评分等级及分值				实际得分
			A	B	C	D	
理论知识问答	5	吸氧风险	5	4	3	2~0	
	5	吸氧注意事项	5	4	3	2~0	
总计	100						

第三节　氧气吸入技术风险防范流程

氧气吸入时存在无效吸氧、烧伤、气道黏膜干燥、氧中毒、感染、晶体后纤维组织增生、腹胀、过敏反应、肺组织损伤、二氧化碳麻醉、鼻出血等风险,其防范流程如下:

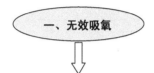

一、无效吸氧

临床表现:氧气不足、呼吸费力、胸闷、烦躁、不能平卧,缺氧症状无改善,氧分压下降、口唇及指(趾)甲床发绀、鼻翼扇动等;呼吸频率、节律、深浅度均发生改变

预防:
1. 检查氧气装置、供氧压力、管道连接是否漏气;
2. 吸氧前检查吸氧的通畅性,妥善固定,避免脱落、移位,检查吸氧导管有无堵塞;
3. 根据患者病情调节吸氧流量;
4. 对气管切开患者,用气管套管供给氧气;
5. 及时清除呼吸道分泌物,保持气道通畅;
6. 严密观察患者缺氧症状有无改善,监测患者血氧饱和度

处理:
　　一旦出现无效吸氧,立即查找原因,采取措施,恢复有效供氧

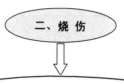

二、烧 伤

临床表现：
 Ⅰ度：轻度红、肿、热、痛，感觉过敏；
 浅Ⅱ度：剧痛，感觉过敏，温度增高，有水泡，水肿明显；
 深Ⅱ度：有附件残留，基底湿润苍白，有出血小点，水肿明显，痛觉迟钝；
 Ⅲ度：损伤累及皮下组织、肌肉、骨骼，干燥如皮革样，局部表现为蜡白或焦黄、炭化，感觉消失；无水泡，干燥，可见栓塞静脉呈树枝状

预防：
1. 注意安全用氧，严禁烟火；
2. 妥善固定吸氧装置，防止氧气外漏，需着棉质外衣；
3. 忌穿用晴纶质地的衣服和枕巾，避免产生静电火花而引起火灾

处理：
1. 发生火灾及时关闭氧气源，用床单保护患者将火扑灭；
2. 如患者烧伤，按烧伤处理

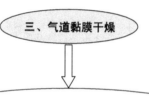

三、气道黏膜干燥

临床表现：刺激性咳嗽，无痰或痰液黏稠，不易咳出；部分病人鼻出血或痰中带血

预防：
1. 每天更换湿化瓶，及时补充湿化液，发热患者对症处理，张口呼吸的患者可用湿纱布覆盖口腔，定时更换；
2. 根据患者缺氧情况调节氧流量，轻度缺氧1～2L/min，中度缺氧2～4L/min，重度缺氧4～6L/min；
3. 加温加湿吸氧装置能防止气道黏膜干燥

处理：
 气道黏膜干燥者，超声雾化吸入，随时调节雾量的大小，温化、湿化气道

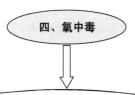

四、氧中毒

临床表现：氧中毒的特点是肺实质改变，如肺泡壁增厚、出血；连续吸纯氧6h后，病人即可出现胸骨后灼热感、咳嗽、恶心、呕吐、烦躁不安、面色苍白、胸痛、肺活量减少；吸纯氧1～4d后可发生进行性呼吸困难，出现视力或精神障碍

预防：
1. 严格掌握吸氧指征、停氧指征，选择恰当给氧方式；
2. 吸氧浓度不超过45%，及时调整吸氧流量和时间；
3. 告诫患者吸氧过程中不能擅自调节氧流量

处理：
　　动态观察氧疗效果，一旦出现氧中毒症状，立即降低吸氧流量，报告医生

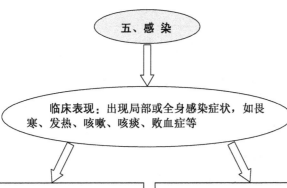

五、感　染

临床表现：出现局部或全身感染症状，如畏寒、发热、咳嗽、咳痰、败血症等

预防：
1. 每日更换吸氧管、湿化瓶、湿化液；
2. 瓶内液体为灭菌蒸馏水

处理：
　　如有感染者，去除引起感染的原因，遵医嘱应用抗生素抗感染治疗

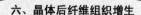

六、晶体后纤维组织增生

临床表现：新生儿，尤其是早产低体重儿，长时间吸入高浓度氧气会引起视网膜血管收缩、视网膜纤维化，造成视网膜变性、脱离，引发继发性白内障、继发性青光眼、斜视、弱视，出现不可逆的失明

预防：
1. 对新生儿、早产低体重儿勿长时间高浓度吸氧，吸氧浓度小于40%；
2. 吸氧后出现视力障碍的患儿应定期进行眼底检查

处理：
　　已发生晶体后纤维组织增生者，应早期进行手术治疗

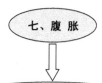

七、腹　胀

临床表现：缺氧症状加重，烦躁，腹胀明显，腹壁张力大，呼吸急促、表浅，胸式呼吸减弱，口唇青紫，脉搏细速，严重者危及生命

预防：
1. 正确掌握鼻导管的使用方法，插管不宜过深，成人深度以2cm为宜，新生儿最好用氧气头罩法吸氧；
2. 用鼻管吸氧法，鼻前庭或面罩吸氧法能有效地避免此并发症的发生

处理：
　　发生急性腹胀，及时进行胃肠减压和肛管排气

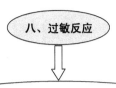

八、过敏反应

临床表现：呼吸困难加重，患者球结膜充血，皮肤瘙痒，或接触吸氧管的鼻腔肿胀、疼痛，面部贴胶布的皮肤发红、起水泡，甚至皮肤溃烂

预防：
1. 询问患者过敏史，包括药物、用物等；
2. 酒精过敏者，湿化液禁用酒精

处理：
　　发生过敏反应者，及时去除过敏原，予抗过敏及对症处理

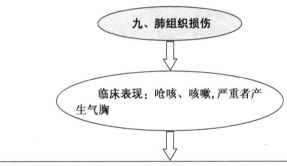

九、肺组织损伤

临床表现：呛咳、咳嗽，严重者产生气胸

预防：
1. 在调节氧流量后，供氧管方可与鼻导管连接；
2. 原面罩吸氧患者在改用鼻导管吸氧时，要及时调整氧流量

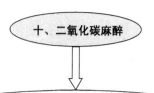

十、二氧化碳麻醉

临床表现：神志模糊，嗜睡，脸色潮红，呼吸浅、慢、弱，皮肤湿润，情绪不稳，行为异常，甚至呼吸停止

预防：
1. 缺氧和二氧化碳潴留并存者，低流量持续给氧；
2. 慢性呼吸衰竭患者采用限制性给氧，氧流量控制在1～2L/min；
3. 对患者及家属说明低流量吸氧的重要性；
4. 在血气分析动态监测下调整用氧浓度，以纠正低氧血症，避免患者或家属擅自调大吸氧流量，一般以氧浓度25%为宜，但不超过29%

处理：
　　一旦发生高浓度吸氧后病情恶化，不能立即停止吸氧，调整为1～2L/min，予呼吸兴奋剂，保持呼吸道通畅，无效者建立人工气道进行人工通气

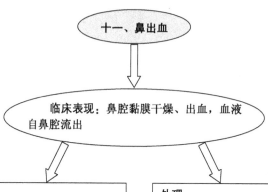

十一、鼻出血

临床表现：鼻腔黏膜干燥、出血，血液自鼻腔流出

预防：
1. 正确掌握鼻导管插管技术，动作轻柔，如有阻力，排除鼻中隔畸形的可能，改用鼻塞法或面罩法吸氧；
2. 选择质地柔软、粗细合适的吸氧管；
3. 长时间吸氧者，做好鼻腔湿化，拔除鼻导管前，应先用湿棉签或液体石蜡湿润，轻摇鼻导管，待结痂物松脱后才拔管

处理：
1. 如发生，报告医生，作局部止血处理，使用血管收缩剂或局部压迫止血；
2. 如出血量多，请耳鼻喉科医生作鼻孔填塞止血

第五章 超声雾化吸入

第一节 超声雾化吸入技术

【适用范围】

需要雾化吸入以达到治疗目的的患者。

【目的】

1. 协助患者消炎、镇咳、祛痰。
2. 减轻呼吸道黏膜水肿。
3. 帮助患者解除支气管痉挛,改善通气功能。
4. 预防、治疗患者发生呼吸道感染。

【操作重点强调】

1. 严格执行三查七对制度。
2. 正确配制药液,调节雾量。
3. 教会患者掌握正确的雾化吸入方法。

【操作前准备】

1. 用物:超声雾化器、医嘱本、药液(按医嘱备)、水温计(按需备)、冷蒸馏水、灭菌注射用水、灭菌纱布筒、灭菌持物镊、注射盘、消毒碘伏棉签、污物盒、一次性注射器、消毒砂轮、无菌盘(备用超声螺纹管)、启瓶器,治疗车上层放一治疗盘、治疗巾和治疗碗,治疗车下层治疗盘内放一治疗碗和锐器盒。
2. 护士:按要求着装,洗手,戴口罩。
3. 患者:排尿、便后,取舒适体位。
4. 环境:清洁、光线明亮。

【操作流程】

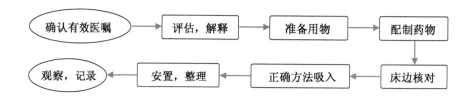

【操作步骤】

1. 确认有效医嘱,评估患者过敏史。

2. 评估患者,解释雾化吸入的目的、方法,取得患者合作。

3. 协助患者清洁面部及漱口、排尿,取舒适体位。

4. 洗手,戴帽子、口罩。

5. 按医嘱核对所需药物。

6. 检查雾化机外观,保证配件齐全,性能良好。

7. 检查一次性雾化吸入器外包装有无破损,有效期及密闭性,取出喷雾器并检查外观。

8. 打开喷雾器盖,注入药液并装好。

9. 推治疗车至患者床边,核对患者身份。

10. 向患者解释,取得配合,并将治疗巾垫入患者颌下。

11. 将雾化机放置于患者床头柜上,接通电源。

12. 将口含器(或面罩)安装到喷雾器上,将雾化吸入器的空气导管一端连接雾化机,另一端插入喷雾器底部插口,打开雾化机开关,待适量出雾后将口含嘴放入患者口中(或将面罩罩住患者口鼻),患者包紧口含嘴,用口深吸气,屏气1~2s后用鼻呼气的方法配合,保持雾化器直立位置。

15. 雾化过程中注意观察患者有无不适,观察面色、呼吸、咳嗽情况及治疗效果,必要时协助翻身、拍背、协助排痰。

16. 雾化治疗结束,协助患者取出口含器(或取下面罩),关闭雾化机开关,用治疗巾轻拭患者鼻面部,指导患者漱口,并告知其如有不适及时告知医务人员。

17. 整理用物,洗手,记录并观察治疗结果。

【操作观察要点】

1. 使用前询问过敏史。

2. 雾化吸入时,保持雾化器药杯直立,倾斜勿超过45°;一般雾化时间为15~20min,连续使用雾化器时须间隔30min。

3. 治疗过程中密切观察患者,防止气道痉挛、窒息的发生。

4. 雾化吸入前清洁口腔,清除口腔内分泌物及食物残渣,不能抹油性面膏;激素类药物雾化后应漱口,防止药物在咽部聚积;用面罩者应洗脸;避免药物进入眼睛。

5. 指导患者有效咳痰,必要时协助排痰。观察呼吸情况,防窒息,必要时帮助患者翻身拍背行胸部物理疗法帮助祛痰。

6. 喷雾器所装药液不能超过杯体标记的最大容液量,否则会不出雾或引起漏液。

第二节　压缩泵雾化机雾化吸入技术评分标准

项　目	项目总分	操作要求	评分等级及分值				实际得分
			A	B	C	D	
仪表	5	工作衣、帽、鞋穿戴整齐,符合规范	5	4	3	2～0	
操作前准备	10	环境清洁	2	1.5	1	0	
		规范洗手和手卫生,戴好口罩	2	1.5	1	0	
		备齐用物,放置合理	3	2	1	0	
		检查一次性物品质量	3	2	1	0	
操作过程	准备药液	18	按医嘱准备好药物,经第二人核对无误	3	2	1	0	
		查对药物名称、浓度、剂量、有效期,查瓶体有无裂纹及液体性状	3	2	1	0	
		检查压缩泵雾化机外观,保证配件齐全,性能良好	3	2	1	0	
		打开雾化吸入器外包装,取出喷雾器并检查外观	3	2	1	0	
	准备药液 25	按要求使用一次性注射器,正确手法配置雾化液,抽药液不余、不漏、不污染	3	2	1	0	
		打开雾化机器盖,注入药液并装好	3	2	1	0	
	雾化 47	推车至患者床前,床边查对姓名、病案号,向患者解释	3	2	1	0	
		取舒适卧位,摇高床头,评估患者咳痰能力、痰液黏稠情况、面部及口腔黏膜情况	3	2	1	0	
		雾化机接通电源	3	2	1	0	
		颌下垫巾	3	2	1	0	
		将口含器(或面罩)安装到喷雾器上,将雾化吸入器的空气导管一端连接雾化机,另一端插入喷雾器底部插口,打开雾化机开关	10	9～6	5	4～0	
		待适量出雾后将口含嘴放入患者口中(或将面罩罩住患者口鼻)	3	2	1	0	
		正确方法吸入(患者包紧口含嘴,用口深吸气,屏气1～2s后用鼻呼气的方法配合),必要时帮助翻身拍背协助排痰	10	14～10	9～6	5～0	
		观察病情(面色、呼吸、咳嗽情况)及治疗效果	5	4	3	2～0	
		时间到,取出口含器(或取下面罩),关闭雾化机开关,用治疗巾轻拭患者鼻面部,连续使用雾化时需间隔30min	5	4	3	2～0	
		清洁鼻面部,指导患者正确漱口	2	1.5	1	0	

续 表

项 目	项目总分	操 作 要 求	评分等级及分值				实际得分
			A	B	C	D	
操作后	5	整理床单位妥善安置患者,分类处理污物用物	5	4	3	2～0	
质量控制	5	对患者的态度,与患者的沟通,操作熟练程度	5	4	3	2～0	
理论知识问答	10	雾化吸入的常用药物	5	4	3	2～0	
		雾化吸入治疗后患者仍排痰不畅处理方法	5	4	3	2～0	
总计	100						

第三节 超声雾化吸入风险防范流程

超声雾化吸入时存在支气管痉挛、气道阻塞等风险,其防范流程如下:

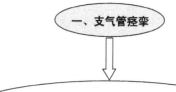

一、支气管痉挛

临床表现:一般是由于吸入过快且雾量大所致。过多的气溶颗粒快速进入支气管及肺泡,或者过饱和的雾液吸入都可形成对支气管平滑肌的不良刺激,从而引起患者出现喘憋、胸闷和气短症状

预防:
1. 教会患者正确使用雾化器,正确设置雾量大小;
2. 掌握好吸入方法,均匀而有效地进行吸入治疗;
3. 吸入过程中加强观察,患者出现不适应及时处理或暂停治疗

处理:
1. 立即停止雾化吸入;
2. 取半坐位,高流量吸氧;
3. 按医嘱正确使用支气管解痉剂

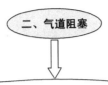

二、气道阻塞

临床表现：主要见于体质虚弱的患者，以老年人及婴幼儿多见。由于这些患者咳痰无力，支气管内常有黏痰滞留，如果使用低渗的雾化液就有可能造成痰液稀释膨胀，导致气管阻塞，加重患者缺氧，从而引发呼吸困难、发绀、心律失常等

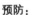

预防：
1. 事先评估，要有预见性。对痰液多而黏稠者，需指导其进行有效咳嗽、咳痰，尽量将痰液咳出后再行吸入，并在床边备好吸引器；
2. 协助患者雾化治疗时呈半卧位；
3. 雾量不宜过大，减少吸入时间及吸入药量；
4. 吸入过程中，指导患者进行深而慢的呼吸，避免呛咳；
5. 加强对患者呼吸的观察，出现异常及时终止治疗

处理：
1. 立即停止雾化吸入；
2. 协助患者侧卧位，行肺部叩击，鼓励咳痰；
3. 高流量氧气吸入；
4. 必要时负压吸痰；
5. 遵医嘱用药，对症处理

附:氧气雾化吸入

氧气雾化吸入技术

【适用范围】

需要雾化吸入以达到治疗目的的患者,尤其是潜在氧供不足的患者。

【目的】

同本章第一节"超声雾化吸入技术"。

【操作重点强调】

1. 正确使用供氧装置,注意用氧安全。
2. 教会患者掌握正确的雾化吸入方法。
3. 观察及协助患者排痰。

【操作前准备】

1. 用物:氧气雾化表、氧气雾化装置、医嘱单、药液(按医嘱单备)、污物盒、无菌盘。
2. 护士:按要求着装,洗手,戴口罩。
3. 患者:清洁面部、漱品、排尿、便后,取舒适体位。
4. 环境:清洁、光线明亮。

【氧气雾化吸入技术操作流程】

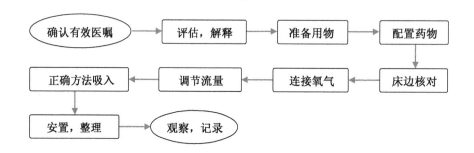

【操作步骤】

1. 确认有效医嘱。
2. 评估患者,解释氧气雾化吸入目的、方法,取得患者合作。
3. 协助患者清洁面部及漱口、排尿,取舒适体位,摇高床头。
4. 洗手,戴帽子、口罩。
5. 按医嘱准备所需药物。
6. 检查氧气雾化表外观、性能良好、关闭氧气雾化表流量开关。

7. 检查一次性氧气雾化装置外包装有无破损,有效期及密闭性,打开外包装,取出雾化器药杯并检查外观,注入药液。

8. 备齐用物携至患者床旁,核对。

9. 向患者解释,取得配合,

10. 协助患者取舒适卧位,摇高床头,将治疗巾垫入患者颌下。

11. 将氧气雾化表插入床头中心供氧孔,试气并关闭开关。

12. 将氧气雾化装置空气导管一端连接氧气雾化表,另一端连接雾化器药杯底部插口,再将口含器(或面罩)安装到喷雾器上部。

13. 打开氧气雾化表开关,调节流量为 6～8L/min,待药雾形成后将口含嘴放入患者口中(或将面罩罩住患者口鼻),患者包紧口含嘴,用口深吸气,屏气 1～2s 后用鼻呼气的方法配合,使药液能到达深部呼吸道保持雾化器直立位置。

14. 雾化治疗结束,协助患者取出口含器(或取下面罩),关闭氧气。

15. 用治疗巾轻拭患者鼻面部,协助患者清洁口腔,整理床单位

16. 观察患者反应,记录雾化后效果及反应。

17. 清理用物。

【操作观察要点】

1. 使用前询问过敏史。

2. 雾化吸入时,保持雾化器药杯直立,倾斜勿超过 45°;一般雾化时间为 15～20min,连续使用雾化器时须间隔 30min。

3. 治疗过程中密切观察患者,防止气道痉挛、窒息的发生。

4. 雾化吸入前清洁口腔,清除口腔内分泌物及食物残渣,不能抹油性面膏;激素类药物吸

入后应漱口,防止药物在咽部聚积;用面罩者应洗脸;避免药物进入眼睛。

5. 指导患者有效咳痰,必要时协助排痰。观察呼吸情况,防窒息,必要时帮助翻身拍背行胸部物理疗法帮助祛痰。

6. 喷雾器所装药液不能超过杯体标记的最大容液量,否则会不出雾或引起漏液。

7. 操作时,保证用氧安全。

8. 采用氧气为气源,可因吸入的是氧气而导致吸入氧分压迅速提高,对于一些易出现 CO_2 潴留的患者(如慢阻肺伴呼吸衰竭)可引起自主呼吸抑制和加重 CO_2 潴留,因这些患者呼吸兴奋主要依赖于低氧刺激,而缺氧的改善使低氧刺激减弱,需引起警惕。

氧气雾化吸入技术评分标准

项目	项目总分	操作要求	评分等级及分值				实际得分
			A	B	C	D	
仪表	2	工作衣、帽、鞋穿戴整齐,符合规范	2	1.5	1	0	
操作前准备	8	规范洗手,戴好口罩	2	1.5	1	0	
		备齐用物,放置合理	3	2	1	0	
		检查一次性物品质量	3	2	1	0	
操作过程	准备药液 20	按医嘱准备好药物,经第二人核对无误	3	2	1	0	
		查对药物名称、浓度、剂量、有效期。查瓶体有无裂纹及液体性状	5	4	3	2～0	
		检查氧气雾化表外观、性能良好、关闭氧气雾化表流量开关	2	1.5	1	0	
		按要求使用一次性注射器,正确手法配置雾化液,抽药液不余、不漏、不污染	5	4	3	2～0	
		按要求打开一次性雾化器,将配置好的雾化液注入雾化器内并装好	5	4	3	2～0	
	雾化 50	推车至患者床前,床边查对姓名、病案号,向患者解释	3	2	1	0	
		取舒适卧位,摇高床头。评估患者咳痰能力、痰液粘稠情况、面部及口腔粘膜情况	3	2	1	0	
		颌下垫巾	3	2	1	0	
		正确连接雾化器的进气口与氧气装置,调节氧流量(6～8L/min)	5	4	3	2～0	
		正确方法吸入(药雾形成后,将面罩罩住患者口鼻或将口含嘴放入其口中,指导患者口吸气、鼻呼气的方法进行深呼吸)。必要时帮助翻身拍背协助排痰	15	14～10	9～6	5～0	
		掌握正确的雾化吸入时间	6	5～4	3	2～0	
		观察病情(面色、呼吸、咳嗽情况)及治疗效果	5	4	3	2～0	
		时间到,取下面罩(口含嘴),关闭氧气	5	4	3	2～0	
		清洁鼻面部,温凉开水漱口	5	4	3	2～0	
操作后	5	整理床单位妥善安置患者、分类处理污物用物	5	4	3	2～0	
质量控制	5	有效沟通,关心患者、操作熟练程度	5	4	3	2～0	
理论知识回答	10	氧气雾化吸入的目的	5	4	3	2～0	
		氧气雾化吸入的注意要点	5	4	3	2～0	
总计	100						

第六章　经口腔、鼻腔吸痰

第一节　经口腔、鼻腔吸痰技术

【适用范围】

体质虚弱、咳嗽无力及意识不清、不能有效排痰的患者。

【目的】

1. 清除患者呼吸道分泌物,维持呼吸道通畅。
2. 防止异物吸入。
3. 避免肺部并发症的发生。

【操作重点强调】

1. 吸痰前后应提高吸入氧浓度。
2. 严格执行无菌技术操作,避免交叉感染。
3. 吸痰过程中严密观察血氧饱和度、口唇末梢发绀情况。
4. 与清醒患者有效沟通。

【操作前准备】

1. 用物:吸引器或中央控制系统之吸引器、氧气供给设备、治疗车、治疗盘、无菌方巾、粗细合适的无菌吸痰管数根、内装灭菌生理盐水的无菌碗、无菌手套,必要时备拉舌钳、压舌板、张口器。
2. 护士:按要求着装,洗手,戴口罩。
3. 吸痰指征:呼吸音粗糙、喉头痰鸣音明显且咳嗽无力、血氧饱和度下降。

【操作流程】

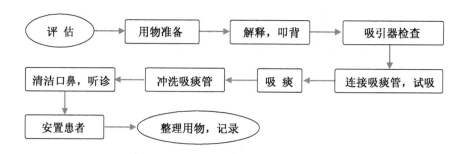

【操作步骤】

1. 吸痰前：

(1)洗手。

(2)向清醒患者解释吸痰的目的。

(3)了解患者意识状态,生命体征,吸氧流量及患者呼吸道分泌物的量、黏稠度。

(4)一手呈杯状,拍打患者背部,以利于痰液排出。

(5)取合适体位,头偏向一侧,(面向操作者)检查患者口腔、鼻腔,并取下活动性义齿。

(6)吸痰前给患者提高氧流量。

2. 吸痰时：

(1)检查吸引器性能,调节吸痰负压,成人控制在 0.0400～0.0533MPa(300～400mmHg),小儿控制在0.033～0.040MPa(300mmHg)。

(2)打开无菌吸痰盘,备妥无菌圆碗,内盛灭菌生理盐水。

(3)检查吸痰管有效期、密闭性及完整性,撕开一小口置于床头桌。

(4)戴上无菌手套,连接吸痰管,打开吸引器,试吸生理盐水。

(5)嘱清醒患者张口呼吸,可先吸鼻咽部痰液,冲管,视情况更换吸痰管,吸口腔分泌物,冲净管道。

(6)昏迷患者可用压舌板或张口器,将吸痰管头轻轻经口腔插入气道,边吸边螺旋式旋转退管,吸尽气道分泌物,然后冲净管道。

(7)吸痰完毕,将吸痰管及手套扔至医疗垃圾桶内,取出压舌板或张口器,并调回氧流量。

(8)清洁患者的口鼻,帮助患者恢复舒适体位。

(9)听诊双肺呼吸音有无改善。

3. 吸痰后：

(1)观察患者呼吸、脉搏、有无发绀、血氧饱和度等情况。

(2)整理用物,做好记录。

【操作观察要点】

1. 严格执行无菌技术操作,插管动作轻柔、敏捷。

2. 吸痰前后应予高流量吸氧,每次吸痰时间不超过 15s,连续吸痰不得超过 3 次,如痰多需要再次吸引,应间隔 3～5min。

3．按操作规则更换吸痰管。

4．如患者痰液黏稠,可以配合翻身、叩背、雾化吸入。

5．吸痰过程中密切观察患者病情变化,尤其得注意血氧饱和度和心电变化,防止心跳骤停及严重缺氧,当心率明显减慢或血氧饱和度下降至 90% 以下应立即停止吸痰并给予高浓度氧气吸入,进一步观察病情变化。

6．禁止带负压插管。

7．集液袋超过容积的 2/3,及时更换倾倒。

第二节　经口腔、鼻腔吸痰技术评分标准

项　目	项目总分	操　作　要　求	评分等级及分值				实际得分
			A	B	C	D	
仪表	5	工作衣、帽、鞋穿戴整齐,符合规范	5	4	3	2～0	
操作前准备	10	环境清洁	2	1.5	1	0	
		规范洗手和手卫生,戴好口罩	2	1.5	1	0	
		备齐用物(检查吸引器性能),放置合理	3	2	1	0	
		检查一次性物品质量	3	2	1	0	
操作过程	65	核对姓名、病案号,向清醒患者解释	3	2	1	0	
		评估患者意识状态,生命体征,吸氧流量及患者呼吸道分泌物的量、黏稠度,必要时行肺部叩打	5	4	3	2～0	
		取合适体位;检查患者口鼻腔,取下活动义齿	3	2	1	0	
		再调节氧流量,提高氧浓度	3	2	1	0	
		根据患者情况及痰液黏稠度调节负压:一般成人 40.0～53.3kPa(300～400mmHg),儿童<40.0kPa(300mmHg)	5	4	3	2～0	
		打开无菌圆碗,准备吸痰用生理盐水	4	3	2	1	
		按要求打开一次性吸痰管	3	2	1	0	
		操作手戴无菌手套,另一只手将吸痰管与吸引管连接,试吸少量生理盐水润滑冲洗吸痰管	3	2	1	0	

续 表

项 目	项目总分	操 作 要 求	评分等级及分值				实际得分
			A	B	C	D	
操作过程	65	吸痰顺序正确:清醒患者(试吸—吸鼻咽部痰液—冲管—更换吸痰管—吸口腔分泌物—冲管);昏迷患者吸痰(试吸—压舌板或张口器帮助张口—先吸尽口咽部分泌物—更换吸痰管—再经咽喉进入气管吸引—冲管)	10	9~6	5	4~0	
		插管深度适宜,吸痰手法正确(左右轻轻旋转上提)、吸尽痰液	10	9~6	5	4~0	
		吸痰时间正确,每次小于15s,需再次吸引,应间隔3~5min	5	4	3	2~0	
		观察病情(痰液的量和性状、生命体征、血氧饱和度、双肺呼吸音)	3	2	1	0	
		吸痰完毕,正确处理吸痰管	2	1.5	1	0	
		正确方法调回氧流量	2	1.5	1	0	
		清洁口鼻部,恢复舒适体位	2	1.5	1	0	
操作后	5	整理床单位,妥善安置患者,分类处理污物用物	2	1.5	1	0	
质量控制	5	有效沟通,关心患者;操作熟练,严格无菌操作	5	4	3	2~0	
理论知识回答	10	痰液黏稠度的分类及处理	4	3	2	1	
		吸痰的注意事项	6	5	4	3~0	
总 计	100						

第三节 经口腔、鼻腔吸痰技术风险防范流程

经口腔、鼻腔吸痰技术时存在低氧血症、呼吸道黏膜损伤、感染、心律失常、气道痉挛、阻塞性肺不张等风险,其防范流程可参考第八章第三节"密闭式吸痰技术风险防范流程"。

第七章　气管插管或气管切开吸痰

第一节　气管插管或气管切开吸痰技术

【适用范围】

一切经气管插管或气管切开吸痰的患者。

【目的】

1. 清除患者呼吸道分泌物,维持呼吸道通畅。
2. 防止异物吸入。
3. 避免肺部并发症的发生。

【操作重点强调】

1. 吸痰前后及间隔期间应给予过度通气或提高给氧浓度。
2. 严格执行无菌技术操作,避免交叉感染。
3. 吸痰过程中严密观察血氧饱和度、口唇、末梢发绀情况。
4. 与清醒患者有效沟通。

【操作前准备】

1. 用物:吸引器或中央控制系统之吸引器、氧气供给设备、与氧气连接的简易呼吸皮囊（必要时用）、治疗车、治疗盘、无菌方巾、粗细合适的无菌吸痰管数根、内装无菌生理盐水的无菌碗、无菌手套、一副抽取 10mL 生理盐水的无菌针筒、灭菌石蜡油、听诊器。

2. 护士:按要求着装,洗手,戴口罩。

3. 吸痰指征:呼吸音粗糙、咳嗽、气道压力升高、血氧饱和度下降。

【操作流程】

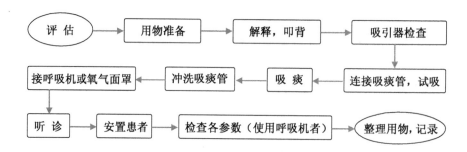

【操作步骤】

1. 吸痰前：

(1)洗手。

(2)向清醒患者解释吸痰的目的。

(3)一手呈杯状,拍打患者背部,以利于痰液排出。

(4)协助患者采用半坐卧位,头偏一侧。

(5)吸痰前给予过度通气或提高给氧浓度,以提高血液中氧气含量,降低吸痰时可能产生缺氧情形。

2. 吸痰时：

(1)检查吸引器,调节吸痰负压,一般成人 40.0～53.3kPa(300～400mmHg),儿童<40.0kPa(300mmHg)。

(2)打开无菌吸痰盘,打开内装无菌生理盐水的无菌圆碗。

(3)检查吸痰管有效期、密闭性及完整性,并打开置于床头桌上。

(4)戴上无菌手套,连接吸痰管,打开吸引器,试吸生理盐水。

(5)一手将呼吸机接口与气管插管或气管切开套管脱开,置于管架上,并消音,如为气切口面罩吸氧患者,将面罩移开,置于一旁。

(6)将吸痰管放入气管插管内或气切套管中,插入时勿压住控制孔,完全放入后再交替按住及放开控制孔(若有阻力则勿强行插入,应找出阻力原因),以拇指和示指旋转吸痰管自下往上慢慢向外拉出。

(7)一次吸痰后立即接上呼吸机或氧气面罩,必要时进行呼吸皮囊辅助通气,重复吸引不超过 3 次,中间间隔 3min。

(8)气管内插管或气切套管内痰液抽吸干净后,再吸净鼻腔或口腔内的分泌物。

(9)抽吸完毕后,吸痰管抽吸少余量清水以清洁吸引管子的内壁,将取下吸痰管及手套弃于医疗垃圾筒内。

(10)接上呼吸机,关吸引器。

(11)听诊双肺呼吸音有无改善。

3. 吸痰后：

(1)吸痰后给予高浓度氧气,并于数分钟后将氧浓度调回原来的浓度。

(2)观察患者呼吸、脉搏、有无发绀、血氧饱和度等。

(3)机械通气的患者吸痰后应检查各项参数。

(4)整理用物,做好记录。

【操作观察要点】

1. 吸痰管大小的选择:吸痰管的直径为患者气管内插管的 1/2,成人使用型号为 12～18 号。

2. 吸痰管插入的深度:气管插管插入约 20～25cm,气管切开套管插入 12～13cm。

3. 吸痰过程中要严格执行无菌技术操作。

4. 每次抽吸时间不超过 15s。

5. 吸痰管每次用一根,不可以重复使用以免交叉感染。

6. 如患者分泌物黏稠,需药物稀释痰液后再吸痰。

7. 吸痰过程中密切观察患者病情变化,尤其得注意血氧饱和度和心电变化,防止心跳骤停及严重缺氧,当心率明显减慢或血氧饱和度下降至 90% 以下应立即停止吸痰并给予高浓度氧气吸入,进一步观察病情变化。

8. 积液袋超过容积的 2/3,及时更换/倾倒。

第二节　气管插管或气管切开吸痰技术评分标准

项　目	项目总分	操　作　要　求	评分等级及分值				实际得分
			A	B	C	D	
仪表	5	工作衣、帽、鞋穿戴整齐,符合规范	5	4	3	2～0	
操作前准备	10	环境清洁	2	1.5	1	0	
		规范洗手和手卫生,戴好口罩	2	1.5	1	0	
		备齐用物,选择合适的吸痰管(检查吸引器性能),放置合理	3	2	1	0	
		检查一次性物品质量	3	2	1	0	
操作过程	65	核对姓名、病案号,向清醒患者解释,取合适体位	3	2	1		
		评估患者意识状态、生命体征、吸氧流量、呼吸机参数,气管插(套)管深度及固定,听诊肺部,评估痰量和痰液黏稠度,必要时行肺叩;有胃管鼻饲者,暂停鼻饲	5	4	3	2～0	
		正确方法给予纯氧吸入(婴儿提高原吸氧浓度的 10%)2min	2	1.5	1	0	
		根据患者情况及痰液粘稠度调节负压:一般成人 40.0～53.3kPa(300～400mmHg),儿童＜40.0 kPa(300mmHg)	5	4	3	2～0	
		打开无菌圆碗,准备吸痰用生理盐水	3	2	1	0	
		打开一次性吸痰管	3	2	1	0	

续 表

项 目	项目总分	操 作 要 求	评分等级及分值				实际得分
			A	B	C	D	
操作过程	65	操作手戴无菌手套,另一只手将吸痰管与吸引器连接,试吸,润滑冲洗吸痰管	5	4	3	2~0	
		分离呼吸机接口与气管插管或气管切开套管,如为气切口面罩吸氧患者,移开面罩	3	2	1	0	
		吸痰顺序正确(先吸气管内痰液,再吸口鼻腔分泌物)	5	4	3	2~0	
		正确使用负压(插管时不可使用负压,以免负压吸附呼吸道粘膜引起损伤,吸痰时间歇使用负压)	5	4	3	2~0	
		插管深度适宜,吸痰手法正确、吸尽痰液	10	9~6	5	4~0	
		吸痰时间正确,每次小于15s,需再次吸引,应间隔3~5min	5	4	3	2~0	
		每次吸痰间隔连接呼吸机或氧气面罩,纯氧吸入	2	1.5	1	0	
		观察病情(痰液的量和性状、生命体征、SPO_2、双肺呼吸音、呼吸机参数)	3	2	1	0	
		吸痰毕,立即连接呼吸机通气,正确处理吸痰管和手套,关闭吸引器	3	2	1	0	
		给予高浓度氧气,待SPO_2至正常水平后再调回氧浓度至原先水平,恢复舒适体位	3	2	1	0	
操作后	5	整理床单位妥善安置患者、分类处理污物用物	2	1.5	1	0	
		记录痰液的量、颜色、性状、黏稠度及患者的反应	3	2	1	0	
质量控制	5	有效沟通,关心患者;操作熟练,严格无菌操作	5	4	3	2~0	
理论知识回答	10	吸痰的深度及注意事项	6	5	4~3	2~0	
		痰液黏稠度的分类及处理	4	3	2	1~0	
总计	100						

第三节　气管插管或气管切开吸痰技术风险防范流程

　　气管插管或气管切开吸痰时存在低氧血症、呼吸道黏膜损伤、感染、心律失常、气道痉挛、阻塞性肺不张等风险,其防范流程可参考第八章第三节"密闭式吸痰技术风险防范流程"。

第八章　密闭式吸痰

第一节　密闭式吸痰技术

【适用范围】

配有密闭式吸痰装置的患者。

【目的】

1. 清除患者呼吸道分泌物,维持呼吸道通畅。
2. 防止异物吸入。
3. 避免肺部并发症的发生。

【操作重点强调】

1. 吸痰前后及间隔期应给予过度通气或提高给氧浓度。
2. 吸痰过程中应严密观察血氧饱和度、口唇、末梢发绀情况。
3. 与清醒患者有效沟通。

【操作前准备】

1. 用物:吸引器或中央控制系统之吸引器、氧气供给设备、与氧气连接的简易呼吸皮囊(必要时用)、治疗车、治疗盘、无菌方巾、一副抽取 20mL 生理盐水的无菌针筒、听诊器。

2. 密闭式吸痰装置:检查密闭式吸痰管的有效期及密闭性、完整性,将密闭式吸痰管可旋转接头连接于气管内管或塑胶气切接头上、将日期标签贴在抽吸控制钮上、将旋转接头一端接呼吸器蛇形管,盖上冲水口上盖,并连接好负压抽吸系统,适当调节吸痰负压,一般成人 $40.0 \sim 53.3$kPa($300 \sim 400$mmHg),儿童<40.0kPa(300mmHg)。密闭式吸痰系统的构成如图 8-1 和图 8-2 所示。

3. 护士:按要求着装,洗手,戴口罩。

4. 吸痰指征:呼吸音粗糙、咳嗽、气道压力升高、血氧饱和度下降。

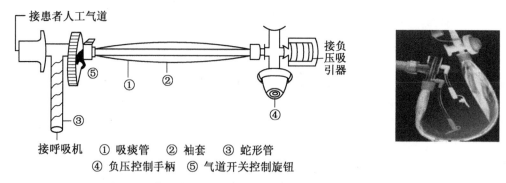

① 吸痰管　② 袖套　③ 蛇形管
④ 负压控制手柄　⑤ 气道开关控制旋钮

图 8-1　密闭式吸痰系统的构成　　　　8-2　密闭式吸痰管

【操作流程】

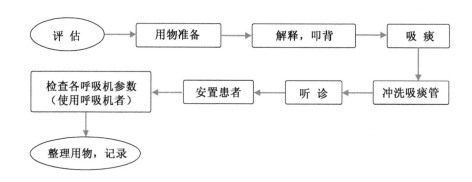

【操作步骤】

1. 吸痰前：

(1)洗手。

(2)向清醒患者解释吸痰的目的及步骤。

(3)一手呈杯状，拍打患者背部，以利于松动痰液，使痰液咳出。

(4)协助患者采用半坐卧位，头侧一方。

(5)吸痰前后给予高浓度氧气吸入，以提高血液中的氧气含量，防止吸痰时产生缺氧情况。

2. 吸痰时：

(1)一手握着可旋转接头，另一手执吸痰管外薄膜封套用拇指及示指将吸痰管移动插入气管插管内或气管切开套管所需的深度，并按下控制钮吸痰。

(2)若患者分泌物较黏稠，可经由可旋转接头上方延长管冲水口，滴入少量无菌生理盐水，稀释后再进行抽吸操作，或可由冲水口处注入气管扩张剂，以达到扩张气管的目的。

(3)吸痰完成后，缓慢地抽回吸痰管，直到看到吸痰管上的黑色指示线为止。

(4)经冲水口注入无菌生理盐水，按下控制钮，以便清洗导管内壁。

3. 吸痰后：

(1)吸痰后给予高浓度氧气，根据 SPO_2 调回氧浓度。

(2)观察患者呼吸、脉搏、血氧饱和度等情形。

（3）机械通气的患者吸痰后应检查各项参数。

（4）整理用物，做好记录。

【操作观察要点】

1. 密闭式吸痰装置安装准确，连接牢固，保证呼吸机有效通气。

2. 每次抽吸时间不超过 15s。

3. 密闭式吸痰管专人专用，每日更换 1 根，并做好日期标志。如遇污染及时更换。

4. 吸痰过程中密切观察患者病情变化，尤其得注意血氧饱和度和心电变化，防止心跳骤停及严重缺氧，当心率明显减慢或血氧饱和度下降至 90% 以下应立即停止吸痰给予并高浓度氧气吸入，进一步观察病情变化。

5. 吸引器储液瓶内吸出液应及时倾倒，不超过瓶容积的 2/3，以免痰液吸入马达损坏机器，储液瓶洗净后应盛放少量清水以免痰液黏附于瓶底，妨碍清洗。

第二节　密闭式吸痰技术评分标准

项　目	项目总分	操　作　要　求	评分等级及分值				实际得分
			A	B	C	D	
仪表	5	工作衣、帽、鞋穿戴整齐，符合规范	5	4	3	2～0	
操作前准备	10	环境清洁	2	1.5	1	0	
		规范洗手和手卫生，戴好口罩	2	1.5	1	0	
		备齐用物（检查密闭式吸痰装置的性能），放置合理	3	2	1	0	
		检查一次性物品质量	3	2	1	0	
操作过程	65	核对姓名、病案号，向清醒患者解释	3	2	1	0	
		评估患者意识状态、生命体征及患者呼吸道分泌物的量、黏稠度，必要时行肺部叩打	3	2	1	0	
		取合适体位	3	2	1	0	
		正确方法予纯氧吸入	5	4	3	2～0	
		正确调节吸痰负压，一般成人 40.0～53.3kPa（300～400mmHg），儿童<40.0 kPa（300mmHg）	5	4	3	2～0	
		正确手法吸痰（螺旋式旋转上提），插管深度适宜	5	4	3	2～0	
		正确使用负压（插管时不可使用负压，以免负压吸附呼吸道黏膜引起损伤）	5	4	3	2～0	
		吸痰时间适宜（每次小于 15s）	5	4	3	2～0	

续　表

项　目	项目总分	操　作　要　求	评分等级及分值				实际得分
			A	B	C	D	
操作过程	65	分泌物黏稠的处理(可经由可旋转接头上方延长管冲水口,滴入少量无菌生理盐水,稀释后再进行抽吸,或由冲水口处注入气管扩张剂,以达到扩张气管的目的)	5	4	3	2～0	
		观察病情(痰液的量和性状、生命体征、血氧饱和度、双肺呼吸音、呼吸机各参数)	5	4	3	2～0	
		吸痰完成后,缓慢地抽回吸痰管,直到看到吸痰管上的黑色指示线为止	5	4	3	2～0	
		冲洗管道(冲水口注入无菌生理盐水,按下控制钮)	5	4	3	2～0	
		吸痰后给予高浓度氧气,待血氧饱和度升至正常水平后再调回氧流量至原来水平	3	2	1	0	
		恢复舒适体位	3	2	1	0	
		密闭式吸痰管专人专用,每日更换,做好日期标志	5	4	3	2～0	
操作后	5	整理床单位,妥善安置患者、分类处理污物用物	5	4	3	2～0	
质量控制	5	对患者的态度,与患者的沟通,操作熟练程度	5	4	3	2～0	
理论知识回答	10	密闭式吸痰的意义	5	4	3	2～0	
		密闭式吸痰时注意事项	5	4	3	2～0	
总计	100						

第三节　密闭式吸痰技术风险防范流程

密闭式吸痰时存在低氧血症、呼吸道黏膜损伤、感染、心律失常、气道痉挛、阻塞性肺不张等风险,其防范流程如下:

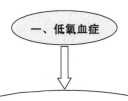

一、低氧血症

临床表现:初期表现为呼吸加深、加快,脉搏加强,脉率加快,血压升高,肢体协调动作差等;缺氧进一步加重时,表现为疲劳、精细动作失调、注意力减退、反应迟钝、思维紊乱似酒醉者;严重时,出现头痛、发绀、眼花、恶心、呕吐、耳鸣、全身发热,不能自主运动和说话,很快出现意识丧失、心跳减弱、血压下降、抽搐、张口呼吸、心跳停止,死亡

预防:
1. 吸痰管口径的选择要适当;
2. 吸痰过程中患者若有咳嗽,可暂停操作;
3. 不宜反复刺激气管隆突处;
4. 吸痰不宜深入至支气管处;
5. 使用呼吸机的患者,吸痰过程一般应少于15s;
6. 吸痰前后给予高浓度吸氧,可给予100%纯氧5min;
7. 尽量避免护士工作繁忙而未及时给患者吸痰;
8. 吸痰时密切观察患者心率、心律、动脉血压和血氧饱和度的变化

处理:
已经发生低氧血症者,立即加大吸氧流量或给予面罩加压吸氧,酌情适时静注阿托品、氨茶碱、地塞米松等药物,必要时进行机械通气

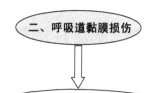

二、呼吸道黏膜损伤

临床表现：气道黏膜受损可吸出血性痰；纤支镜检查可见受损处黏膜糜烂、充血肿胀、渗血，甚至出血；口唇黏膜受损可见有表皮的破溃，甚至出血

预防：
1. 使用优质、前端钝圆有多个侧孔、后端有负压调节孔的吸痰管；
2. 吸引前先蘸无菌蒸馏水或生理盐水使其润滑；
3. 选择型号适当的吸痰管：成人一般选用12～18号，婴幼儿多选用10号，新生儿常选用6～8号；
4. 插入长度为患者有咳嗽或恶心反应即可，有气管插管者，超过气管插管1～2cm；插入动作轻柔，不可用力过猛；禁止带负压插管；抽吸时，必须旋转向外拉，严禁提插；
5. 每次吸痰时间不宜超过15s，痰未吸净，可暂停3～5min再次抽吸；
6. 每次吸痰前须测试导管是否通畅和吸痰负压是否适宜；
7. 对不配合患儿，向家长作好解释，取得家长配合，固定患儿头部，避免摇摆，烦躁不安或极度不合作者，吸痰前可酌情予以镇静；
8. 仔细观察口腔黏膜有无损伤，牙齿有无松脱，如发现口腔黏膜糜烂、渗血等，可用口泰（或朵贝尔氏液）、双氧水碳酸氢钠清洁口腔以预防感染，有松动牙齿的患者应及时提醒医生处置，以防脱落引起误吸

处理：
1. 鼻腔黏膜损伤者，可外涂金霉素软膏；
2. 发生气管黏膜损伤时，可用生理盐水加庆大霉素或丁胺卡那霉素等抗生素进行超声雾化吸入

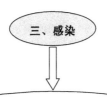

三、感染

临床表现：口鼻局部黏膜感染时，出现局部黏膜充血、肿胀、疼痛，有时有脓性分泌物；肺部感染时，出现寒颤、高热、痰多、黏液痰或浓痰，听诊肺部有湿啰音，X线检查可发现散在或片状阴影，痰液培养可找到致病菌

预防：
1. 吸痰时严格遵守无菌技术操作原则，采用无菌吸痰管，使用前认真检查有效期，以及外包装有无破损等；
2. 痰液黏稠者，应用生理盐水40mL加庆大霉素8万U加糜蛋白酶4000U，每日3次，必要时根据患者的症状给予地塞米松或氨茶碱；
3. 加强口腔护理，一般常规使用生理盐水和1:2000洗必泰溶液，当培养出致病菌时，可根据药敏试验结果，选择适当的抗生素局部应用

处理：
1. 所有防止呼吸道黏膜损伤的措施均适合于防止感染；
2. 发生局部感染者，予以对症处理；出现全身感染时，行血培养+药物敏感试验，根据药敏试验结果选择抗生素静脉用药

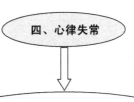

四、心律失常

临床表现：轻者可无症状，重者出现乏力、头晕等症状。原有心脏病患者可因此而诱发或加重心绞痛或心力衰竭。听诊心律不规则，触诊脉搏缺如；严重者可致心跳骤停，确诊有赖于心电图

预防：
　　所有防止低氧血症的措施均适合于防止心律失常

处理：
1. 如发生心律失常，立即停止吸引，退出吸痰管，并给予吸氧或加大吸氧浓度；
2. 一旦发生心跳骤停，立即施行准确有效的胸外心脏按压，进行抢救

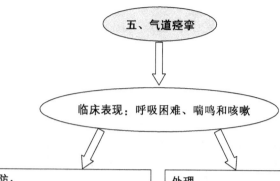

五、气道痉挛

临床表现：呼吸困难、喘鸣和咳嗽

预防：
　　为防止气道痉挛，对气道高度敏感的患者，可于吸引前用1%利多卡因少量滴入，也可给予抗组胺药物如扑尔敏4mg口服，每日3次

处理：
　　气道痉挛发作时，应暂停气道吸引，给予β受体兴奋剂吸入

六、阻塞性肺不张

临床表现：急性大面积的肺不张，可出现咳嗽、喘鸣、咳血、脓痰、畏寒和发热，或出现唇、甲紫绀，X线胸片呈按肺叶或肺段分布的致密影

预防：
1. 选择型号使用吸痰管；
2. 采用间歇吸引的办法，将拇指交替按压和放松吸引管的控制口；
3. 每次操作最多吸引3次，每次持续不超过15s，避免压力过高，吸引管拔出应边旋边退
4. 插入吸痰管前、吸痰过程中必须观察吸引管是否通畅，防止无效吸引；
5. 加强肺部体疗，每1～2h协助患者翻身、叩背体疗，翻身时可以仰卧—左侧卧—仰卧—右侧卧交替，还可利用超声雾化湿化气道，稀释痰液；
6. 吸痰前后听诊肺部呼吸音，密切观察呼吸频率及深度、血氧饱和度、血气分析结果及心率的变化

处理：
1. 及时行气管切开，有条件的借助支纤镜对肺不张的部位进行充分吸引、冲洗，以排除气道阻塞，并嘱患者深呼吸以促进肺复张；
2. 阻塞性肺不张常合并感染，需酌情应用抗生素

第九章　痰标本采集

第一节　痰标本采集技术

（一）痰常规标本、痰培养标本采集法

【适用范围】

需要留取痰液行细菌、寄生虫卵、癌细胞检测的患者。

【目的】

检查痰液中的细菌、寄生虫卵和癌细胞。

【操作重点强调】

1. 核对医嘱，作好准备。

2. 指导或者帮助患者按要求排痰。

3. 注明标本留取时间，并按照要求送检。

4. 为人工辅助呼吸者吸痰时，要戴无菌手套，将痰液收集器连接在负压吸引器上，正确留取标本。

【操作前准备】

1. 用物：朵贝氏液、清洁痰杯或蜡纸盒、无菌培养皿或瓶。

2. 护士：按要求着装，洗手，戴口罩。

3. 患者：取舒适卧位。

4. 环境：病室整洁、容器放置妥善。

【操作流程】

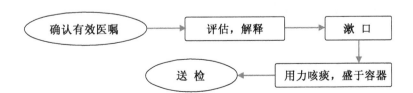

【操作步骤】

1. 查对医嘱,携贴有标签的痰盒于患者床旁。

2. 核对、评估患者,解释留痰目的和方法。

3. 嘱患者漱口后,深吸气,用力咳出气管深处的痰液于痰盒内,盖好痰盒。留取痰培养标本时嘱患者先用朵贝氏液,再用清水漱口,以除去口腔中的细菌,深吸气后用力咳出 1～2 口痰于培养皿或瓶中。如查癌细胞,瓶内应放 10% 甲醛溶液或 95% 酒精溶液固定后送验。

4. 及时送检。

【操作观察要点】

1. 护士在采集过程中要注意根据检查目的正确选择容器。

2. 告知患者不可将唾液、漱口水、鼻涕等混入痰中。

3. 患者做痰培养或做癌细胞检查时,应及时送检。

4. 清晨痰量多,含菌量亦大,是留取痰标本的首选时间。

(二)24h 痰标本

【适用范围】

需要留取 24h 痰液行痰量或其内容物检测的患者。

【目的】

检查一日痰量,观察痰的性状、颜色、量、气味及内容物(虫卵计数)或浓缩查结核菌,协助诊断。

【操作重点强调】

1. 核对医嘱,作好准备。

2. 指导或者帮助患者按要求排痰。

3. 注明起止时间,并做好交接班,并按照要求送检。

【操作前准备】

1. 用物:200mL 清洁痰杯或瓶。

2. 护士:按要求着装,洗手,戴口罩。

3. 患者:取舒适卧位。

4. 环境:病室整洁、容器放置妥善。

【操作流程】

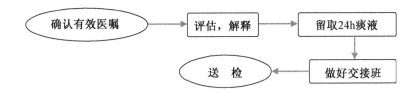

【操作步骤】

1. 查对医嘱,贴标签于痰杯上,标明留痰起止时间,携至患者床旁。

2. 核对、评估患者,解释留痰目的和方法。

3. 嘱患者将 24h 的痰液全部吐入痰杯中,不可将唾液、漱口水、鼻涕、呕吐物等混入。即从晨起(7 点)漱口后第一口痰开始留取,直至次日晨起(7 点)漱口后第一口痰结束,做好交接班。

4. 及时送检。

【操作观察要点】

1. 护士在采集过程中要注意根据检查目的正确选择容器。

2. 告知患者不可将唾液、漱口水、鼻涕等混入痰中。

3. 注明留痰日期及起止时间,并做好交接班,及时送检。

第二节　痰标本采集技术评分标准

项　目	项目总分	操　作　要　求	评分等级及分值				实际得分
			A	B	C	D	
仪表	5	工作衣、帽、鞋穿戴整齐,符合规范	5	4	3	2～0	
操作前准备	10	环境清洁	2	1.5	1	0	
		规范洗手和手卫生,戴好口罩	2	1.5	1	0	
		备齐用物,放置合理	2	1.5	1	0	
		检查一次性物品质量	3	2	1	0	
操作过程 评估	16	确认医嘱,打印标签	4	3	2	1	
		根据检查目的选择正确的标本容器	4	3	2	1	
		核对姓名、病案号,向患者解释	4	3	2	1	
		指导或帮助患者按要求排痰,不可将唾液、漱口水、鼻涕等混入痰中	4	3	2	1	
痰常规及痰培养标本	20	正确方法漱口	5	4	3	2～0	
		采集方法、采集时间正确:① 清醒者晨起后漱口,深呼吸数次后用力咳出气管深处的痰液(晨起第一口痰)盛于容器中;② 无法咳嗽或不配合者,经肺部叩打后戴无菌手套,将集痰器分别连接吸引器和吸痰管,按吸痰法将痰吸入集痰器内,加盖,注意无菌操作,避免污染标本	15	14～10	9～6	5～0	
24h痰标本	19	容器内加一定量的水,注明留痰起止时间	4	3	2	1	
		采集方法、采集时间正确:从晨起(7点)漱口后第一口痰开始留取,至次日晨起(7点)漱口后第一口痰结束,将24h的痰液全部吐入痰杯中	15	14～10	9～6	5～0	
送检	10	查癌细胞标本,应立即送检,或用10%甲醛溶液或95%酒精溶液固定后送检	5	4	3	2～0	
		特殊标本注明采集时间,按要求及时送检	5	4	3	2～0	
操作后	5	按需要协助漱口或口腔护理,整理床单位,妥善安置患者,分类处理污物用物	5	4	3	2～0	
质量控制	5	有效沟通、关心患者,操作熟练	5	4	3	2～0	
理论知识	10	痰标本采集的注意事项	10	9～6	5	4～0	
总计	100						

第三节　痰标本采集技术风险防范流程

痰标本采集时存在假阴性、痰培养留取困难等风险,其防范流程如下:

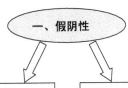

一、假阴性

预防:
1. 向患者及家属做好耐心解释工作,取得配合,如采集前漱口,避免鼻涕、唾液进入,减少口腔寄生菌的污染,咳出深部的痰液等;
2. 选取合适采集时间,在清晨痰较多时最容易采集到阳性痰菌;
3. 采集到痰培养后,观察该采集物是否是痰液;
4. 及时送检,保持标本的新鲜,减少污染机会

处理:
1. 护士现场指导,指导患者重新留取痰标本;
2. 及时送检

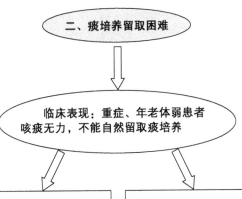

二、痰培养留取困难

临床表现:重症、年老体弱患者咳痰无力,不能自然留取痰培养

预防:
1. 留取痰培养前评估患者身体状况;
2. 评估患者能否自行咳痰

处理:
1. 基础肺功能较差,有痰而无力咳出者,护理人员须协助患者叩背,有利于痰液的排出;
2. 有痰不易咳出,痰液黏稠者,先进行雾化吸入,以稀释痰液;
3. 经过胸部物理疗法协助咳痰仍不能取得的患者或非清醒的患者,选择一次性吸痰管吸引采集法

第十章　肺部叩打

第一节　肺部叩打技术

【适用范围】

1. 有潜在的发生呼吸道并发症的卧床患者。
2. 大手术后有发生呼吸道并发症的患者。
3. 肺部有分泌物及痰液积聚的患者。

【目的】

帮助患者采取正确体位,利用手部、空气震荡的方法,将分泌物从小气道引流至大气道,使气道中分泌物松动而易于排出。

【操作重点强调】

1. 严格掌握适应证。
2. 避免在进食前后进行。
3. 避开脊柱、胸骨、肾区、肝区和脾区、切口上和胸管引流处进行,不要直接接触皮肤或在女性乳房上进行。

【操作前准备】

1. 评估:
(1)了解患者呼吸系统疾病史及治疗范围。
(2)评估患者呼吸形态以作基本数据。
(3)听诊肺部以确立痰液积聚部位。
(4)了解患者及家属意愿、认知和执行能力。
2. 用物:
(1)听诊器 1 副。
(2)枕头数个。

【操作流程】

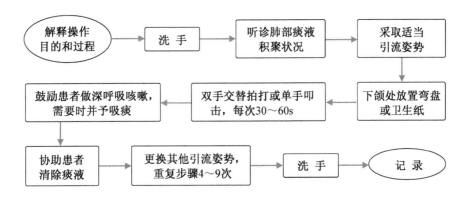

【操作步骤】

1. 向患者和家属解释操作目的和过程。

2. 洗手。

3. 听诊肺部痰液积聚状况。

4. 依据痰液积聚部位,协助患者采取适当引流姿势并予枕头适当支托。

5. 在患者下颌处放置弯盘或卫生纸。

6. 将手掌弯曲成杯状,叩打分泌物积聚部位。

7. 双手交替拍打或单手叩打,每天叩打数次,每次 30～60s。

8. 鼓励患者做深呼吸咳嗽,需要时并予吸痰。

9. 协助患者清除痰液,必要时做口腔护理。

10. 协助患者取正常卧床体位并休息。

11. 洗手。

12. 记录患者活动前后呼吸音的改变及分泌物清除状况和呼吸形态变化,以及患者反应和家属态度。

【操作观察要点】

1. 肺部叩打的禁忌证:肺栓塞、肺结核、咯血、胸部肿瘤、严重癫痫、肺脓疡、大血管吻合手术后一周内、高颅内压、胸部骨折。

2. 肺部叩打宜避免直接在裸露的皮肤上操作。

3. 应至少在用餐前 1h 执行此活动,避免于饭后操作;如需在饭后进行,应至少于饭后1～2h。

第二节 肺部叩打技术评分标准

项 目	项目总分	操 作 要 求	评分等级及分值				实际得分
			A	B	C	D	
仪表	2	工作衣、帽、鞋穿戴整齐,符合规范	2	1.5	1	0	
操作前评估	5	评估患者呼吸系统疾病史、呼吸形态,听诊肺部痰液积聚状况,有无禁忌证	5	4	3	2～0	
操作前准备	9	向患者和家属讲解肺部叩打的必要性	3	2	1	0	
		已修剪指甲、规范洗手,戴好口罩	3	2	1	0	
		备齐用物,放置合理	3	2	1	0	
操作过程	62	核对姓名、病案号,向患者和家属做好解释,必要时床帘遮挡	3	2	1	0	
		患者取坐位或侧卧位	2	1.5	1	0	
		准备随手可取的卫生纸(擦痰用)	2	1.5	1	0	
		以正确手法进行肺部叩打:操作者将手固定成背隆掌空状(握杯姿势),放松腕、肘、肩部,有节奏自下而上,由外向内轻轻叩打,边扣边鼓励患者咳嗽,也可双手交替或单手拍打	15	14～10	9～6	5～0	
		每次叩击30～60s(可根据医嘱或病情决定每日叩击的次数)	5	4	3	2～0	
		掌握合适的叩击部位(避免在裸露的皮肤上叩打,不得叩击脊柱、乳房、肋骨以下的部位)	10	9～6	5	4～0	
		指导作深呼吸咳嗽,需要时并予吸痰	5	4	3	2～0	
		协助清除痰液并漱口,必要时作口腔护理	5	4	3	2～0	
		根据需要更换其他引流姿势进行叩击	5	4	3	2～0	
		协助取正常卧位	5	4	3	2～0	
		再次听诊呼吸音,观察分泌物颜色、量、性状和呼吸形态变化	5	4	3	2～0	
操作后	2	整理床单位、妥善安置患者,规范洗手	2	1.5	1	0	
	5	记录叩击前后呼吸音的改变情况、分泌物的颜色、量、性状以及呼吸形态	5	4	3	2～0	
质量控制	5	有效沟通,关心患者。操作熟练,对应急情景的快速反应及处理	5	4	3	2～0	
理论知识问答	10	肺部叩打的禁忌证	5	4	3	2～0	
		肺部叩打的注意事项	5	4	3	2～0	
总计	100						

第三节　肺部叩打技术风险防范流程

肺部叩打时存在低氧血症等风险,其防范流程如下:

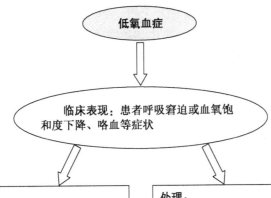

低氧血症

临床表现：患者呼吸窘迫或血氧饱和度下降、咯血等症状

预防：
1. 明确叩背的适应证;
2. 评估患者的全身情况,指导患者正确配合;
3. 注意正确手法;
4. 治疗进行时严密观察患者生命体征的变化,如脉搏、血压、血氧饱和度、心率、心律及患者的主诉

处理：
1. 若无法自行咳出应使用雾化吸入或吸痰管吸引;
2. 若呼吸系统症状加重,出现低氧血症则应立刻停止;
3. 合理使用氧疗

附:背部护理

背部护理技术

【适用范围】

长期卧床、生活不能自理或自理能力下降的患者。

【目的】

1. 清洁皮肤,预防皮肤感染。
2. 促进皮肤的血液循环,增强排泄功能,预防压疮等并发症。
3. 活动肢体,防止肌肉挛缩、关节僵硬等并发症。
4. 满足患者对舒适和清洁的需要。
5. 观察和了解患者的一般情况。

【操作重点强调】

1. 确认患者,取得配合。

2. 保护患者隐私,冬天须关好门窗。

3. 避免床单位污湿以防患者受凉。

4. 按摩的力量大小要足够刺激肌肉组织。

5. 局部出现压疮的早期症状,按摩时不可在该处加重压力,可用大拇指指腹以环状动作在近压疮处向外按摩。

【操作前准备】

用物:清洁衣裤 1 套、内盛 40～45℃温水的脸盆 1 个、毛巾(患者自备)1 条、润滑剂(适量)、被套、大单 1 套、大毛巾 1 条、屏风、便器及便巾(必要时)1 套。

【操作流程】

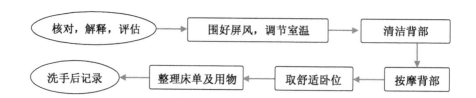

【操作步骤】

1. 核对床号、姓名,向患者及家属解释,评估病情。

2. 洗手,备齐用物并携至病床旁;再次核对床号、姓名;按需给予便器。

3. 围好屏风,关好门窗,调节室温至 21～26℃。

4. 将盛有 1/2～2/3 温水的脸盆置于床旁桌或床旁椅上;移去枕头,将其立于床头或床尾,协助患者俯卧或侧卧,使背部靠近并朝向护士;大毛巾一半铺于患者身下,一半盖于患者上半身。

5. 清洁背部:露出患者的背部及臀部,将小毛巾包裹于手上成手套状,将患者的颈部、肩部及背部、臀部依次擦拭干净。

6. 按摩背部:

(1)全背按摩:两手或一手沾少许润滑液,用手掌按摩;先将手放于骶骨部位,以环形方式按摩,从臀部向肩部按摩。按摩肩胛部时应用力稍轻,再从上臂沿背部两侧向下按摩至腰部,此时手轻轻滑至臀部及尾骨处。如此有节奏地按摩数次,再用拇指指腹由尾骶部开始沿脊柱按摩至第七颈椎,见图 10-1。

(2)受压处局部按摩:沾少许润滑液,用手掌的大、小鱼际部分紧贴皮肤,压力均匀地向心方向按摩,由轻到重,每次约 3～5min。

(3)电动按摩器按摩:操作者持按摩器,根据不同部位,选择合适的按摩头,紧贴皮肤进行按摩。

7. 按摩完毕,用大毛巾将皮肤上过多的润滑油拭去;撤去大毛巾,协助患者穿衣并取舒适卧位。

8. 整理床单位及用物。

9. 洗手后记录执行时间及护理效果。

【操作观察要点】

1. 操作中注意保暖,防止患者感冒,冬季按摩时可适当加温润滑液。

2. 胸腹部有伤口的患者,咳嗽时应协助其按压伤口两侧,以减少因振动而引起的伤口疼痛和伤口裂开。

3. 按摩中应随时注意观察患者的反应,按摩力量应适中,避免不适当按压导致的皮肤受损。

4. 操作中应密切观察患者的神志及呼吸情况。

5. 为肥胖患者按摩时应用较大力量,否则只对表皮产生影响。

6. 对瘦弱卧床患者可用气垫床,护理后可在骨隆突处垫海绵垫以保护皮肤。

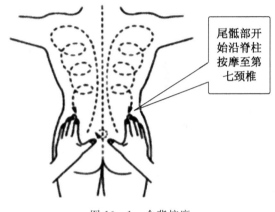

尾骶部开始沿脊柱按摩至第七颈椎

图 10-1　全背按摩

背部护理技术评分标准

项　目	项目总分	操　作　要　求	评分等级及分值				实际得分
			A	B	C	D	
仪表	2	工作衣、帽、鞋穿戴整齐,符合规范	2	1.5	1	0	
操作前评估	5	评估患者病情及背部皮肤情况	5	4	3	2~0	
操作前准备	8	环境清洁	2	1.5	1	0	
		已修剪指甲,规范洗手,戴好口罩	2	1.5	1	0	
		备齐用物(水温适宜),放置合理	4	3	2	1~0	
操作过程	65	核对姓名、病案号,向患者家属做好解释工作	5	4	3	2~0	
		关好门窗,注意保暖,保护隐私	5	4	3	2~0	
		按需给予便盆	2	1.5	1	0	
		去枕,协助患者取合适卧位,背部靠近并朝向护士	5	4	3	2~0	
		垫大毛巾	5	4	3	2~0	

续 表

项 目	项目总分	操 作 要 求	评分等级及分值				实际得分
			A	B	C	D	
操作过程	65	以正确手法清洁背部(露出患者的背部及臀部,将小毛巾包裹于手上呈手套状,将患者的颈部、肩部及背部、臀部依次擦拭干净)	10	9～6	5	4～0	
		背部按摩:① 全背按摩:用手掌沾少许润滑液按摩数次,再用拇指指腹由尾骶部开始沿脊柱按摩至第七颈椎。② 受压处局部按摩:用手掌的大、小鱼际沾少许润滑液紧贴皮肤向心方向按摩。③ 电动按摩器按摩:根据不同部位,选择合适的按摩头,紧贴皮肤进行按摩	15	14～10	9～6	5～0	
		按摩手法正确,按摩力度适中	10	9～6	5	4～0	
		观察病情	5	4	3	2～0	
		撤大毛巾	3	2	1	0	
		协助患者穿衣,取舒适卧位	5	4	3	2～0	
操作后	5	整理床单位,妥善安置患者,分类处理污物用物,记录执行时间及护理效果	5	4	3	2～0	
质量控制	5	有效沟通,关心患者	2	1.5	1	0	
		操作熟练,动作流畅,避免床单污湿,对应急情景的快速反应及处理	3	2	1	0	
理论知识	10	背部护理的适应证及目的	5	4	3	2～0	
		背部护理的注意事项	5	4	3	2～0	
总计	100						

第十一章　体位引流

第一节　体位引流技术

【适用范围】

呼吸道分泌物过多者。

【目的】

利用重力作用促使呼吸道分泌物流入气管、支气管,排出体外。

【操作重点强调】

禁忌证:

1. 因体位引流而加重发绀或呼吸窘迫。

2. 颅内压上升征兆。头部外伤、胸部创伤、咯血、严重心血管疾病,不宜采取头低位体位引流。

3. 生命征象不稳定,病情危急。

4. 胸廓或脊柱骨折。

【操作前准备】

1. 评估:

(1)了解患者呼吸系统疾病史。

(2)评估患者呼吸形态、频率,并听诊其肺部以确定分泌物积聚的部位。

(3)评估患者或家属执行此活动之能力、意愿及认知。

2. 用物:枕头数个、听诊器1副。

【操作流程】

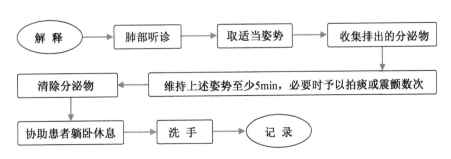

【操作步骤】

1. 向患者及家属解释操作过程、方法和目的。

2. 洗手。

3. 听诊肺部,确定分泌物积聚部位。

4. 引流的体位选择取决于分泌物潴留的部位和患者耐受的程度,抬高病灶部位的位置,使分泌物积聚部位在最高处,使引流支气管开口向下,协助患者采取适当姿势并以枕头支托,如图 11-1 所示。

5. 将弯盘或卫生纸置于患者下颌处,以收集排出的分泌物。

6. 维持上述姿势至少 5min。

7. 每日晨起早饭前和晚上睡眠前各实施一次,每次约 20～30min,当患者感觉疲乏时,停止引流。

8. 鼓励意识清醒患者做腹式呼吸,辅助胸部叩击或震荡等措施。

9. 协助清除流出的分泌物,予清水漱口。

10. 若尚有其他部位积聚痰液时,重复步骤 4～8 项,必要时予口腔护理或吸痰。

11. 协助患者躺卧休息。

12. 洗手。

13. 记录患者分泌物积聚的肺叶、呼吸音的变化、呼吸形态和分泌物性状,以及操作过程中患者反应与家属执行程度。

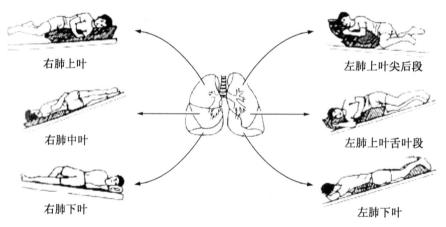

图 11-1 体味引流

【操作观察要点】

1. 体位引流常和其他治疗方法合并使用,如喷雾、深呼吸咳嗽、拍痰、震颤或吸痰。

2. 体位引流宜在餐前至少 1h 执行,每次 20～30min,避免餐后执行,操作后患者需卧床休息 30min。

3. 对大量脓痰的支气管扩张患者或肺脓肿症及肺结核大出血者,均可采用体位引流。

4. 体位引流必须严格掌握使用范围,对高危患者、严重心血管疾病和极度衰竭者不能使用。

5. 引流过程中注意观察患者,如有无出汗、脉搏细弱、头晕、疲劳、面色苍白等情况,评估患者对引流体位的耐受程度,如患者心率超过 120 次/分、心律失常、高血压、低血压、眩晕或发绀,应终止体位引流并通知医生。

第二节　胸部物理治疗(体位引流)技术评分标准

项目	项目总分	操作要求	评分等级及分值				实际得分
			A	B	C	D	
仪表	2	工作衣、帽、鞋穿戴整齐,符合规范	2	1.5	1	0	
操作前评估	5	评估患者呼吸系统疾病史,呼吸形态,听诊肺部痰液积聚状况,有无禁忌证	5	4	3	2~0	
操作前准备	9	向患者及家属解释体位引流的必要性及注意事项	3	2	1	0	
		已修剪指甲、规范洗手、戴好口罩	3	2	1	0	
		备齐用物,放置合理	3	2	1	0	
操作过程	61	核对姓名、病案号,向患者及家属做好解释,必要时床帘遮掩	3	2	1	0	
		根据引流的肺段采取合适的体位,使分泌物积聚部位在最高处	15	14~10	9~6	5~0	
		将弯盘或卫生纸准备在旁	2	1.5	1	0	
		宜选择在空腹时进行,如每次晨起早饭前和晚上睡前各 1 次,每次 20~30min,必要时予以肺叩或震颤 1 次	15	14~10	9~6	5~0	
		指导作深呼吸有效咳嗽	5	4	3	2~0	
		协助清除分泌物	3	2	1	0	
		有其他部位积聚痰液时,更换其他姿势,重复引流,必要时予口腔护理或吸痰	5	4	3	2~0	
		监测患者对体位引流的耐受程度,观察面色,评估其生命体征	5	4	3	2~0	
		协助患者躺卧休息 30min	3	2	1	0	
		再次听诊呼吸音,观察分泌物颜色、量、性状和呼吸形态变化	5	4	3	2~0	
操作后	3	整理床单位妥善安置患者、分类处理污物用物,规范洗手	3	2	1	0	
	5	记录患者引流前后呼吸音改变情况、分泌物颜色、量、性状以及呼吸形态	5	4	3	2~0	
质量控制	5	有效沟通,关心患者、操作熟练,对应急情景的快速反应及处理	5	4	3	2~0	

续 表

项 目	项目总分	操 作 要 求	评分等级及分值				实际得分
			A	B	C	D	
理论知识问答	10	体位引流的适用范围	5	4	3	2~0	
		体位引流的注意事项	5	4	3	2~0	
总计	100						

第三节 体位引流技术风险防范流程

体位引流时存在低氧血症等风险,其防范流程如下:

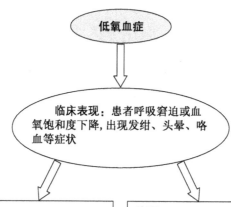

第十二章 鼻 饲

第一节 鼻饲技术

【适用范围】

由于器质性或功能性损害导致无法经口进食,需通过鼻胃管将食物、药物及水分灌入胃内,以达到提供营养及治疗目的的患者。

【适用范围】

由于器质性或功能性损害导致无法经口进食,需通过鼻胃管将食物、药物及水分灌入胃内以达到提供营养及治疗目的的患者。

【目的】

为患者提供营养或治疗,维持或促进营养状态、功能的康复,提高生活质量,降低病死率。

【操作重点强调】

1. 合理解释,缓解患者紧张情绪,取得配合。
2. 正确测量胃管长度。
3. 掌握评估胃管是否在胃内的方法。
4. 动作轻柔、手法正确。
5. 操作过程警惕误入气管。

【操作前准备】

1. 用物准备:治疗盘、胃管、镊子、纱布3块、治疗巾、50mL鼻饲用一次性冲洗器、一次性治疗碗、棉签、听诊器、胶布、污物杯,一次性手套。
2. 护士:按要求着装,洗手、戴口罩。
3. 患者:排尿、排便后,取合适卧位,取下眼镜和假牙。
4. 环境:清洁、光线明亮。

【操作流程】

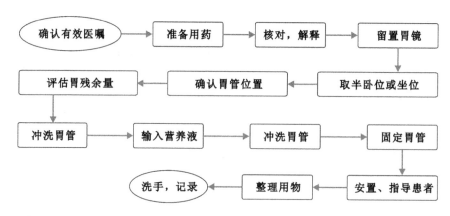

【操作步骤】

1. 确认有效医嘱,评估患者。

2. 洗手,戴帽子、口罩。准备用物(在治疗室测好温开水和鼻饲液的温度)。

3. 将治疗车推至床边,核对姓名、病案号。将治疗盘放于床头桌,向患者及家属做好解释。

4. 无胃管患者留置胃管。

5. 取坐位或半坐卧位。

6. 确认胃管是否在胃内:顺畅抽吸到胃液;注气后闻及气过水声;胃管末端试水无气泡溢出。

7. 评估胃残余量。如果残余量大于150ml,暂停喂养。

8. 残余量正常输入所需流质或药物,鼻饲前后均需用15～30ml的温开水冲洗胃管。

9. 鼻饲毕封闭胃管末端。

10. 撤去治疗巾,安置患者,指导患者维持半卧位30～60min,做好管道重要性及相关注意事项的指导。

14. 整理用物,洗手,做好记录(置管深度、时间、鼻饲量)。

15. 拔管:

(1)准备工作同插胃管。

(2)评估患者,做好解释。

(3)将治疗巾和弯盘置于患者颌下,将胃管放于弯盘内,轻轻揭去固定的胶布。

(4)戴手套,双手各持一纱布前后包裹近鼻孔处胃管,嘱患者深呼吸,在患者呼气时拔管,边拔管边用纱布擦胃管,到咽喉处(还剩10～15cm),指导患者屏气,迅速拔出,顺势用纱布清洁口鼻处。

(5)置胃管于弯盘内,用治疗巾再次清洁患者口、鼻、面部。

(6)安置患者,做好指导,整理用物,洗手记录。

【操作观察要点】

1. 持续鼻饲的患者,每4h评估胃管的位置,每隔4～8h检查胃残留量;间歇鼻饲每次喂养前评估胃管位置，检查胃残留量，胃残留量＞150mL时，暂停喂养。

2. 鼻饲液温度以38～42℃为宜，单次喂养量不超过200mL，两次灌入间隔时间不小于2h。

3. 鼻饲速度不宜过快，给药时应先碾碎溶解后注入，鼻饲前后用30mL的温开水冲洗胃管，不同药物建议分开给药，肠溶片与控释片不宜鼻饲给药。

4. 长期鼻饲患者建议使用聚氨酯或者硅胶胃管，根据胃管说明书定期更换胃管。

5. 无法确认胃管位置时，可检测胃管内抽出物的pH值，未服用胃酸抑制剂患者胃内容物pH值≤4，服用胃酸抑制剂的患者胃内容物的pH值≤6，即可判定胃管在胃内。不能抽出胃内容物或者pH试纸判断鼻胃管位置失败时，X线检查是首选的重要检测手段。

第二节　鼻饲技术评分标准

项目	项目总分	操作要求	评分等级及分值				实际得分
			A	B	C	D	
仪表	2	工作衣、帽、鞋穿戴整齐，符合规范	2	1.5	1	0	2
操作前评估	5	评估患者的病情及腹部体征	5	4	3	2～0	
操作前准备	8	环境清洁，规范洗手和手卫生，戴好口罩	2	1.5	1	0	
		备齐用物（鼻饲液测温），放置合理	4	3	2	1～0	
		检查一次性物品质量	2	1.5	1	0	
操作过程	鼻饲 58	确认有效医嘱。	3	2	1	0	
		推车到床边，床边身份核对	3	2	1	0	
		做好操作过程的解释说明	5	4	3	2～0	
		取合适体位	5	4	3	2～0	
		评估胃管深度	3	2	1	0	
		确认胃管是否在胃内	11	10～6	5	4～0	
		评估胃内残留量	10	9～6	5	4～0	
		先注入少量温开水，再慢慢灌入所需流质或药物，再以少量温开水冲洗胃管，喂食中询问患者有无不适	10	9～6	5	4～0	
		鼻饲毕，封闭胃管末端，妥善固定管道	6	5～4	3	2～0	
		向患者及家属解释管道的重要性及注意事项	2	1.5	1	0	

续 表

项 目		项目总分	操 作 要 求	评分等级及分值				实际得分
				A	B	C	D	
操作过程	拔管	10	评估患者,解释	3	2	1	0	
			垫巾,去胶布	2	1.5	1	0	
			拔除胃管(指导患者深呼吸,在患者呼气时拔管,到咽喉处迅速拔出),清洁口鼻部,撤巾	5	4	3	2~0	
操作后		2	安置患者,做好指导,整理用物,记录。	2	1.5	1	0	
质量控制		5	有效沟通,关心患者	5	4	3	2~0	
理论知识问答		10	鼻饲的风险	5	4	3	2~0	
			鼻饲的操作注意事项	5	4	3	2~0	
总计		100						

第三节 鼻饲技术风险防范流程

鼻饲时存在反流、误吸,鼻、咽、食道黏膜损伤和出血,上消化道出血,腹泻,便秘,胃潴留,呼吸、血糖紊乱,堵管等风险,其防范流程如下:

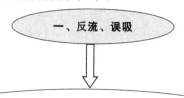

一、反流、误吸

临床表现: 出现呛咳、气喘、心动过速、呼吸困难,咳出或经气管吸出鼻饲液。吸入性肺炎患者体温升高,咳嗽,肺部可闻及湿啰音和水泡音

预防:
1. 选取管径适宜的胃管,成人建议Fr14号胃管;
2. 若病情允许,鼻饲时取30°~45°半卧位,鼻饲结束继续保持半卧位约30~60min;
3. 意识障碍患者或格拉斯哥昏迷评分表评分<9分以及老年患者,鼻饲前翻身叩背、吸净呼吸道分泌物。人工气道患者接受鼻饲时,行声门下吸引1次/4h;
4. 定时评估胃管深度及位置,听诊肠鸣音1次/4h,注意控制鼻饲输注总量与速度;
5. 鼻饲半小时前辅以胃肠动力药;
6. 对于误吸风险较高的患者,推荐延长鼻胃管插入长度,保证胃管末端达到胃幽门后

处理:
1. 误吸发生后,立即停止管饲,头低右侧卧位,吸除气道内吸入物;
2. 遵医嘱予胃肠减压;
3. 静脉支持,减轻肺水肿有肺部感染迹象者遵医嘱运用抗生素;
4. 必要时协助建立人工气道,呼吸机辅助通气

二、鼻、咽、食道黏膜损伤和出血

临床表现：咽部不适、疼痛、吞咽障碍，
难以忍受，鼻腔及口腔流出鲜红血性液体

预防：
1. 操作前做好解释说明，插管动作要熟练、轻柔，了解生理解剖结构，插管过程避免太过暴力；
2. 选择合适材质及管径的胃管；手术患者在麻醉医师镇静后插管，在监护仪的监护下进行；延髓麻痹昏迷的患者采用侧位拉舌置管法；
3. 每日更换胃管胶布时更换胃管固定位置，避免长时间压迫同一位置

处理：
1. 鼻腔黏膜损伤引起出血量较多时用冰生理盐水和去甲肾上腺素浸润的纱条填塞止血；
2. 雾化吸入地塞米松、庆大霉素等减轻黏膜充血水肿；
3. 食道黏膜损伤出血予制酸、保护黏膜等药物；
4. 做好解释与心理安慰

三、上消化道出血

临床表现：胃管内抽出咖啡色或鲜红血性液体；
呕血或黑便出血量较多时呈陈旧性咖啡色或鲜红血
性液，严重者血压下降，脉搏细速，出现休克表现

预防：
1. 重型颅脑损伤患者预防性使用制酸药物，鼻饲时间不宜过长；
2. 严格控制鼻饲温度、速度及总量，抽吸力量适当；
3. 妥善固定鼻胃管，防止因过度牵拉胃管刺激胃黏膜；
4. 持续鼻饲，每隔4~8h检查胃残留量；间歇鼻饲每次喂养前检查胃残留量，观察胃内容物的颜色、性质及残余量

处理：
1. 胃管抽出咖啡色液体或黑便，怀疑为消化道出血时，立即行隐血试验；
2. 遵医嘱予禁食，必要时胃肠减压；
3. 出血不止遵医嘱使用凝血酶等止血药及质子泵抑制剂如奥美拉唑等，必要时内镜下止血治疗，积极做好抢救准备

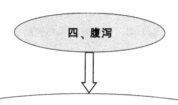

四、腹泻

临床表现：大便次数增多，每日排便＞3次；排便性状改变，水分增多，部分含未消化食物或脓血、黏液；伴或不伴有腹痛，肠鸣音亢进

预防：
1. 推荐使用含纤维素及含益生菌的鼻饲营养制剂，对于乳糖不耐受的患者，给予无乳糖配方的鼻饲营养制；
2. 鼻饲液配置过程中应防止污染，每日配置当日量，鼻饲营养袋、营养管和营养液容器应每24h更换；3.温度以38~42℃为适宜，建议使用肠内营养泵持续匀速喂养，速度由慢逐渐向快速过度，浓度由低到高，鼻饲容量由少到多，直到患者能耐受的营养需要量

处理：
1. 减慢鼻饲喂养速度和减少营养液总量，予以等渗营养配方，严格执行无菌操作；
2. 尽早查找腹泻原因、尽早治疗，菌群失调患者，遵医嘱给予乳酸制剂，真菌感染者予抗真菌药；
3. 严重腹泻者遵医嘱予暂禁食；
4. 做好肛周皮肤护理，必要时请伤口专科护士会诊指导

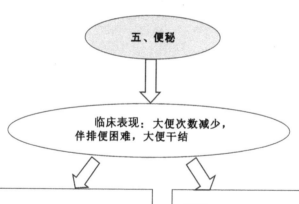

五、便秘

临床表现：大便次数减少，伴排便困难，大便干结

预防：
1. 增加水分摄入，建议采用含膳食纤维的营养配方；
2. 采取腹部顺时针环形按摩，病情允许指导早期活动

处理：
1. 评估腹部体征，听诊肠鸣音，及时发现肠梗阻先兆；
2. 遵医嘱予使用缓泻剂，排除颅高压，肝功能不全等禁忌，必要时可采取低压灌肠；
3. 一旦发现肠梗阻征象予立即禁食，胃肠减压

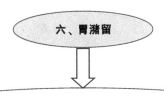

六、胃潴留

临床表现：呕吐4~6h前摄入的食物或进食8小时后，胃残留量＞200mL。可表现为呕吐、腹胀、腹痛

预防：
1. 每次鼻饲的量不超过200mL，间隔时间不少于2h；
2. 持续喂养的患者，每4~8h抽取胃残余量；分次喂养的患者，每次鼻饲前检查胃残余量；
3. 鼻饲后，若病情稳定，维持半坐卧位30~60min；
4. 鼓励早期活动，促进肠蠕动

处理：
1. 胃残留量＞150mL时暂停喂养。结合腹部体格检查，观察有无恶心呕吐、腹胀、肠鸣音是否正常等，再调整鼻饲量，选择合适的喂养方法；
2. 遵医嘱使用促胃动力药；
3. 若胃残留持续＞150mL，建议使用空肠营养

七、血糖紊乱

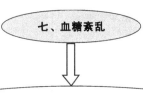

临床表现：2次随机血糖≥11.1mmol/L；或非糖尿病患者血糖≤2.8mmol/L，糖尿病患者血糖≤3.9mmol/L；高血糖伴意识水平下降，呼吸伴烂苹果味或出现饥饿感，心悸、出汗等低血糖表现

预防：
1. 动态监测血糖及尿糖变化；
2. 合理选择肠内营养制剂，建议使用肠内营养泵匀速泵入；
3. 遵医嘱使用胰岛素积极控制血糖水平；
4. 健康教育及合理运动

处理：
1. 积极治疗原发病，补充血容量，避免感染等诱因，尽快纠正血糖紊乱；
2. 更改胰岛素治疗方案；
3. 监测意识、生命体征、出入量、水电解质变化；
4. 低血糖按低血糖处理流程

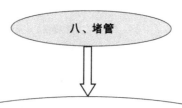

八、堵管

临床表现：部分堵管：回抽无胃液，鼻饲时温水能注入，但阻力增大；完全堵管：回抽无胃液，鼻饲阻力大，温水无法注入。嗜睡、软弱无力，腱反射减弱或消失和软瘫等，窦性心动过速，心悸、心律不齐、血压下降。血清电解质检查钾<3.5mmol/L

预防：
1. 选择合理管径的胃管；
2. 鼻饲药物时，把药物尽量碾碎成粉末状，避免形成凝块；
3. 持续鼻饲时，每4h用30mL温水脉冲式冲管1次；间歇或分次喂养时，每次喂养前后用30mL温水脉冲式冲管；每次给药前后用30mL温水脉冲式冲洗胃管；每次检测胃残留量后，用30mL温水冲管；
4. 对于长期鼻饲的老年患者，可采用米曲菌胰酶片2片碾碎后加15mL水脉冲式封管预防堵管；
5. 一旦发现堵管，建议及时用20mL注射器抽温开水反复冲吸，有条件时可用胰酶或碳酸氢钠溶液

处理：
1. 一旦发现堵管，建议及时用20mL注射器抽温开反复冲吸，有条件时可用胰酶或碳酸氢钠溶液冲管；
2. 机械通管；
3. 必要时重置管道

第十三章　胃肠减压

第一节　胃肠减压技术

【适用范围】

需通过胃肠减压技术进行疾病预防、诊断、治疗的患者。

【目的】

1. 解除或者缓解肠梗阻所致的症状。
2. 进行胃肠道手术的术前准备,以减少胃肠胀气。
3. 术后减轻腹胀,减少缝线张力和伤口疼痛,促进伤口愈合。
4. 通过胃肠减压判断胃液性质,协助诊断。

【操作重点强调】

1. 检查胃管是否通畅,测量胃管放置长度。
2. 正确判断胃管是否置入胃内。
3. 连接胃肠减压装置,妥善固定。

【操作前准备】

1. 用物:治疗车、治疗盘、治疗巾、弯盘1只(内装镊子、湿纱布)、胃管1根、专用注射器、棉签、胶布、小量杯、胃肠减压器、别针、听诊器。
2. 护士:按要求着装,洗手,戴口罩。
3. 患者:取合适卧位。
4. 环境:清洁、光线明亮。

【操作流程】

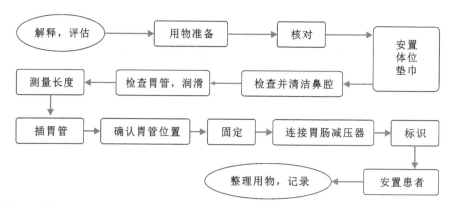

【操作步骤】

1. 确认有效医嘱。

2. 洗手,戴口罩;解释,评估。

3. 准备用物,推车至床尾,核对姓名、病案号,向患者或家属作好解释,询问有无鼻部疾患。

4. 取合适体位,患者颌下铺治疗巾,患者如戴眼镜或有活动性义齿,应取下妥善放置。

5. 检查鼻腔有无疾患,湿棉签清洁及湿润鼻腔,撕胶布。

6. 取胃肠减压器,检查有效期,挤压包装检查其密闭性,打开外包装。

7. 取专用注射器,检查有效期,挤压包装检查其密闭性,打开外包装,取出注射器并检查。

8. 取胃管,检查有效期,挤压包装检查其密闭性,打开外包装。

9. 戴手套取出胃管,用注射器检查胃管是否通畅,用生理盐水(或用石蜡油)湿润纱布润滑胃管,测量胃管放置长度(前额发际至剑突,见图 13-1),成人一般插入 55~65cm。

10. 用正确手法将胃管由一侧鼻孔缓慢插入,当插至咽喉部时,嘱患者做吞咽动作,如有恶心欲吐,即可暂停,并嘱做深呼吸或张口呼吸。如有呛咳、发绀立即拔出,休息片刻后重插。

11. 插入所需长度后,用抽吸胃液或听气过水声或观察有无气泡溢出三种方法来确定胃管在胃内,再用胶布固定,连接胃肠减压器,打开开关(见图 13-2),将胃肠减压器妥善固定在床头。

12. 撤治疗巾,以正确手法脱手套。妥善放置胃肠减压器位置。

13. 在胃管远端贴管道标识,注明胃管的时间、深度、有效期。

13. 安置患者。

14. 对患者及家属做好健康宣教。

15. 整理用物,记录。

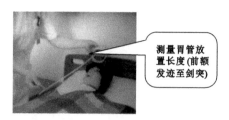

图 13-1 测量胃管放置长度

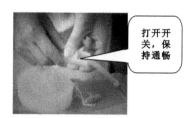

图 13-2 连接胃肠减压器

【操作观察要点】

1. 妥善固定胃肠减压装置,防止变换体位时加重对咽部的刺激,以及受压、脱出影响减压效果。

2. 观察胃液的颜色、性质、量,并记录24h引流总量。

3. 留置胃管期间应当加强患者的口腔护理。

4. 胃肠减压期间,注意观察患者的水电解质及胃肠功能的恢复情况。

第二节　胃肠减压技术评分标准

项目	项目总分	操 作 要 求	评分等级及分值				实际得分
			A	B	C	D	
仪表	2	工作衣、帽、鞋穿戴整齐,符合规范	2	1.5	1	0	
操作前评估	5	评估患者的病情及腹部体征,询问有无鼻部疾患	5	4	3	2~0	
操作前准备	8	环境清洁,规范洗手和手卫生,戴口罩	2	1.5	1	0	
		备齐用物,放置合理	3	2	1	0	
		检查一次性物品质量	3	2	1	0	
操作过程	63	确认有效医嘱;推车到床尾,床边核对身份,自我介绍,做好操作过程的解释说明	5	4	3	2~0	
		床边核对姓名、病案号,向患者做好解释,询问有无鼻部疾患	5	4	3	2~0	
		取合适卧位,领下垫巾	3	2		0	
		检查鼻腔有无疾患,湿棉签清洁鼻腔,备胶布	3	2	1	0	
		按要求打开胃肠减压器备用	3	2	1	0	
		按要求打开一次性注射器,并检查注射器	3	2	1	0	
		按要求打开一次性胃管	3	2	1	0	
		戴手套,取出胃管,一次性注射器检查胃管的通畅性,湿纱布润滑胃管	5	4	3	2~0	
		正确测量胃管放置的长度(前额发际至剑突＋10cm)	5	4	3	2~0	

续 表

项目	项目总分	操作要求	评分等级及分值				实际得分
			A	B	C	D	
操作过程	63	正确手法插胃管,鼓励患者配合,减少其紧张感	10	9～6	5	4～0	
		插入所需长度后,确定胃管是否在胃内	10	9～6	5	4～0	
		正确手法脱手套,胶布固定胃管	3	2	1	0	
		连接胃肠减压器,打开开关,保证引流通畅,妥善固定,做好管道标识	5	4	3	2～0	
		撤巾	2	1.5	1	0	
		向患者及家属解释管道的重要性及注意事项,并礼貌离开	3	2	1	0	
操作后	7	整理床单位妥善安置患者、分类处理污物用物	2	1.5	1	0	
		观察胃液的量、色、性状,胃管胶布固定情况及局部皮肤,每天更换负压球	5	4	3	2～0	
质量控制	5	有效沟通,关心患者	5	4	3	2～0	
理论知识问答	10	胃肠减压的风险	5	4	3	2～0	
		胃肠减压的操作注意事项	5	4	3	2～0	
总计	100						

第三节　胃肠减压技术风险防范流程

胃肠减压时存在引流不畅、上消化道出血、声音嘶哑、呼吸困难、吸入性肺炎、败血症、插管困难、低钾血症等风险,其防范流程如下:

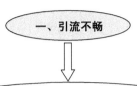

一、引流不畅

临床表现：腹胀无缓解或加剧，负压引流装置无引流物引出，注射器回抽时阻力增大，听诊无气过水声；冲洗胃管，引流量明显小于冲洗量

预防：
1. 加强责任感，定时检查胃管，及时发现和纠正滑出的胃管；
2. 定时更换胃管；
3. 昏迷、烦躁的患者予以适当约束；
4. 医护人员熟悉操作技术；
5. 禁食

处理：
1. 如发现胃管阻塞可先将胃管送入少许，仍无液体引出，再缓缓地将胃管退出，边退边回抽胃液，每天定时转动胃管将胃管变动位置；
2. 如确定为阻塞胃管，可从胃管注入酶溶液以稀释和溶解胃液；
3. 上述处理无效，则拔除胃管，更换胃管重新插入；
4. 胃液过少而不能引出时，更换体位；
5. 胃肠减压器的位置应低于胃部，以利于引流，质量不合格而引起漏气则及时更换

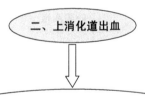

二、上消化道出血

临床表现：负压引流液由墨绿色变成咖啡色、暗红色，甚至鲜红色。出血量较大时，出现柏油便、出汗、口渴，严重者出现晕厥等失血过多的症状

预防：
1. 插管操作动作熟练、轻柔，必要时使用专业导丝，以防引起机械性损伤，剧烈恶心、呕吐时，暂停插管，休息片刻，缓解后缓缓将胃管送入；
2. 如不通畅可向胃管内注入少许生理盐水再回抽，不可盲目回抽

处理：
1. 如发现有鲜红色血液即停止吸引，报告医生，遵医嘱治疗；
2. 急诊胃镜检查，确定出血部位，可采取胃镜下介入治疗，予冰盐水加去甲肾上腺素止血、钛夹止血、生物蛋白胶喷洒止血等；
3. 如上述措施无效，行外科手术治疗

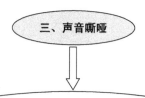

三、声音嘶哑

临床表现：声带闭合不全和发音困难。沙：在发某一字时出现嘶哑；轻：只能发较低的声音；粗：发声时有较强烈气流冲击的声音；哑：声门闭合不全所致；失声：近似耳语；全哑：不能发出声音

预防：
1. 选择粗细合适、质地较柔软、表面光滑的胃管，勿强行插管；
2. 胃肠减压过程中，嘱患者少说话或禁声，让声带休息，遇激烈咳嗽、呕吐时先固定胃管；
3. 病情允许尽早拔除胃管

处理：
1. 出现声音嘶哑者，注意嗓音保健，加强口腔护理，拔除胃管后的发音应由闭口音练到张口音；
2. 物理治疗：可用超声波理疗和碘离子透入法；
3. 药物疗法：可用B族或类固醇激素及抗生素雾化吸入

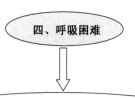

四、呼吸困难

临床表现：患者出现呼吸困难，呼吸的节律、频率变快及幅度加深，呼吸变浅，发绀，频繁咳嗽，血氧饱和度下降，心率加快，焦虑，恐惧等心理反应

预防：
1. 向患者作好解释，严密观察其病情变化，如患者出现呛咳、呼吸困难等症状，立即拔出胃管，让患者休息片刻后重新插管；
2. 插管后用三种方法（①抽取胃液法，②听气过水声法，③观察有无气泡法）观察并确定胃管是否在胃腔内；
3. 病情允许尽早拔管

处理：
查明引起呼吸困难的原因，采取相应的处理措施，同时予氧气吸入

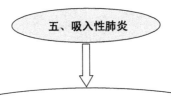

临床表现：高热、面颊绯红、皮肤干燥、寒战、胸部疼痛、咳嗽、痰黏稠、呼吸增快或呼吸困难。肺部听诊湿啰音，胸部X线检查可见肺部有片状实变影；痰中可以找到致病菌，白细胞增高

预防：
1. 鼓励患者咳嗽、排痰，加强翻身、拍背；
2. 保证胃肠减压引流通畅，防止胃液反流；
3. 每日口腔护理2次；
4. 病情允许尽早拔除胃管

处理：
1. 卧床休息，高热时给予物理降温或小量退热剂；
2. 氧气吸入，镇咳祛痰剂鼻饲；
3. 密切观察患者病情尤其注意老年体弱者的呼吸、心率、心律、体温、血压的变化

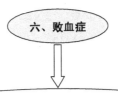

临床表现：寒战、高热、呕吐、腹泻、烦躁不安等，白细胞计数增高，血及胃液培养可找到致病菌

预防：
1. 使用无菌胃管，各种物品必须严格消毒；
2. 检查胃管引流是否通畅，密切观察引出液的颜色、性质及量，并记录，防止胃管贴在胃壁上，以免负压损伤胃黏膜引起充血、水肿而导致感染；
3. 疑有感染者，拔除胃肠减压管

处理：
1. 发生败血症者应积极进行抗感染治疗；
2. 体温过高时予以降温，腹泻时予以止泻剂；
3. 补充静脉营养，提高机体抵抗力

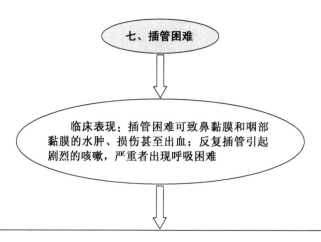

七、插管困难

临床表现：插管困难可致鼻黏膜和咽部黏膜的水肿、损伤甚至出血；反复插管引起剧烈的咳嗽，严重者出现呼吸困难

预防：
1. 做好患者心理护理，指导患者做有节律的吞咽动作，保证胃管的顺利插入；
2. 动作轻柔，操作熟练；
3. 呕吐剧烈者，按压双侧内关穴，由重到轻，张口呼吸，暂停插管；
4. 合并有慢性支气管炎的患者，插管前可用镇静剂或阿托品肌注，再进行插管；
5. 选用质地优良的硅胶胃管

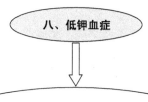

八、低钾血症

临床表现：早期烦躁，严重者神志淡漠或嗜睡、肌肉软弱无力、腱反射减弱或消失，严重时出现软瘫。口苦、恶心、呕吐和腹胀症状，肠鸣音减弱或消失。心动过速、心悸、心律不齐、血压下降，严重时可发生心室纤颤而死亡（心电图出现U波、T波降低、ST段降低、QT间期延长。化验血钾在3.5mmol/L以下）

处理：
1. 病情允许尽早拔除胃管减少胃液中钾的丢失；
2. 低钾血症时及时静脉补充氯化钾，并动态监测患者血钾变化

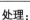

附：留置胃管技术风险防范流程

留置胃管时存在呃逆，败血症，声音嘶哑，咽、食道黏膜损伤和出血等风险，其防范流程如下：

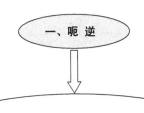

一、呃 逆

临床表现：喉间呃逆连声，持续不断，声短而频频发作，令人不能自制，严重影响病人的呼吸、休息、睡眠。发生原因：留置胃管过程中膈神经受胃管刺激而产生的反应

预防：
　　每天须做口腔护理，用温开水，棉球不要过湿

处理：
1. 采用分散注意力的方法，如给患者突然提问或交谈等；
2. 轮流用拇指重按患者攒竹穴，亦可采用两示指分别按压患者左右耳垂凹陷处的翳风穴，持续1min后缓慢松手即可制呃；
3. 若无效，可舌下含服心痛定或予胃复安

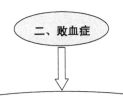

二、败血症

临床表现：突发寒颤、高热、四肢颤抖，反复呈现规律性发作。白细胞进行性增高，胃液培养可见致病菌

预防：
1. 留置的胃管须彻底消毒，胃管尾部加一硅胶管塞，能有效防止致病菌感染；
2. 急性胃肠炎患者需留置胃管时要谨慎，管的前端不要太靠近胃黏膜，以免损伤胃黏膜而引起感染；
3. 注意观察用药后的细菌异常繁殖

处理：
　　密切观察胃液的颜色、量，及时发现问题。若发生败血症，应尽早予相应的药物治疗

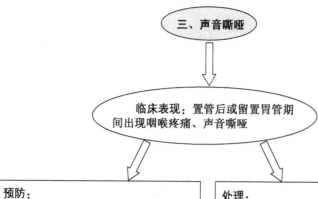

三、声音嘶哑

临床表现：置管后或留置胃管期间出现咽喉疼痛、声音嘶哑

预防：
根据年龄、性别、个体差异选择粗细适宜的硅胶胃管，病情允许应尽早拔出胃管

处理：
发现声嘶后嘱患者少说话，加强口腔护理，给予雾化吸入，口服B族维生素及激素治疗，同时给予营养神经治疗

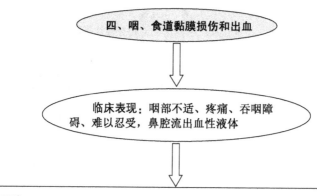

四、咽、食道黏膜损伤和出血

临床表现：咽部不适、疼痛、吞咽障碍、难以忍受，鼻腔流出血性液体

预防：
1. 长期留置胃管者，选用硅胶管；
2. 作好解释说明，动作要轻稳、熟练；
3. 长期留置胃管者，每日用石蜡油滴鼻，每日行2次口腔护理；
4. 每周更换胃管1次；
5. 用混合液咽部喷雾法预防

第十四章 大量不保留灌肠

第一节 大量不保留灌肠技术

【适用范围】

需通过肛门灌入溶液,排除肠道内粪便、积气的患者。

【目的】

1. 为手术、分娩或者检查的患者进行肠道准备。
2. 刺激患者肠蠕动,软化粪便,解除便秘,排除肠内积气,减轻腹胀。
3. 稀释和清除肠道内有害物质,减轻中毒。
4. 灌入低温液体,为高热患者降温。

【操作重点强调】

1. 密切观察患者有无不良反应。
2. 注意保护患者隐私。
3. 与患者有效沟通,取得配合。

【操作前准备】

1. 用物:
(1)治疗盘、污物杯、石蜡油、弯盘(内置纱布1块)、一次性灌肠袋(内含尿布1块)、卫生纸、屏风、便器及便巾、灌肠溶液(按医嘱备)、水温计、一次性手套。
(2)灌肠溶液,常用0.1%~0.2%肥皂水、生理盐水。成人每次用量为500~1000mL,溶液温度一般为39~41℃,降温时28~32℃,中暑时4℃。
2. 护士:按要求着装,洗手,戴口罩。
3. 患者:排尿,取舒适体位。
4. 环境:清洁、通风、光线明亮。

【操作流程】

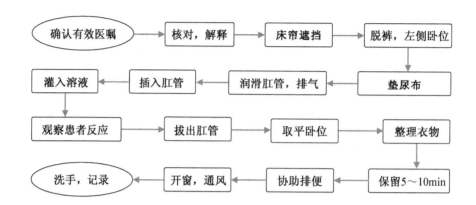

【操作步骤】

1. 确认有效医嘱。

2. 向患者解释灌肠目的及配合事项,评估患者病情。

3. 洗手,戴口罩,准备用物。

4. 在治疗室检查一次性灌肠袋,拆开外包装,夹紧调节器,挂于治疗车上。

5. 调试灌肠液温度(39～41℃),倒入灌肠袋充分溶解。

6. 将治疗车推至床尾,核对床号、姓名,置治疗车于右侧床边。

7. 解释,关好门窗、拉好床帘或屏风遮挡,松开床尾盖被。

8. 协助患者取左侧卧位,暴露臀部,使臀部移至床沿,注意保暖。

9. 将尿布垫于臀下,置弯盘于臀边。

10. 将灌肠袋挂于输液架上,石蜡油润滑肛管前端,排尽管内气体后关闭调节器插入(排气后插可防止气体进入直肠)。

11. 左手戴手套暴露肛门口,右手轻轻将肛管插入直肠 7～10cm 处,固定肛管,打开调节器。灌肠袋液面距肛门高度为 40～60cm。

12. 注意观察病情,嘱患者做深呼吸或腹部按摩,如有便意,将灌肠袋适当放低,若有异常立即停止并报告医生。

13. 待灌肠液即将流尽时夹管,取卫生纸包住肛管,轻轻拔出,随手擦净肛门,取下灌肠袋放入弯盘内。

14. 协助患者取平卧位,整理好衣物,嘱其尽可能保留 5～10min。

15. 协助排便。

16. 便后整理好衣物、床单位,开窗通风。

15. 整理用物,洗手,在当天体温单上的大便栏内记录。

【操作观察要点】

1. 对急腹症、妊娠早期、消化道出血的患者禁止灌肠;肝性脑病患者禁用肥皂水灌肠;伤寒患者灌肠量不能超过 500mL,液面距肛门高度不得超过 30cm。

2. 对患者进行降温灌肠,灌肠后保留 30min 后再排便,排便后 30min 测体温。

3. 灌肠中注意观察患者病情,发现脉速、面色苍白、出冷汗、剧烈腹痛、心慌、气急立即停止,并报告医生及时处理。

第二节　大量不保留灌肠技术评分标准

项目	项目总分	操　作　要　求	评分等级及分值				实际得分
			A	B	C	D	
仪表	2	工作衣、帽、鞋穿戴整齐,符合规范	2	1.5	1	0	
操作前评估	5	评估患者年龄、病情、临床诊断、意识状态、心理状态、排便情况及配合能力	5	4	3	2～0	
操作前准备	8	环境清洁,规范洗手,带好口罩	2	1.5	1	0	
		按要求打开一次性灌肠袋,夹紧调节器。挂于治疗车上	2	1.5	1	0	
		配制适量灌肠液,水温计测量温度适宜	2	1.5	1	0	
		备齐用物,放置合理	2	1.5	1	0	
		确认有效医嘱	3	2	1	0	
		核对姓名、病案号,置治疗车于右侧床边	3	2	1	0	
操作过程	65	向患者解释(灌肠目的、操作方法、注意事项和配合方法)	3	2	1	0	
		注意保护隐私,松开被尾	5	4	3	2～0	
		协助取左侧卧位,暴露臀部,使臀部移至床沿,注意保暖	5	4	3	2～0	
		垫尿布,置弯盘于臀边	5	4	3	2～0	
		灌肠袋挂于输液架上(液面距肛门高度为 40～60cm)	3	2	1	0	
		戴一次性手套,石蜡油润滑肛管前端,排尽管内气体,夹管	5	4	3	2～0	
		正确插入肛管(动作轻,左手分开肛门,嘱患者深呼吸,右手轻轻将肛管插入直肠 7～10cm)	8	7～5	4	3～0	
		打开调节器,使液体缓缓流入	3	2	1	0	
		观察病情(嘱患者做深呼吸或腹部按摩,如有便意,将灌肠袋适当放低,若有异常立即停止)	5	4	3	2～0	
		拔管(待灌肠液即将流尽时夹管,取卫生纸包住肛管,轻轻拔出,随手擦净肛门),取下灌肠袋放入弯盘内	5	4	3	2～0	
		脱一次性手套,协助患者取舒适卧位	3	2	1	0	
		指导患者尽可能保留 5～10min	3	2	1	0	
		协助排便	3	2	1	0	

续 表

项目	项目总分	操 作 要 求	评分等级及分值				实际得分
			A	B	C	D	
操作过程	65	在当天体温单上的大便栏内记录	3	2	1	0	
操作后	5	整理床单位,妥善安置患者,开窗通风	5	4	3	2~0	
质量控制	5	操作熟练,动作流畅,对应急情景的快速反应及处理	3	2	1	0	
		有效沟通,关心患者	2	1.5	1	0	
理论知识问答	10	大量不保留灌肠的风险	5	4	3	2~0	
		大量不保留灌肠操作注意事项	5	4	3	2~0	
总计	100						

第三节　大量不保留灌肠技术风险防范流程

　　大量不保留灌肠时存在肠道感染,肠道黏膜损伤,肠道出血,肠穿孔、肠破裂,水中毒、电解质紊乱,虚脱,排便困难,大便失禁,肛周皮肤擦伤等风险,其防范流程如下:

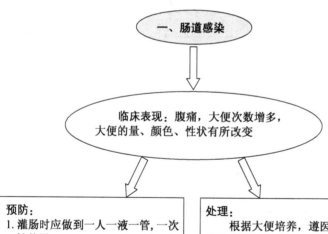

一、肠道感染

临床表现:腹痛,大便次数增多,大便的量、颜色、性状有所改变

预防:
1. 灌肠时应做到一人一液一管,一次性使用;
2. 尽量避免多次、重复插管;
3. 临床上可使用一次性灌肠袋,润滑肛管前端,排尽空气后夹管,然后插入肛门达灌肠所需深度即可

处理:
　　根据大便培养,遵医嘱选择合适的抗生素

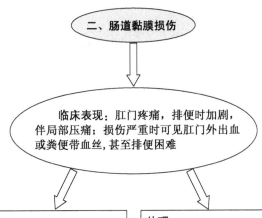

二、肠道黏膜损伤

临床表现：肛门疼痛，排便时加剧，伴局部压痛；损伤严重时可见肛门外出血或粪便带血丝,甚至排便困难

预防：
1. 插管前，向患者详细解释,使之接受并配合操作；
2. 插管前常规用液体石蜡润滑肛管前端，操作应顺应肠道解剖结构,忌强行插入,不要来回抽插及反复插管；
3. 插管时嘱患者张口深、慢呼吸,可促使肛门外括约肌放松，便于插入；
4. 选择粗细合适、质地软的肛管；
5. 插入深度要适宜,成人插入深度约7～10cm

处理：
肛门疼痛或已发生肠出血者遵医嘱予以止痛或止血等对症治疗

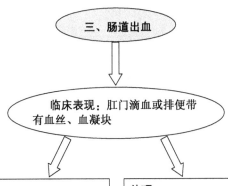

三、肠道出血

临床表现：肛门滴血或排便带有血丝、血凝块

预防：
1. 全面评估患者身心状况,有无禁忌证；
2. 加强心理护理,解除患者的思想顾虑及恐惧心理；
3. 操作时，保护患者自尊,用屏风遮挡保护个人隐私；
4. 插管前必须用液体石蜡润滑肛管,插管动作要轻柔,忌盲目用力

处理：
发生肠道出血应根据病情适用相应的止血药物或局部治疗

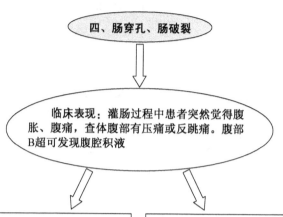

四、肠穿孔、肠破裂

临床表现：灌肠过程中患者突然觉得腹胀、腹痛，查体腹部有压痛或反跳痛。腹部B超可发现腹腔积液

预防：
1. 选用质地软、粗细合适的肛管；
2. 插管时动作应轻缓，避免重复插管，液体灌入速度适中，灌肠袋液面距病人肛门高度为40～60cm

处理：
若患者发生肠穿孔、肠破裂，立即转外科行手术治疗

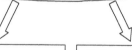

五、水中毒、电解质紊乱

临床表现：早期表现为烦躁不安，继而嗜睡、抽搐、昏迷、球结膜水肿；口渴、皮肤干燥、心动过速、血压下降、小便减少、低钾血症者软弱无力、腹胀、肠鸣音减弱、腱反射迟钝或消失，可出现心律失常，心电图可见ST-T改变和出现U波

预防：
1. 全面评估患者的身心状况；
2. 清洁灌肠前，嘱患者合理有效的饮食（肠道准备前3～5d进无渣半流质饮食）；
3. 清洁灌肠时一般可采用左侧卧位

处理：
腹泻不止者可给予止泻剂

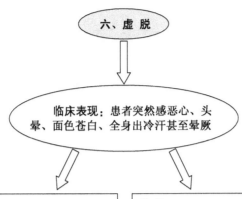

六、虚脱

临床表现：患者突然感恶心、头晕、面色苍白、全身出冷汗甚至晕厥

预防：
1. 灌肠液温度应稍高于体温，约39～41℃；
2. 灌肠速度应根据患者的身体状况、耐受力调节合适的流速

处理：
　一旦发生虚脱应立即平卧休息

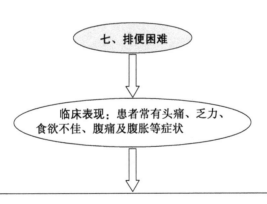

七、排便困难

临床表现：患者常有头痛、乏力、食欲不佳、腹痛及腹胀等症状

预防：
1. 插管前常规用石蜡油润滑肛管前端；
2. 根据灌肠的目的，选择不同的灌肠液和量，常用溶液有0.1%～0.2%肥皂水、生理盐水及清水，降温常用等渗盐水，成人用量为500～1000mL，小儿用量为200～500mL；
3. 提供适当的排便环境和排便姿势以减轻患者的思想负担；
4. 指导患者顺应肠道解剖结构，进行腹部按摩，增加腹内压，促进排便，可协助患者建立正常排便习惯，在饮食中增加新鲜水果、蔬菜、粗粮等，增加液体摄入量，适当增加运动量及使用一些缓泻药物如开塞露等

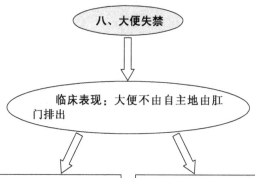

八、大便失禁

临床表现：大便不由自主地由肛门排出

预防：
1. 需肛管排气时，一般不超过20min，必要时可隔2～3h后重复插管排气；
2. 消除患者紧张不安的情绪；
3. 帮助患者重建控制排便的能力，鼓励患者尽量自己排便；
4. 必要时适当使用镇静剂

处理：
1. 已发生大便失禁者，床上铺橡胶（或塑料）单和中单或一次性尿布，保持皮肤干燥；
2. 必要时，肛门周围涂抹软膏以保护皮肤，避免破损感染

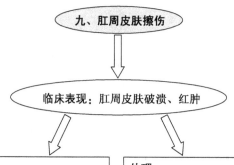

九、肛周皮肤擦伤

临床表现：肛周皮肤破溃、红肿

预防：
1. 保持患者肛周局部清洁、干燥；
2. 使用便盆时，应协助患者抬高臀部，不可硬塞、硬拉，必要时在便盆边缘垫以软纸、布垫或撒滑石粉

处理：
1. 皮肤破溃时可用微波治疗仪照射，每天2次，每次15～30min；
2. 用外科无菌换药法处理伤口

附:小量不保留灌肠

小量不保留灌肠技术

【适用范围】

腹部或盆腔手术后、年老体弱、小儿、妊娠期妇女等患者及危重患者。

【目的】

1. 软化粪便,解除便秘。
2. 排出肠道内积气,减轻腹胀。

【操作重点强调】

1. 密切观察患者有无不良反应。
2. 注意保护患者隐私。
3. 与患者有效沟通,取得配合。
4. 常用灌肠液:"1、2、3"溶液(50％硫酸镁 30mL、甘油 60mL、温开水 90mL),甘油 50mL 加等量温开水,各种植物油 120～180mL。

【操作前准备】

1. 用物:治疗盘、污物杯、石蜡油、弯盘(内置纱布 1 块)、消毒注洗器、量杯或小容量灌肠筒、肛管、温开水、血管钳、尿布、卫生纸、屏风、便器及便巾、灌肠溶液(按医嘱备)、水温计、一次性手套。
2. 护士:按要求着装,洗手,戴口罩。
3. 患者:排尿,取舒适体位。
4. 环境:清洁、通风、光线明亮。

【操作流程】

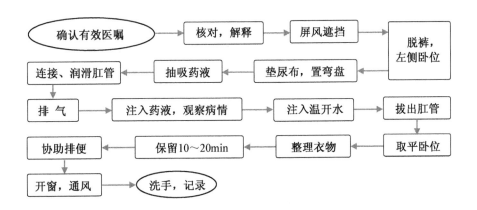

【操作步骤】

1. 确认有效医嘱。

2. 向患者解释灌肠目的及配合事项,评估患者病情。

3. 洗手,戴口罩,准备用物。

4. 将治疗车推至床尾,核对床号、姓名,置治疗车于右侧床边。

5. 解释,关好门窗、拉好床帘或屏风遮挡,松开床尾盖被。

6. 协助患者取左侧卧位,暴露臀部,使臀部移至床沿,注意保暖。

7. 将尿布垫于臀下,置弯盘于臀边,用注洗器抽吸药液。

8. 连接肛管,润滑肛管前端,排气夹管。

9. 左手戴手套分开肛门,暴露肛门口,右手轻轻将肛管插入直肠7~10cm。

10. 固定肛管,松开血管钳,缓慢注入药液,注毕夹管,取下注洗器再吸取药液,松夹后再行灌注,如此反复直至溶液注完。更换注洗器时,要防止空气进入肠道。如用小容量灌肠筒,筒内液面距肛门的高度低于30cm。

11. 注入温开水5~10mL,抬高肛管尾端,使管内溶液全部灌入,夹管或反折肛管,按大量不保留灌肠技术拔管,擦净肛门。

12. 嘱患者平卧,尽量保留溶液10~20min,协助患者排便。

13. 便后整理好衣物、床单位,开窗通风。

14. 整理用物,洗手,在当天体温单上的大便栏内记录。

【操作观察要点】

同本章第一节"大量不保留灌肠技术"。

小量不保留灌肠技术评分标准

项目	项目总分	操作要求	评分等级及分值				实际得分
			A	B	C	D	
仪表	2	工作衣、帽、鞋穿戴整齐,符合规范	2	1.5	1	0	
操作前评估	5	评估患者年龄、病情、临床诊断、意识状态、心理状态、排便情况及配合能力	5	4	3	2~0	
操作前准备	8	环境清洁、光线明亮	2	1.5	1	0	
		已修剪指甲、规范洗手,戴好口罩	2	1.5	1	0	
		备齐用物(按要求配制灌肠液),放置合理	2	1.5	1	0	
		检查一次性物品质	2	1.5	1	0	

续 表

项目	项目总分	操 作 要 求	评分等级及分值				实际得分
			A	B	C	D	
操作过程	65	确认有效医嘱	3	2	1	0	
		核对姓名、病案号,置治疗车于右侧床边	3	2	1	0	
		向患者解释灌肠目的、操作程序及配合事项,评估患者病情	3	2	1	0	
		注意保护隐私,松开被尾	3	2	1	0	
		协助取左侧卧位,暴露臀部,使臀部移至床沿,注意保暖	3	2	1	0	
		垫尿布,置弯盘于臀边	3	2	1	0	
		戴一次性手套,注洗器抽吸药液	3	2	1	0	
		连接肛管,润滑肛管前端,排气夹管	3	2	1	0	
		正确插入肛管(左手分开肛门,嘱患者深呼吸,右手轻轻将肛管插入直肠 7~10cm)	8	7~5	4	3~0	
		固定肛管,松开血管钳	3	2	1	0	
		正确灌注药液(缓慢注入药液,注毕夹管,取下注洗器再吸取药液,松夹后再行灌注,如此反复直至溶液注完)	8	7~5	4	3~0	
		注入温开水 5~10mL,抬高肛管尾端,使管内溶液全部灌入	5	4	3	2~0	
		拔管(灌肠毕,夹管或反折肛管,取卫生纸包住肛管,轻轻拔出,随手擦净肛门)	5	4	3	2~0	
		脱一次性手套,协助患者取舒适体位	3	2	1	0	
		指导患者尽可能保留 10~20min	3	2	1	0	
		协助排便	3	2	1	0	
		在当天体温单上的大便栏内记录	3	2	1	0	
操作后	5	整理床单位,妥善安置患者,开窗通风	5	4	3	2~0	
质量控制	5	操作熟练、动作流畅,对应急情景的快速反应及处理	3	2	1	0	
		有效沟通,关心患者	2	1.5	1	0	
理论知识问答	10	小量不保留灌肠的风险	5	4	3	2~0	
		小量不保留灌肠操作注意事项	5	4	3	2~0	
总 计	100						

第十五章 导　　尿

第一节　导尿技术

【适用范围】

需将导尿管经尿道插入膀胱引流出尿液的患者。

【目的】

1. 取未污染的尿液做细菌培养。
2. 为尿潴留患者引流尿液,以解除痛苦。
3. 盆腔器官手术前排空膀胱,避免术中误伤。
4. 手术中或危重患者监测尿量。
5. 恢复尿道损伤患者的尿道连续性。
6. 患者昏迷、尿失禁或会阴部有损伤时,留置导尿管以保持局部干燥、清洁,避免尿液刺激。
7. 抢救休克或危重患者,准确记录尿量、比重,为病情变化提供依据。
8. 为患者测定膀胱容量、压力及残余尿量。
9. 行膀胱尿道造影时经导尿管灌注造影剂以协助诊断。
10. 神经源性膀胱间歇导尿及膀胱内注射药物治疗。

【操作重点强调】

1. 严格执行无菌技术操作,注意消毒顺序,正确插管。
2. 尽量少暴露患者,注意保暖及保护隐私,体现人文关怀。

【操作前准备】

1. 用物:治疗车、治疗盘、一次性无菌导尿包(包括初步消毒和导尿用物。初步消毒用物:弯盘1个、内放镊子1把、消毒液棉球1包(目前常用0.5%碘伏棉球)、手套1只、纱布1块。导尿用物:方盘1个、弯盘1个、镊子2把、气囊导尿管1根、自带无菌液体的10mL注射器1副、消毒液棉球1包(内有0.5%碘伏棉球4个)、润滑油棉球袋1个、集尿袋1个、洞巾1块、手套1副、无菌标本瓶1个、纱布1~2块、外包治疗巾1块)、浴巾、治疗巾(或一次性尿垫及中单)、便盆、手消毒液、管道标识、生活垃圾桶、医疗垃圾桶。
2. 护士:衣帽整洁,修剪指甲,洗手、戴口罩。

3. 患者:了解导尿的目的、意义、操作过程、配合要点及注意事项;清洗外阴,如生活不能自理者,操作者协助患者进行外阴清洁。

4. 环境:清洁、光线明亮,关好门窗,保持合适的室温。

【操作流程】

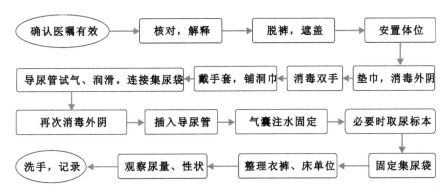

【操作步骤】

1. 确认有效医嘱。

2. 评估患者病情、临床诊断、导尿目的;了解患者的意识、生命体征、心理状态等;判断患者的合作程度、生活自理能力、膀胱充盈度、会阴部皮肤黏膜情况及清洁度,向患者解释导尿的目的及配合事项。

3. 洗手、戴口罩,准备用物。

4. 携用物推车至床旁,核对姓名、病案号,再次向患者解释以取得配合。

5. 关好门窗、拉好床帘或屏风遮挡,保持合适的室温。床旁准备便盆。

6. 操作者站在患者右侧,松开床尾盖被,协助患者脱去对侧裤腿,盖在近侧腿部,并盖上浴巾,对侧腿用盖被遮盖,注意保暖。

7. 患者取屈膝仰卧位,两腿充分外展外旋,暴露外阴。

8. 铺治疗巾于患者臀下。

9. 消毒双手。

10. 在治疗车上打开无菌导尿包的外包装,并将外包装袋置于床尾。取出初步消毒用物,弯盘置于患者两腿间,将消毒液棉球倒入弯盘内。根据男、女性患者尿道的解剖特点进行消毒、导尿。

（1）女性患者:

①初步消毒:操作者一手戴手套,另一手持镊子夹取碘伏棉球初步消毒阴阜、大腿内侧上 1/3、大阴唇,戴手套的手分开大阴唇,消毒小阴唇和尿道口。消毒顺序是从外向内,从上向下,每一个棉球只用一次,消毒尿道口时停留片刻,使消毒液与尿道口黏膜充分接触,达到消毒的目的。污棉球、镊子、纱布置外包装袋内。消毒完毕,将弯盘移至床尾,脱下手套置外包装袋内,将外包装袋移至治疗车下层。

②再次消毒双手。

③将导尿包放在患者两腿之间,按无菌操作原则打开治疗巾(先打对侧,再打近侧),戴好无菌手套,取出洞巾,铺在患者的外阴处并暴露会阴部,使治疗巾与洞巾形成一无菌区。

嘱患者勿移动肢体,保持安置体位,以免污染无菌区。

④按操作顺序整理用物,取出导尿管并向气囊注水后抽空,检查是否渗漏。用润滑油棉球润滑导尿管前段,根据需要将导尿管和集尿袋的引流管连接,取消毒液棉球置于弯盘内。

⑤再次消毒:左手分开并固定小阴唇,暴露尿道口。右手持镊子夹消毒液棉球,再次从内向外再向内,从上向下的顺序消毒尿道口、两侧小阴唇、尿道口。污棉球、弯盘、镊子放床尾弯盘内。

⑥左手继续固定小阴唇,将方盘置于洞巾口旁,嘱患者慢慢深呼吸。用另一把镊子夹持导尿管,对准尿道口轻轻插入 4~6cm,见尿液流出后再插入 5~7cm,将尿液引流至集尿袋内。

(2)男性患者:

①初步消毒:操作者一手戴手套,另一手持镊子夹取碘伏棉球,依次消毒阴阜、阴茎、阴囊。左手提起阴茎将包皮向后推,暴露尿道口,自尿道口由外向后旋转擦拭尿道口、龟头及冠状沟,并注意包皮及冠状沟消毒,每个棉球限用一次。

②再次消毒双手。

③将导尿包放在患者两腿之间,按无菌操作原则打开治疗巾。戴好无菌手套,取出洞巾,铺在患者的外阴处并暴露阴茎。

④按操作顺序整理用物,取出导尿管并向气囊注水后抽空,检查是否渗漏。用润滑油棉球润滑导尿管前段,根据需要将导尿管和集尿袋的引流管连接,取消毒液棉球置于弯盘内。

⑤再次消毒:左手用纱布包住阴茎,将包皮向后推,暴露尿道口。右手持镊子夹取消毒液棉球,再次消毒尿道口、龟头及冠状沟数次,最后一个棉球在尿道口加强消毒。

⑥左手继续固定阴茎向上提起,与腹壁成 90°,将包皮向后推移露出尿道口,右手用镊子夹持导尿管,对准尿道轻轻插入 20~22cm,见尿液流出再插入 5~7cm,将尿液引流至集尿袋内。

11. 夹闭导尿管,连接注射器,根据导尿管上注明的气囊容积向气囊注入等量的无菌溶液,轻拉导尿管有阻力感,即证明导尿管固定于膀胱内。如需做尿培养,弃去前段尿液,用无菌标本瓶接取中段尿液 5mL,盖好瓶盖,放置稳妥处(操作结束后尿标本贴标签送检)。

12. 导尿毕,撤下洞巾,擦净外阴,男性患者将包皮退回原处,脱去手套置于弯盘内。

13. 集尿袋固定于床边,安置妥当后放开夹闭的导尿管,保持引流通畅。

14. 取 10cm 左右长度的宽胶布用高举平台法在患者大腿内侧固定导尿管,于导尿管出口末端贴上管道风险标识,并备注效期起止时间。

15. 观察尿液的量、色、性状,并告知患者及家属留置导尿管期间的注意事项。

16. 移去用物,协助患者穿好裤子,安置舒适体位。

17. 整理床单位,分类处理废弃物,并洗手、记录。

【操作观察要点】

1. 严格执行无菌技术操作原则,防止尿路感染。

2. 尽量减少暴露,保护患者隐私,体现人文关怀。

3. 选择粗细合适的导尿管型号,根据说明书要求准备气囊注水量,插管动作要轻、稳、准,以免损伤尿道黏膜。

4. 女性患者插管时注意观察尿道口,避免误入阴道。如误入阴道,应更换导尿管后重新插入。

5. 插管过程中,让患者缓慢深呼吸放松,减轻腹肌和尿道括约肌的紧张,有助于导尿管插入。

6. 男性患者导尿成功后注意将包皮复位,防止包皮嵌顿水肿。

7. 如尿液引流不畅,可用手轻轻按压膀胱,以助膀胱排空。

8. 尿潴留患者一次导出尿量不应超过 1000mL,以防因大量放尿,使腹腔内压突然降低,血液大量滞留于腹腔血管内,导致血压下降而虚脱;而膀胱内突然减压,会导致膀胱黏膜急剧充血而发生血尿。

9. 长期留置导尿患者,采用间歇开放导尿管,每 3～4h 开放一次,使膀胱定时充盈和排空,促进膀胱功能恢复。

10. 保持引流系统的密闭性,若导尿管不慎脱出或留置导尿装置的无菌性和密闭性被破坏时,应立即更换导尿管或引流装置。

11. 保持导尿管引流通畅,避免扭曲、折叠及受压。集尿袋始终低于膀胱水平,避免接触地面。

12. 应当使用个人专用的收集容器及时排空集尿袋中的尿液。排放集尿袋中尿液时,要遵循无菌操作原则。

13. 每天评估留置导尿管的必要性,不需要时应尽早拔除导尿管,尽可能缩短留置导尿的时间。

14. 鼓励患者多饮水达到内冲洗的目的,并协助更换卧位。

第二节　导尿技术评分标准

项目	项目总分	操作要求	评分等级及分值				实际得分
			A	B	C	D	
仪表	2	工作衣、帽、鞋穿戴整齐,符合规范	2	1.5	1	0	
操作前评估	2	评估患者病情、导尿目的、意识状态及合作程度,了解患者膀胱充盈度以及会阴部皮肤情况及清洁度	2	1.5	1	0	
操作前准备	6	已修剪指甲、规范洗手,戴好口罩	2	1.5	1	0	
		备齐用物(必要时备便盆),放置合理	2	1.5	1	0	
		检查一次性物品质量和有效期、导尿管型号	2	1.5	1	0	
操作过程	70	确认有效医嘱,推车到床尾,合理称呼患者,核对姓名、病案号	2	1.5	1	0	
		向患者及家属解释,询问患者是否需要排大便	2	1.5	1	0	
		关闭门窗或拉上床帘,注意保护患者隐私	2	1.5	1	0	
		松开床尾盖被,协助脱去对侧裤腿盖在近侧腿部,对侧腿用盖被遮盖,注意保暖,患者取屈膝仰卧位,两腿自然分开,充分暴露外阴	5	4	3	2～0	
		患者臀下垫入中单	2	1.5	1	0	

续　表

项目	项目总分	操作要求	评分等级及分值				实际得分
			A	B	C	D	
操作过程	70	打开导尿包,取出外阴消毒盘,包回导尿包,戴手套,撕开PVP棉球袋,将消毒盘放置在患者两腿之间,避免接触会阴部	2	1.5	1	0	
		正确消毒外阴区,顺序由外向内、自上向下,每一个棉球只用一次	5	4	3	2～0	
		免洗洗手液再次洗手	2	1.5	1	0	
		将导尿包放在患者两腿之间,按无菌原则打开	3	2	1	0	
		按无菌操作原则将一次性导尿管放入导尿包内	3	2	1	0	
		戴无菌手套,铺洞巾,充分暴露尿道口	3	2	1	0	
		持注射器向导尿管水囊注水后抽空,检查球囊是否渗漏及膨胀,撕开液态石蜡袋用无菌卵圆镊夹取石蜡棉球,润滑导尿管	5	4	3	2～0	
		检查引流袋质量,根据需要连接导尿管和引流袋,放于大弯盘内备用,取出PVP棉球放于弯盘内	3	2	1	0	
		再次正确手法消毒尿道口,顺序由内向外、自上而下	5	4	3	2～0	
		消毒后,左手固定不松开,将放导尿管的弯盘置于洞巾口旁,嘱患者张口呼吸	2	1.5	1	0	
		根据男、女患者尿道的解剖特点进行导尿: • 女患者:左手拇指、食指用纱布分开并固定小阴唇,右手持无菌卵圆镊将导尿管轻轻插入尿道口4～6cm,见尿后再插入5～7cm • 男患者:左手用无菌纱布固定阴茎并向上提起,与腹壁成90°,右手持无菌卵圆镊将导尿管插入尿道口20～22cm,见尿后再插入5～7cm	15	14～10	9～6	5～0	
		夹闭引流袋,连接注射器,根据导尿管上注明的气囊容积向气囊注入等量的无菌溶液,轻拉导尿管遇阻力即可	2	1.5	1	0	
		根据需要留取中段尿5～10mL做尿培养。撤下洞巾,擦净外阴	2	1.5	1	0	
		妥善固定导尿管,引流袋挂于床边合适高度,打开引流袋,做好管道标识,注明有效期(根据病情及导尿管的材质决定尿管更换频率,一般1～4周更换1次)	3	2	1	0	
		观察尿液的量、色、性状,指导其注意事项	2	1.5	1	0	

续　表

项　目	项目总分	操　作　要　求	评分等级及分值				实际得分
			A	B	C	D	
操作后	5	移去用物,脱手套,整理床单位,妥善安置患者、分类处理污物用物	3	2	1	0	
		洗手,记录导尿的日期和时间,尿量、色、性状,患者主诉及宣教内容	2	1.5	1	0	
质量控制	5	有效沟通,关心患者	2	1.5	1	0	
		无菌观念强,操作熟练,动作流畅	3	2	1	0	
理论知识问答	10	导尿的目的	5	4	3	2~0	
		导尿的常见操作风险及防范	5	4	3	2~0	
总计	100						

第三节　导尿技术风险防范流程

导尿时存在虚脱、尿道黏膜损伤、血尿、误入阴道、尿路感染等风险,其防范流程如下:

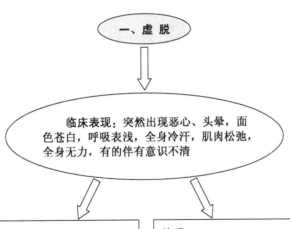

一、虚脱

临床表现：突然出现恶心、头晕,面色苍白,呼吸表浅,全身冷汗,肌肉松弛,全身无力,有的伴有意识不清

预防：
　　对膀胱高度膨胀且又极度虚弱的患者,第一次放尿不应超过1000mL

处理：
1. 发现患者虚脱,应立即取平卧位或头低脚高位;
2. 给予温开水或糖水饮用,并用手指掐压人中、内关、合谷等穴位,或是针刺合谷;
3. 如经上述处理无效,应及时建立静脉通道,并立刻通知医生抢救

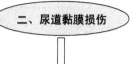

二、尿道黏膜损伤

临床表现：尿道外口出血，尿道内疼痛，伴局部压痛，甚至有排尿困难，尿潴留；严重损伤时，会阴血肿，尿外渗，甚至直肠瘘，并发感染时，尿道流脓或尿道周围脓肿

预防：
1. 操作者应熟练掌握导尿术的操作技能及男性和女性尿道的解剖特点；
2. 导尿前向患者耐心解释，缓解其紧张情绪；
3. 正确选择粗细合适、质地软的导尿管，最大限度地降低尿道损伤；
4. 置管前充分润滑导尿管，置管时动作轻柔，切忌强行反复插管。对于前列腺增生的患者，遇插管有阻力时，应稍稍停顿，可从导尿管末端快速注入灭菌石蜡油5~10mL，再继续插入；
5. 操作时指导患者缓慢深呼吸放松；
6. 插管成功后，见尿液流出后再插入5~7cm，以确保导尿管前端及气囊在膀胱内，再向气囊注入无菌溶液；
7. 置管后将导尿管用高举平台法固定稳妥，防止脱出；
8. 严格掌握间歇性导尿的次数，导尿次数≤6次/天

处理：
1. 导尿所致的黏膜损伤,轻者无需处理或经止血镇痛等对症治疗即可痊愈；
2. 偶有严重损伤者，需要尿路改道、尿道修补等手术治疗

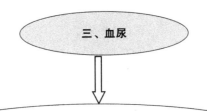

三、血尿

临床表现：出现肉眼血尿或镜下血尿，并排除血尿来自上尿路系统疾病，即可考虑为导尿损伤所致

预防：
1. 操作中避免引起尿道黏膜损伤；
2. 插入导尿管后放尿速度不宜过快。膀胱高度膨胀且又极度虚弱的患者，第一次放尿不应超过1000mL；
3. 凝血机制障碍的患者导尿前尽量纠正凝血功能，导尿时操作尽量轻柔，避免损伤

处理：
1. 轻者血尿，一般不需特殊处理，鼓励患者多饮水，保持导尿管引流通畅；
2. 重者根据情况进行止血治疗，必要时行持续膀胱冲洗，避免血块堵塞

四、误入阴道

临床表现：导尿管插入后无尿液流出而查体患者膀胱充盈、膨胀

预防：
　　老年妇女由于会阴肌肉松弛，尿道口回缩，看不清楚尿道口，此时可把两个手指插入阴道探查前壁，协助寻找尿道口，也可用窥器协助；只有正确辨认尿道口后方可插导尿管

处理：
　　导尿管误入阴道，应更换导尿管重新正确插入

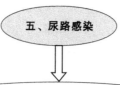

五、尿路感染

临床表现：尿液有异味或尿液混浊，伴有絮状物，甚至有高热、寒战，尿液检查可有红细胞，白细胞，细菌培养可见阳性结果

预防：
1. 置管前严格掌握留置导尿适应证；
2. 操作中严格执行无菌技术操作原则；
3. 每日评估患者自主排尿能力和拔管指征；
4. 执行会阴护理、尿道口清洁、排空集尿袋、更换引流袋、采样等接触引流系统前、后均洗手或行快速手消毒；
5. 尿液性状评估及时、记录准确、出现异常性状及时报告医生；
6. 集尿袋置于低于膀胱水平，高于地面10~15cm的位置；
7. 保持导尿引流系统密闭性，无引流管意外脱落，无集尿袋出口持续开放，不开放引流管留取标本，按规定时间更换集尿袋、按产品说明时间更换尿管(除感染情况外)；
8. 按无菌操作执行会阴护理和尿道口清洗消毒2次／天，大便污染时及时清洗；
9. 集尿袋内尿液达500~700mL时排放，排放时出口不触及集尿容器；
10. 鼓励多饮水

处理：
1. 严密观察全身症状、局部尿液量、色、性状；
2. 发生尿路感染时，应考虑拔除或更换导尿管，并在遵医嘱进行抗生素治疗前，留取尿液进行细菌培养；
3. 遵医嘱使用抗生素治疗

六、暂时性功能障碍

临床表现：男性性功能障碍，如阳痿、早泄、不射精、逆行射精，男性性欲低下，男性性欲亢进等，但属少见情况

预防：
1. 导尿前反复向患者做好解释工作；
2. 熟练掌握导尿技术，动作轻柔

处理：
1. 一旦发生性功能障碍，给予心理辅导；
2. 如无效，可由男科医生给予相应治疗

附一:尿培养

尿培养采集技术

【适用范围】

诊断有无泌尿系统感染的患者。

【目的】

收集未被污染的尿液作细菌学检查。

【操作重点强调】

1. 有效核对患者身份。
2. 按照无菌技术原则正确留取,避免外阴部杂菌污染标本。

【操作前准备】

1. 用物:有盖无菌试管、无菌纱布、消毒棉签、无菌手套、肥皂液、便盆,必要时备导尿包1个(见本章第一节"导尿 技术")。
2. 护士:按要求着装,洗手、戴口罩。
3. 患者:排便,取合适体位。
4. 环境:清洁、光线明亮。

【操作流程】

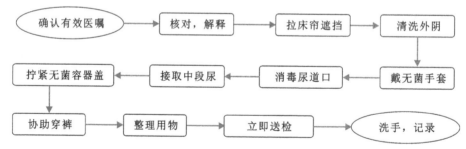

【操作步骤】

1. 确认有效医嘱。
2. 了解患者病情、意识状态及合作程度,评估患者排尿情况、膀胱充盈度及会阴部皮肤清洁情况,向患者解释尿培养的目的及配合事项。
3. 洗手、戴口罩,准备用物。
4. 将治疗车推至床尾,核对床号、姓名、病案号。
5. 关好门窗、拉好床帘或屏风遮挡。
6. 嘱患者晨起用肥皂水溶液清洗外阴,男患者须将包皮翻开清洗,再用无菌纱布擦干外阴。

7. 左手戴无菌手套,分开女患者阴唇或持住男患者阴茎,右手用消毒棉签消毒尿道口。

8. 嘱患者排尿,弃去前段尿,立即用无菌试管接取中段尿 5～10mL。

9. 随即拧紧无菌试管的盖子,贴好检验标签。

10. 协助患者穿裤,整理床单位、清理用物。

11. 立即送检标本,并洗手记录。

【操作观察要点】

1. 严格执行无菌技术操作,留取的标本不得倒置,以免受污染。

2. 留取标本前,医务人员应介绍留取标本的正确方法及有关注意事项。

3. 会阴部分泌物过多时,应先清洁或冲洗会阴后再留取,防止外阴部杂菌污染尿培养标本。

4. 避免经血、白带、精液、粪便或其他异物混入标本。

5. 选择在抗生素应用前留取尿培养标本。

6. 尿培养尽可能留取晨尿或在膀胱内停留 4 小时以上的尿液,可以降低培养结果的假阴性率。留取前,尽可能减少因液体摄入稀释尿液所致的尿菌计数偏低。

7. 留取中段尿的患者应自然排尿,让尿液不间断,前段尿起到冲洗尿道的目的,尿液留取不少于 1mL。

8. 取清洁中段尿,细菌数一般不超过 10^3 CFU/mL,患有泌尿系感染时,尿中细菌数通常高于 10^5 CFU/ mL。

9. 对于普通细菌培养阴性的混浊脓尿,应进行结核分枝杆菌的检测,尿液标本应留取第一次晨尿,且连续留取 3d。

10. 留取标本后应拧紧无菌容器盖子,避免运送途中尿液外溢造成污染。

11. 标本收集后应缩短保存时间尽快送检,新鲜尿液应在 2h 以内送检,有保存液的尿液室温保存不超过 24h 或置 4℃冰箱,在 24h 内送检,否则为不合格标本。

12. 如采用轨道传送或气压管道运送时,应尽量避免标本因震荡而产生过多泡沫。

13. 一般尽量不采用直接插入导尿管导尿来收集尿液标本,因操作过程中容易将尿道细菌带入膀胱,增加医源性感染的危险。尿潴留、昏迷等患者行尿培养可通过滞留的导尿管收集尿液,先消毒导尿管口,再用无菌注射器抽取 5～10mL 尿液,置于无菌容器中送检,切不可取尿袋内的尿液送检。

尿培养采集技术评分标准

项目	项目总分	操作要求	评分等级及分值				实际得分
			A	B	C	D	
仪表	5	工作衣、帽、鞋穿戴整齐,符合规范	5	4	3	20	
操作前评估	5	了解患者病情、意识状态及合作程度,评估患者排尿情况、膀胱充盈度及会阴部皮肤清洁情况	5	4	3	2～0	
操作前准备	10	环境清洁、光线明亮	2	1.5	1	0	
		已修剪指甲、规范洗手、戴好口罩	2	1.5	1	0	
		备齐用物,放置合理	3	2	1	0	
		检查一次性物品质量,检查标本容器有无破损,是否符合检验要求	3	2	1	0	
操作过程	60	确认有效医嘱	5	4	3	2～0	
		核对姓名、病案号	5	4	3	2～0	
		向患者解释,询问是否有尿意	5	4	3	2～0	
		关闭门窗或拉上床帘,注意保护患者隐私	3	2	1	0	
		协助患者取合适体位(双下肢屈曲外展),臀下置入便盆,注意保暖	5	4	3	2～0	
		用肥皂水清洗外阴部(男患者需将包皮翻起清洗)	5	4	3	2～0	
		左手戴无菌手套,分开女患者阴唇或持住男患者阴茎,按导尿术用碘伏棉球消毒尿道口,消毒原则从内向外,从上至下,一次一个棉球	10	9～6	5	4～0	
		正确留取中段尿(嘱患者自行排尿,弃去前段尿液后,立即用黑头无菌试管接取中段尿约5～10mL)	10	9～6	5	4～0	
		立即拧紧盖子,注意勿触及容器口	5	4	3	2～0	
		清洁外阴,撤离便盆,协助患者穿好裤子	3	2	1	0	
		指导患者注意事项,标本及时送检	4	3	2	1～0	
操作后	5	整理床单位,妥善安置患者、分类处理污物用物	3	2	1	0	
		洗手、记录尿液量、颜色、性状等	2	1.5	1	0	
质量控制	5	有效沟通,关心患者	5	4	3	2～0	
		严格无菌操作,以免污染尿液,操作熟练,动作流畅	5	4	3	2～0	
理论知识问答	10	尿培养留取注意事项	5	4	3	2～0	
		如何根据细菌计数,判断是否为尿路感染	5	4	3	2～0	
总计	100						

附二：导尿管留置技术风险防范流程

导尿管置管时存在导尿管堵塞、膀胱痉挛、漏尿、尿路感染、管道滑脱、拔管困难等风险，其防范流程如下：

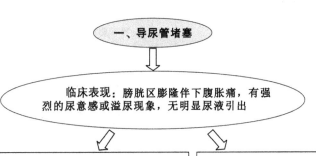

一、导尿管堵塞

临床表现：膀胱区膨隆伴下腹胀痛，有强烈的尿意感或溢尿现象，无明显尿液引出

预防：
1. 鼓励患者多饮水，每天饮水量不少于2500mL，对于长期卧床的患者，应做到勤翻身，防止尿沉淀形成；
2. 可口服碳酸氢钠片以碱化尿液，防止尿垢的形成与附着；
3. 禁饮浓茶和咖啡，预防结石的形成；
4. 保持导尿管通畅，定时挤压，避免折叠、扭曲；
5. 密切观察并记录单位时间内引出的尿量、颜色、性质、有无凝血块等；发现尿液浑浊、沉淀、有结晶时应报告医生，必要时行膀胱冲洗；
6. 定期更换导尿管

处理：
1. 立即检查导尿管有无移位、扭曲及血凝块堵塞；
2. 疑有堵塞时，可自上而下反复挤压导尿管，挤压时注意避免过度牵拉；
3. 必要时通知医生，请泌尿外科会诊，或床边给予甘油针筒灌洗器抽取10～15mL生理盐水高压反复冲洗导尿管，抽出血凝块；
4. 必要时考虑拔除或重新更换导尿管；
5. 做好解释及心理护理

二、膀胱痉挛

临床表现：阵发性下腹部胀痛明显，有强烈的尿意感或溢尿现象，导尿管引流不畅

预防：
1. 导尿管气囊内注水量适宜，不宜过多；
2. 控制膀胱液的温度及速度（冬季冲洗液加温至38~40℃，滴速一般为60~80滴/分）；
3. 保持引流管通畅，避免折叠、受压及堵管的发生；
4. 妥善固定导尿管，防止过度牵拉；
5. 预防便秘，防止腹内压及膀胱内压升高；
6. 解除引起患者情绪紧张的因素

处理：
1. 解释及心理护理，缓解紧张情绪；
2. 按摩下腹部；
3. 检查导尿管是否通畅，若有血凝块或组织物堵塞时应立即给予甘油针筒灌洗器反复冲洗导尿管直至通畅为止；
4. 症状严重者遵医嘱给予药物止痛，如吲哚美辛栓剂塞肛；
5. 必要时遵医嘱口服托特罗定片治疗；
6. 前列腺电切手术者应适当放松气囊的牵拉压迫，抽去气囊内过多的液体，以解除对膀胱的刺激

三、漏尿

临床表现：尿液从导尿管旁流出

预防：
1. 保持导尿管通畅，定时挤压，避免折叠、扭曲；
2. 选择合适型号的导尿管，不宜过细或过粗；
3. 注意训练患者控尿能力和膀胱功能，意识清楚者有尿意时为其开放导尿管排尿，尿液排尽夹闭导尿管；意识不清者夹闭导尿管开始1~2h放尿1次，逐渐延长至2~3h放尿1次，争取早日拔管；
4. 需要长期留置导尿者，建议行膀胱穿刺造瘘

处理：
1. 立即检查导尿管有无移位、扭曲及血凝块堵塞；
2. 疑有堵塞时，可自上而下反复挤压导尿管，必要时冲洗导尿管；
3. 调整导尿管位置，避免插入过深；
4. 必要时用宽胶布将尿管距外端接口上10cm处绕行一圈牵拉固定于大腿内侧，使气囊紧贴于尿道内口，控制尿液外漏；
5. 做好会阴部的清洁护理

四、尿路感染

临床表现：尿液有异味或尿液混浊，伴有絮状物，甚至有高热、寒颤，尿液检查可有红细胞，白细胞，细菌培养可见阳性结果

预防：
1. 鼓励患者多饮水，每天饮水量不少于2500mL，以达到内冲洗目的；
2. 严格执行无菌技术操作，保持引流系统的密闭性；
3. 集尿袋始终低于膀胱水平；
4. 使用个人专用的收集容器及时清空集尿袋中尿液，清空集尿袋中尿液时，要遵循无菌操作原则；
5. 避免频繁更换集尿袋，长期留置者每周更换集尿袋1次；
6. 避免不必要的膀胱冲洗；
7. 保持会阴部良好的个人卫生，用碘伏棉签檫拭尿道口周围区域，2次/天；
8. 严格掌握导尿指征及适应症，病情允许情况下应尽早拔除导尿管

处理：
1. 严密观察全身症状、生命体征、局部尿液量、色、性状；
2. 发生尿路感染时，应考虑拔除或更换导尿管，并在遵医嘱进行抗生素治疗前，留取尿液进行细菌培养；
3. 遵医嘱使用抗生素治疗

五、管道滑脱

临床表现：导尿管不慎自行滑脱

预防：
1. 尽量选择与组织相容性好的硅胶导尿管；
2. 导尿前应仔细检查导尿管气囊质量；
3. 导尿成功后，根据导尿管上注明的气囊容积向气囊注入等量的无菌溶液，不宜过多、压力不宜过大，不宜选择注入空气；
4. 导尿管用3M胶布高举平台法妥善固定于大腿内侧；
5. 对患者和家属做好管道的宣教，充分了解预防管道滑脱的重要性，避免剧烈运动和过度牵拉；
6. 评估管道滑脱危险因素，定时巡视，落实防范措施，观察导尿管及引流通畅情况

处理：
　若发生气囊破裂，及时通知医生，请泌尿外科会诊

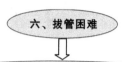

六、拔管困难

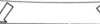

临床表现：气囊内液体不能回抽，尿管不能顺利拔除

预防：
1. 导尿前应仔细检查导尿管的气囊质量；
2. 尽量采用小剂量气囊固定，气囊内注入液体不宜过多、压力不宜过大，以避免拔管时气囊回缩不良；
3. 拔管前应将气囊内的液体完全抽吸干净后再拔管；
4. 尽量选择与组织相容性好的硅胶导尿管；
5. 根据导尿管类型及尿液pH值，定期更换导尿管；
6. 鼓励多饮水，防止导尿管壁上尿盐沉积物和结石的形成；拔管前向患者解释，避免过度紧张导致尿道平滑肌痉挛，引起拔管困难

处理：
1. 一旦导尿管壁上有尿结石或血凝块附着，可根据医嘱用5%碳酸氢钠溶液或生理盐水冲洗膀胱，待尿结石或血凝块松脱后，边旋转边拔管；
2. 可给予耐心解释疏导，转移其注意力，并同时热敷下腹部以达到解除膀胱及尿道括约肌痉挛，减轻水肿；
3. 必要时行超声检查，B超引导下耻骨上穿刺破坏气囊

第十六章　膀胱冲洗

第一节　膀胱冲洗护理技术

【适用范围】

1. 泌尿系统感染的患者。
2. 膀胱内有血凝块等堵塞导尿管的患者。
3. 前列腺增生及膀胱肿瘤电切术后的患者。

【目的】

1. 对留置导尿管的患者,保持其引流通畅。
2. 治疗膀胱某些疾病。
3. 清除膀胱内的血凝块、黏液、细菌等异物,预防感染。
4. 前列腺及膀胱手术后预防血块形成。

【操作重点强调】

1. 严格执行无菌技术操作。
2. 注意冲洗液速度及温度。
3. 冲洗过程中观察患者的反应及冲洗通畅情况。

【操作前准备】

1. 用物:治疗车、治疗盘、消毒棉签、膀胱冲洗液(按医嘱配置)、膀胱冲洗输液器、冲洗标识牌、血管钳、输液架、中单1块、医疗垃圾桶,必要时备一次性引流袋1个、无菌导尿包1个。
2. 护士:按要求着装,洗手,戴口罩。
3. 患者:取合适卧位。
4. 环境:清洁、光线明亮,围屏风,保暖。

【操作流程】

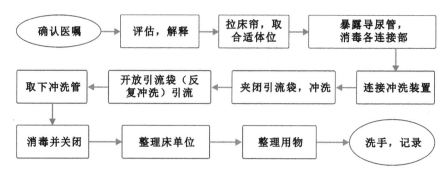

【操作步骤】

1. 确认有效医嘱,按医嘱准备膀胱冲洗液。

2. 了解患者膀胱冲洗的目的,评估病情、意识状况、自理及合作程度,评估尿液的性状、出血情况、排尿不适症状等。

3. 携用物,推车到床旁,核对姓名、病案号,向患者解释操作的目的及过程,取得患者同意。

4. 拉上床帘或关上门窗,注意保护隐私及保暖。

5. 协助患者取合适体位,松开裤带,暴露导尿管(未留置三腔气囊导尿管的患者按导尿术插入并固定导尿管)。

6. 将尿布或中单垫于患者臀下。

7. 将膀胱冲洗液悬挂在输液架上,高度适宜(瓶内液面距床面约 60cm),冲洗液与冲洗管连接,挂上冲洗标识牌。

8. 戴手套,排空膀胱及引流袋内的尿液。

9. 挤压导尿管,血管钳夹闭导尿管尾端上 3cm。

10. 按无菌原则消毒导尿管的各个接口,并连接冲洗装置,三腔导尿管冲洗腔连接冲洗管,排泄腔连接引流袋。

11. 根据病情选择不同冲洗方式:

(1) 持续冲洗:松开血管钳,同时开放冲洗管和引流管,冲洗液灌入膀胱后即从引流管流出。

(2) 间歇冲洗:松开血管钳,夹闭引流管,开放冲洗管;待患者有尿意或冲洗液进入 200～300mL 后,夹闭冲洗管,放开引流管,将冲洗液全部引流出后,再夹闭引流管,按需要如此反复冲洗。

12. 冲洗过程中,询问患者感受,观察患者的反应,嘱患者深呼吸,尽量放松。

13. 保持冲洗引流的通畅,观察冲出液的量、色、性状和出入量。

14. 冲洗完毕,取下冲洗管,消毒导尿管冲洗腔接口,并塞回接头盖帽。

15. 清洁外阴,挤压导尿管,观察是否通畅。

16. 用高举平台法妥善固定导尿管,引流袋位置低于膀胱水平。(如系滴入药物,可根据治疗需要拔除导尿管。)

17. 向患者宣教导尿管放置的作用和注意事项。

18. 协助患者取舒适卧位,整理床单位,清理用品。

19. 洗手并记录冲洗液名称、冲洗量、引流量、引流液的性质、患者的反应等。

【操作观察要点】

1. 严格执行无菌技术操作原则,防止导尿管各个连接部被污染。

2. 冲洗过程中,注意保持冲洗引流的通畅性,询问患者感受,观察患者的反应,冲洗液的量、色、性状和出入量,保持冲洗液进出平衡。

3. 冲洗时若患者感觉不适,应当减缓冲洗速度及量,必要时停止冲洗,并密切观察。若患者感到剧痛,或冲洗液色泽突然转鲜红时,应当停止冲洗,及时通知医生处理。

4. 膀胱冲洗时,冲洗液面距床面距离约60cm,以便产生一定的压力,利于液体流入。

5. 前列腺电切术后持续膀胱冲洗的适宜温度(35.50±1.5)℃;冬季,冲洗液可加温至38～40℃左右,以防刺激膀胱,诱发膀胱痉挛,加重出血。

6. 冲洗液滴速一般为60～80滴/分,以免患者尿意强烈,膀胱收缩,导致冲洗液从导尿管侧溢出尿道外。

7. 冲洗时嘱患者深呼吸,尽量放松,以减少不适。若引流出的液体量少于灌入的液体量,应考虑是否有血块或脓液阻塞,可遵医嘱增加冲洗次数或更换导尿管。

8. 前列腺增生或膀胱肿瘤电切术后的膀胱冲洗速度可根据冲出液色清则慢,色红则快的原则调节。

9. 如滴入治疗用药,须在膀胱内保留30min后再引流出体外,或者根据医嘱延长保留时间。

第二节　膀胱冲洗护理技术评分标准

项　目	项目总分	操　作　要　求	评分等级及分值				实际得分
			A	B	C	D	
仪表	2	工作衣、帽、鞋穿戴整齐,符合规范	2	1.5	1	0	
操作前评估	5	了解患者膀胱冲洗的目的,评估病情、意识状况、自理及合作程度,评估尿液的性状、出血情况、排尿不适症状等	5	4	3	2～0	
操作前准备	8	环境清洁,光线明亮	2	1.5	1	0	
		修剪指甲、规范洗手,戴好口罩	2	1.5	1	0	
		备齐用物(按医嘱配置冲洗液),放置合理	2	1.5	1	0	
		检查一次性物品质量,检查冲洗液的澄清度	2	1.5	1	0	
操作过程	65	确认有效医嘱,携用物,推车到床尾,核对姓名、病案号,向患者解释操作的目的及过程,取得患者同意	5	4	3	2～0	
		拉上床帘或关上门窗,注意保护隐私及保暖	3	2	1	0	
		协助患者取合适体位,松开裤带,暴露导尿管(未留置三腔气囊导尿管的患者按导尿术插入并固定导尿管)	3	2	1	0	
		将尿布或中单垫于患者臀下	2	1.5	1	0	
		将膀胱冲洗液挂在输液架上,高度适宜(瓶内液面距床面约60cm),冲洗液与冲洗管连接,挂上"冲洗液"标识牌	5	4	3	2～0	
		戴手套,排空膀胱及引流袋内的尿液	5	4	3	2～0	
		挤压导尿管,血管钳夹闭导尿管尾端上3cm	5	4	3	2～0	
		按无菌原则消毒导尿管的各个接口,并连接冲洗装置,三腔导尿管冲洗腔连接冲洗管,排泄腔连接引流袋	5	4	3	2～0	
		根据病情选择不同冲洗方式。①持续冲洗:松开血管钳,同时开放冲洗管和引流管,冲洗液灌入膀胱后即从引流管流出。②间歇冲洗:松开血管钳,夹闭引流管,开放冲洗管;待患者有尿意或冲洗液进入200～300mL后,夹闭冲洗管,放开引流管,将冲洗液全部引流出后,再夹闭引流管,按需要如此反复冲洗。如滴入治疗用药,须在膀胱内保留30min后再引流出体外	8	7～6	5～3	2～0	

项　目	项目总分	操　作　要　求	评分等级及分值				实际得分
			A	B	C	D	
操作过程	65	根据病情及医嘱,正确调节冲洗速度,一般为60～80滴/分	2	1.5	1	0	
		冲洗过程中嘱患者深呼吸,尽量放松。注意冲洗液温度,冬季加温到38～40℃	2	1.5	1	0	
		注意保持冲洗引流的通畅,询问患者感受,观察患者的反应,冲洗液的量、色、性状和出入量	5	4	3	2～0	
		冲洗结束,正确分离冲洗管和导尿管	2	1.5	1	0	
		按无菌原则消毒导尿管冲洗锥形接口,塞回接口盖帽	5	4	3	2～0	
		清洁外阴,挤压引流管,观察是否通畅	5	4	3	2～0	
		妥善固定导尿管,宣教引流管放置的作用和注意事项	3	2	1	0	
操作后	5	整理床单位,妥善安置患者、分类处理污物用物	2	1.5	1	0	
		洗手、记录冲洗液名称、冲洗量、引流量、引流液性状、冲洗过程中患者反应等	3	2	1	0	
质量控制	5	有效沟通,关心患者	2	1.5	1	0	
		严格执行无菌原则,操作熟练,动作流畅	3	2	1	0	
理论知识问答	10	膀胱冲洗的目的	5	4	3	2～0	
		膀胱痉挛的原因及处理方法	5	4	3	2～0	
总计	100						

第三节　膀胱冲洗护理技术风险防范流程

膀胱冲洗护理时存在感染、血尿、膀胱刺激症状、膀胱麻痹、膀胱痉挛等风险，其防范流程如下：

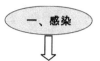

一、感染

临床表现：排尿时尿道烧灼感，常有尿急，尿频，尿痛，排尿不畅，下腹部不适等膀胱刺激症状，急迫性尿失禁，膀胱区压痛，尿常规检查可见脓尿，血尿；尿培养细菌阳性

预防：
1. 严格遵守无菌技术操作原则，避免导尿管各个连接部被污染；
2. 每天2~3次进行尿道口擦拭消毒护理；
3. 妥善固定导尿管。冲洗液使用前仔细检查溶液的有效期，有无松动破裂、裂痕及溶液有无沉淀等；
4. 密切观察患者反应及冲洗情况，冲出液色、性质等。
5. 鼓励患者多饮水；
6. 正确方法操作留置导尿技术，避免尿道黏膜损伤；
7. 极治疗泌尿系统原发疾病

处理：
1. 鼓励患者多饮水起到内冲洗目的；
2. 严密观察全身症状、局部尿液量、色、性状；
3. 遵医嘱予采集尿液进行细菌培养，必要时使用抗生素治疗

二、膀胱痉挛

临床表现：膀胱区或尿道阵发性痉挛性疼痛，肛门坠胀感，尿意感强烈，膀胱冲洗速度减慢，甚至逆流，冲出液血色加深，导尿管周围有溢尿

预防：
1. 做好心理护理，缓解患者的紧张情绪，转移患者注意力；
2. 告知患者膀胱冲洗时间及注意事项；
3. 冲洗时，保持冲洗管道的通畅，发现冲洗不畅时应及时干预，必要时用膀胱冲洗器高压抽吸，避免血块堵塞；
4. 控制冲洗液的温度和速度，冬天可加温至38~40℃；冲洗速度60~80滴/分；
5. 避免三腔气囊导尿管的囊内注水过多致压力过大，刺激膀胱三角区，或过度牵拉导尿管

处理：
1. 加强心理护理，做好解释；
2. 嘱患者深呼吸，尽量放松；
3. 若因血块堵塞引起膀胱痉挛应用膀胱冲洗器高压反复抽吸，取出血块；
4. 控制冲洗液的温度及速度；
5. 遵医嘱使用止痛药物对症处理

三、引流不畅（堵管）

临床表现：膀胱冲洗速度减慢，甚至出现冲洗液返流，冲出液流出不畅或不滴，患者膀胱区膨隆伴下腹胀痛，有强烈的尿意感或溢尿现象

预防：
1. 严密观察冲出液色泽、性状及量；
2. 前列腺及膀胱肿瘤电切术后持续冲洗时，应每隔2~4h挤压导尿管。根据冲出液颜色调节冲洗速度，避免术后创面出血形成血凝块；
3. 高举平台法固定导尿管，避免导尿管及冲洗管折叠、受压，保持膀胱冲洗通畅；
4. 冲洗液距床面约60cm，高度适宜；
5. 尽可能消除诱发膀胱痉挛的危险因素，控制冲洗液的温度和速度，减少导尿管牵拉等刺激膀胱

处理：
1. 加强心理护理，做好解释；
2. 排除膀胱冲洗装置有无发生机械性堵管，先观察冲洗管路有无扭曲、折叠，变换体位，挤压导尿管，适当调整导尿管位置；
3. 嘱患者深呼吸，尽量放松。
4. 针对引流不畅原因积极处理：
   1）若考虑由出血导致血凝块堵塞发生引流不畅可用膀胱冲洗器高压反复抽吸，取出血凝块；
   2）若因膀胱痉挛导致引流不畅则按"膀胱痉挛"风险流程处理

第十七章　冰　　敷

第一节　冰敷技术

【适用范围】

高热患者。

【目的】

降温、局部消肿、止血、止痛、消炎。

【操作重点强调】

1. 随时观察效果和反应,防止冻伤。
2. 放置正确的部位,避免不良反应。

【操作前准备】

1. 用物:冰袋、干燥布套、冰块(适量)、热水袋及布套。
2. 护士:按要求着装,洗手,戴口罩。
3. 患者:排尿、便后,取舒适卧位。
4. 环境:安静、光线适宜、空气流通。

【操作流程】

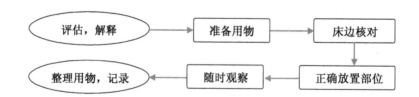

【操作步骤】

1. 评估患者,了解患者全身和局部情况;解释冰敷目的,取得患者配合。
2. 洗手,准备用物。
3. 检查冰袋有无破损,冰袋夹子是否完好。将冰块放入脸盆内,用水冲去冰的棱角,再装入冰袋约 1/2～2/3 容积处,排尽空气,夹紧袋口,擦干,倒提,检查无漏水后,装入布套内。

4. 携用物至患者处,核对患者床号、姓名。

5. 将冰袋放置所需部位(前额、头顶部或体表大血管经过处,如颈部两侧、腋窝、腹股沟等处);足底放热水袋,促进下肢血管扩张,利于散热。

6. 根据不同目的,掌握使用时间:用于治疗不超过 30min;用于降温 30min 后测量体温,当体温降至 38℃ 以下,取下冰袋,以防继发性效应影响治疗效果。

7. 冰袋内冰块融化,及时更换。

8. 随时观察效果与反应,防止冻伤。

9. 用毕,去除一次性保护袋,放入冰箱备用。

10. 洗手,记录使用部位、时间、效果、反应,降温后的体温应记录在体温单上。

【操作观察要点】

1. 随时观察患者病情变化及体温变化情况。

2. 随时检查冰袋有无破损、漏水现象,一次性保护袋潮湿后应当立即更换。冰融化后应当立即调换。

3. 观察患者皮肤状况,严格执行交接班制度,如患者发生局部皮肤苍白、青紫或者有麻木感时,应立即停止使用,防止冻伤发生。

4. 避开患者的枕后、耳廓、心前区、腹部、阴囊处及足底部位。

5. 根据病情,必要时足底放热水袋,促进肢血管扩张,利于散热,使用过程中加强观察,防止皮肤烫伤。

第二节　冰敷技术评分标准

项　目	项目总分	操　作　要　求	评分等级及分值				实际得分
			A	B	C	D	
仪表	5	工作衣、帽、鞋穿戴整齐,符合规范	5	4	3	2～0	
操作前准备	10	环境清洁,空气流通	2	1.5	1	0	
		已修剪指甲、规范洗手、戴好口罩	3	2	1	0	
		准备冰袋(检查冰袋的完整性,确认无破损、无锐角后,装入一次性塑料袋中)	5	4	3	2～0	
操作过程	65	核对患者姓名、病案号,向患者解释	5	4	3	2～0	
		查看局部组织状态、皮肤情况。冰袋用小毛巾包好	5	4	3	2～0	
		正确放置冰袋(前额、头顶部或体表大血管经过处,如颈部两侧、腋窝、腹股沟等处),避开患者枕后、耳廓、心前区、腹部、阴囊及足底部位	15	14～10	9～6	5～0	

续 表

项 目	项目总分	操 作 要 求	评分等级及分值				实际得分
			A	B	C	D	
操作过程	65	正确掌握时间（用于治疗不超过 30min；用于降温 30min 后测量体温，当体温降至 38℃以下，取下冰袋）	10	9～6	5	4～0	
		观察效果与反应，注意定时更换部位，防止冻伤，严格交接班制度	10	9～6	5	4～0	
		观察冰袋有无破损、漏水、融化等现象，及时更换	10	9～6	5	4～0	
		用毕去除一次性塑料袋，将冰袋放入冰箱备用	5	4	3	2～0	
		整理床单位，妥善安置患者	5	4	3	2～0	
操作后	5	记录使用部位、时间、效果、反应；降温后的体温应记录在体温单上	5	4	3	2～0	
质量控制	5	有效沟通，关心患者	2	1.5	1	0	
		操作熟练，动作流畅	3	2	1	0	
理论问答	5	使用冰敷的注意事项	5	4	3	2～0	
		冰敷的适应证	5	4	3	2～0	
总计	100						

第三节　冰敷技术风险防范流程

冰敷时存在局部冻伤、局部压疮、全身反应、化学制冷袋药液外渗损伤皮肤等风险，其防范流程如下：

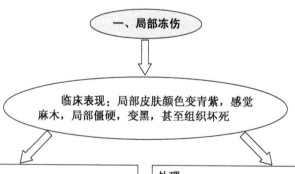

一、局部冻伤

临床表现：局部皮肤颜色变青紫，感觉麻木，局部僵硬，变黑，甚至组织坏死

预防：
1. 冰敷时间每次20～30min，若需较长时间使用冰敷，每次至少间隔30～60min，冰袋外面加布套；
2. 经常巡视，观察冰敷局部皮肤情况，及时处理，预防组织坏死；
3. 刺激、过敏或末梢血管功能有异常（如雷诺氏病）时，应禁止使用冰敷；
4. 冰敷部位选择在前额、头顶部、颈、腋窝、腹股沟等

处理：
　　一旦发生冻疮，立即停止冰敷，轻者予保暖，重者按医嘱处理

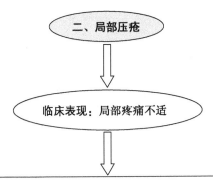

二、局部压疮

↓

临床表现：局部疼痛不适

↓

预防：
1. 避免将冰块、冰袋压在身体下；
2. 经常更换冰敷部位；
3. 改用化学冰袋或盐水冰袋

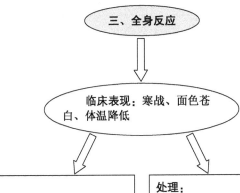

三、全身反应

↓

临床表现：寒战、面色苍白、体温降低

预防：
　　定时观察，询问患者，如有不适及时处理

处理：
1. 一旦出现全身反应，立即停止冰敷，给予保暖等处理；
2. 对感染性休克、末梢循环不良患者，禁止使用冰敷，尤其对老幼患者更应谨慎

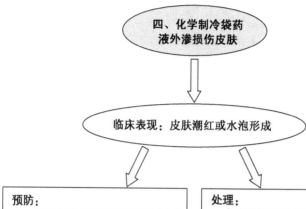

第十八章 酒精擦浴

第一节 酒精擦浴技术

【适用范围】

高热患者。

【目的】

全身用冷,为高热患者降温。

【操作重点强调】

1. 动作轻巧、稳重、节力,关心爱护患者。
2. 注意保暖和保护患者的隐私。
3. 擦拭过程中注意观察患者病情变化。

【操作前准备】

1. 用物:治疗车、治疗盘、小毛巾、大毛巾、屏风、治疗碗(内盛 25%~30%乙醇 200mL)、冰袋及布套、热水袋及布套、衣裤 1 套。
2. 护士:按要求着装,洗手,戴口罩。
3. 患者:排尿、排便后,取舒适卧位。
4. 环境:床帘遮挡,安静、空气流通。

【操作流程】

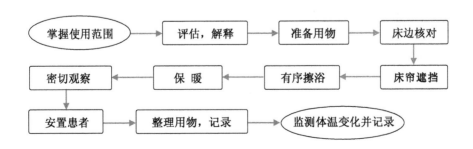

【操作步骤】

1. 确认体温度数,掌握酒精擦浴的使用范围。

2. 评估患者,询问和了解患者全身状况及局部情况;解释酒精擦浴的目的和过程,取得配合;协助患者排空大小便。

3. 洗手,准备用物。

4. 推治疗车至床尾,核对姓名、病案号。

5. 用床帘遮挡患者。

6. 将冰袋装入一次性保护袋,置于患者头顶部。

7. 按以下顺序进行全身擦浴:

(1)协助患者脱去上衣,将大毛巾垫于擦拭部位下面,将小毛巾浸入乙醇内,再拧至半干,缠于手上呈手套状,以离心方向边擦边按摩;从近侧颈部开始,沿手臂外侧擦至手背,再从腋下沿手臂内侧擦至手心,重复数次;擦拭毕,用大毛巾擦干皮肤;更换小毛巾,以同法擦拭对侧。

(2)协助患者侧卧,露出背部,下垫大毛巾;更换小毛巾,用同样手法从颈部向下擦拭全背;再用大毛巾擦干皮肤,更换上衣,协助患者仰卧。

(3)协助患者脱去近侧裤腿,露出下肢,下垫大毛巾;更换小毛巾,自其髂骨处沿腿外侧擦至足背,再自腹股沟沿腿内侧擦至内踝,再自股下经腘窝擦至足跟;重复数次,擦拭毕,用大毛巾擦干皮肤;更换小毛巾,以同法擦拭对侧;全部擦拭完毕,更换裤子。

8. 擦拭过程中,应注意观察患者病情变化。

9. 盖好盖被,取下热水袋,整理床单位。

10. 撤除屏风,清理用物,洗手,记录擦浴时间、患者反应。

11. 擦浴后 30min,测量体温并记录于体温单上;如果体温降至 39℃ 以下,应取下头部冰袋。

【操作观察要点】

1. 擦浴全程应控制在 20min 内。

2. 擦拭过程中,应注意观察患者病情变化,一旦患者出现寒战、面色苍白、脉搏和呼吸异常等情况,应立即停止擦浴,与医生联系,给予相应处理。

3. 腋窝和肘窝、腹股沟、腘窝等有大血管经过的浅表处,应多擦拭片刻,以促进散热。

4. 禁擦胸前区、腹部及足底,这些部位对冷的刺激较敏感,会引起不良反应。

5. 随时观察患者体温变化情况并记录。

6. 根据病情,必要时足底放热水袋,促进下肢血管扩张,利于散热,使用过程中加强观察,防止皮肤烫伤。

第二节　酒精擦浴技术评分标准

项　目	项目总分	操　作　要　求	评分等级及分值				实际得分
			A	B	C	D	
仪表	5	工作衣、帽、鞋穿戴整齐,符合规范	5	4	3	2～0	
操作前准备	10	环境清洁,空气流通	3	2	1	0	
		规范洗手和手卫生,戴好口罩	3	2	1	0	
		备齐用物,放置合理	4	3	2	1～0	
操作过程	65	正确掌握酒精擦浴的使用范围	3	2	1		
		核对患者床号、姓名,向患者解释,协助其排空大小便	3	2	1	0	
		查看局部组织状态、皮肤情况	3	2	1	0	
		注意遮挡	3	2	1	0	
		置冰袋于患者头顶部,置热水袋于足底部	5	4	3	2～0	
		按顺序进行全身擦浴,以离心方向边擦边按摩:① 从近侧颈部开始,沿手臂外侧擦至手背,再从腋下沿手臂内侧擦至手心,重复数次,同法擦拭对侧。② 从颈部向下擦拭全背。③ 自其髂骨处沿腿外侧擦至足背,再自腹股沟沿腿内侧擦至内踝,再自股下经腘窝擦至足跟;重复数次,同法擦拭对侧	15	14～11	10～6	5～0	
		腋窝和肘窝、腹股沟和腘窝等有大血管经过的浅表处,应多擦拭片刻;禁擦胸前区、腹部及足底	5	4	3	2～0	
		擦拭手法正确	5	4	3	2～0	
		酒精毛巾湿度适宜	3	2	1	0	
		每次擦拭前将大毛巾垫于擦拭部位下面,擦拭毕,用大毛巾擦干皮肤	5	4	3	0	
		更换衣裤	3	2	1	0	
		擦拭中观察患者病情变化,注意保暖和隐私保护	6	5	4	3～0	
		擦浴后30min,如果体温降至39℃以下,应取下头部冰袋	3	2	1	0	
		告知酒精擦浴的相关注意事项,礼貌离开病房	3	2	1	0	
操作后	5	整理床单位妥善安置患者、分类处理污物用物	2	1.5	1	0	
		记录擦浴时间、效果、反应;降温后的体温应记录在体温单上	3	2	1	0	
质量控制	5	对应急情景的快速反应及处理	2	1.5	1	0	
		操作熟练,动作流畅	3	2	1	0	
理论知识问答	10	酒精擦浴的适应证	5	4	3	2～0	
		酒精擦浴的注意事项	5	4	3	2～0	
总计	100						

第三节 酒精擦浴技术风险防范流程

酒精擦浴时存在寒战、急性酒精中毒等风险,其防范流程如下:

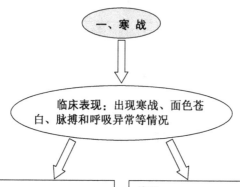

一、寒 战

临床表现:出现寒战、面色苍白、脉搏和呼吸异常等情况

预防:
1. 禁擦胸前区、腹部、足底、后颈等对于冷热刺激比较敏感的部位,否则会引起心跳加速等不良反应;
2. 要密切观察患者全身情况和生命体征的变化;
3. 擦浴部位不能一次全部裸露,擦某部位露出某部位,擦浴过程中,由于局部皮温很快下降,可引起周围血管收缩及血流淤滞

处理:
1. 若出现寒战、脉快或呼吸异常,应立即停止擦浴;
2. 通知医生,给予相应处理

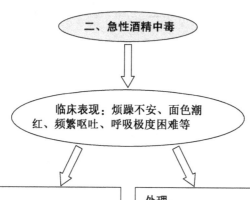

二、急性酒精中毒

临床表现:烦躁不安、面色潮红、频繁呕吐、呼吸极度困难等

预防:
1. 选择浓度为25%～30%的擦浴酒精;
2. 擦浴全程应控制在20min内;
3. 擦拭过程中,应注意观察患者病情变化

处理:
1. 若出现急性酒精中毒,应立即停止擦浴;
2. 与医生联系,给予相应处理,对症支持治疗

第十九章 静脉采血

第一节 静脉采血技术

【适用范围】

抽取一切化验指标对临床诊断具有指导意义的静脉血标本。

【目的】

为患者采集、留取静脉血标本。

【操作重点强调】

1. 严格执行三查七对制度。
2. 采集标本的方法、量、时间必须正确。

【操作前准备】

1. 用物：治疗车、注射盘、碘伏棉签、干棉签、消毒止血带、采血单、小垫枕（或治疗巾）、标本容器（干燥试管、抗凝管、血培养管）、一次性注射器（或采血针）、锐器盒。
2. 护士：洗手，戴口罩。
3. 患者：舒适平卧或坐位。
4. 环境：清洁、光线明亮。

【操作流程】

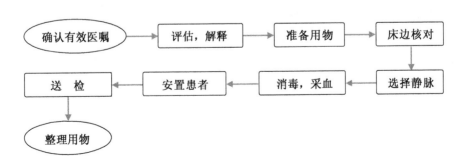

【操作步骤】

1. 确认有效医嘱。

2. 询问、了解患者是否已按要求进行采血前准备,如是否空腹;评估患者局部皮肤及血管情况;解释采血的目的;协助患者取舒适卧位。

3. 核对医嘱、检验单上的床号、姓名、住院号、检验项目,检查标本容器有无破损、是否符合检验要求。

4. 推治疗车至患者床尾,核对床号、姓名。

5. 端治疗盘至床头柜,核对患者姓名是否与检验单上的姓名一致。

6. 垫入小垫枕(或治疗巾),选择合适的静脉穿刺点,在穿刺点上方约 6cm 处系止血带,嘱患者握拳。用碘伏棉签,以穿刺点为中心,直径 5cm 的范围作环形消毒。

7. 再次核对检验单上的姓名是否正确,用碘伏再次消毒穿刺点。

8. 查看一次性针筒(或真空采血器)有效期,挤压包装袋检查其密闭性,打开外包装,连接针头,去除针头外套,检查针头斜面并试气。

9. 左手绷紧皮肤,右手进针,见回血后右手固定针筒,左手抽动活塞,抽血至所需量。松止血带,嘱患者松拳。左手取干棉签压迫穿刺点,右手快速拔出针头。嘱患者屈肘按压进针点片刻。

10. 取下针头至锐器盒,将血液注入标本容器内。

11. 使用真空采血管采血:穿刺进针,见回血后右手固定针翼,左手接采血试管,当针头出血速度变慢(由线状变为点滴状)时反折针头,拔/换出采血试管。

12. 再次核对检验单上的姓名是否正确。

13. 取回止血带和小垫枕(或治疗巾)。

14. 检查穿刺点有无出血,整理衣物、床单位。向患者说明化验结果会及时告知。若为空腹,告知可以进食。

15. 送检标本,废物处理。

【操作观察要点】

1. 严格执行无菌技术操作。

2. 若患者正在进行静脉输液、输血,不宜在同侧手臂采血。

3. 需要抗凝的血标本,应将血液与抗凝剂混匀。

4. 在采血过程中,应当避免导致溶血的因素。

5. 如同时采集多个项目的标本,普通注射器采血顺序:血培养→抗凝试管→干试管;真空采血管顺序:血培养瓶→蓝头管→黄头管→绿头管→紫头管→黑头管。

第二节 静脉采血技术评分标准

项　目	项目总分	操　作　要　求	评分等级及分值				实际得分
			A	B	C	D	
仪表	5	工作衣、帽、鞋穿戴整齐,符合规范	5	4	3	2～0	
操作前准备	10	环境清洁	2	1.5	1	0	
		规范洗手和手卫生,戴好口罩	2	1.5	1	0	
		备齐用物,放置合理	4	3	2	1～0	
		检查一次性物品质量	3	2	1	0	
操作过程	75	确认有效医嘱	2	1.5	1	0	
		核对床号、姓名,向患者解释,评估是否按要求进行采血前准备、穿刺部位皮肤及血管情况	5	4	3	2～0	
		核对检验单上各项目(床号、姓名、住院号、检验项目),检查标本容器有无破损、是否符合检验要求	3	2	1	0	
		取舒适卧位,垫巾	3	2	1	0	
		选择合适的静脉穿刺点	3	2	1	0	
		系止血带(在穿刺点上方约6cm),嘱患者握拳	5	4	3	2～0	
		正确消毒(用碘伏棉签,以穿刺点为中心,直径5cm的范围作环形消毒)	5	4	3	2～0	
		再次核对检验单上的姓名是否正确	3	2	1	0	
		再次消毒	3	2	1	0	
		按要求打开一次性注射器	3	2	1	0	
		正确采血(左手绷紧皮肤,右手进针,见回血后右手固定针筒,左手抽动活塞,抽血至所需量)。真空采血管采血(穿刺进针,见回血后右手固定针翼,左手接采血试管,当针头出血速度变慢时反折针头,拔/换出采血试管)	15	14～10	9～6	5～0	
		根据不同的采血方法选择正确的采血顺序	5	4	3	2～0	
		二松(松止血带,嘱患者松拳)	3	2	1	0	
		正确按压和拔针	3	2	1	0	
		正确处理针头和血液标本	5	4	3	2～0	

续表

项目	项目总分	操作要求	评分等级及分值				实际得分
			A	B	C	D	
操作过程	75	再次核对检验单上的姓名	3	2	1	0	
		撤巾及止血带	3	2	1	0	
		告知注意事项	3	2	1	0	
操作后	5	整理床单位,妥善安置患者,分类处理污物用物	5	4	3	2～0	
质量控制	5	对患者的态度,与患者的沟通,操作熟练程度	5	4	3	2～0	
总计	100						

第三节　静脉采血技术风险防范流程

静脉采血时存在皮下出血、误抽动脉血、晕针或晕血等风险,其防范流程如下:

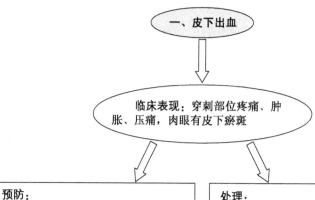

一、皮下出血

临床表现:穿刺部位疼痛、肿胀、压痛,肉眼有皮下瘀斑

预防:
1. 棉签按压时间5min以上;
2. 拔针后按压手法是棉签与血管走行垂直;
3. 上衣衣袖过紧,要求患者脱去过紧的衣袖后抽血;
4. 提高抽血技术,掌握进针手法

处理:
　　早期冰敷,减轻局部充血和出血,3d后热敷可加速皮下出血的吸收

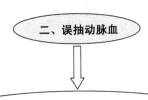

二、误抽动脉血

临床表现：如果误抽动脉血，不用回抽血液自动上升到注射器里，血液呈鲜红色

预防：
1. 准确掌握股静脉的位置，股静脉在股动脉内侧约0.5cm处；
2. 正确的穿刺手法：洗手后用消毒液消毒左手示指和中指，定位，用手指固定，右手持注射器呈直角或45°角在股动脉内侧0.5cm处刺入，暗红色血提示已达股静脉

处理：
　　如抽出为鲜红色血液提示穿入股动脉，立即拔针，紧压5～10min，至无出血为止，重新穿刺抽血

三、晕针或晕血

临床表现：晕针或晕血发生时间短，恢复快，历时2～4min。
1.先兆期：头晕眼花、心悸、心慌、恶心、四肢无力；
2.发作期：瞬间昏倒、不省人事、面色苍白、四肢冰凉、血压下降、脉搏细弱；
3.恢复期：神志清楚、全身无力、面色转红、四肢转温、心率恢复正常

预防：
1.心理疏导，做好解释工作，教会患者放松技巧；
2.与患者交谈，分散注意力；
3.操作动作应轻柔、准确，做到一针见血

处理：
　　立即将患者抬到空气流通处或予以吸氧，取平卧位，口服热开水或热糖水，并保暖，症状可缓解

第二十章　动脉采血

第一节　动脉采血技术

【适用范围】

需要采集动脉血以作检验用的患者。

【目的】

采集动脉血标本,作血液气体分析,判断患者氧合情况,为治疗提供依据。

【操作重点强调】

1. 严格执行无菌技术操作。
2. 严格执行三查七对制度。
3. 与患者有效沟通。
4. 标本合格,送检及时。
5. 正确按压,防止血肿。

【操作前准备】

1. 用物:注射盘、消毒碘伏棉签、消毒干棉签、医嘱本、一次性血气采血针、血气分析检验单。
2. 护士:按要求着装,洗手,戴口罩。
3. 患者:取舒适平卧位。
4. 环境:清洁、光线明亮。

【操作流程】

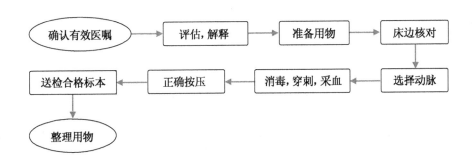

【操作步骤】

1. 确认有效医嘱。

2. 评估患者,询问、了解患者身体情况;了解患者吸氧状况或呼吸机参数的设置;向患者解释动脉采血的目的及穿刺方法,取得患者配合;评估患者穿刺部位皮肤及动脉搏动情况;取平卧位。

3. 洗手,戴口罩,准备用物。核对医嘱、检验单上床号、姓名、住院号。

4. 推治疗车至患者床尾,核对床号、姓名,端注射盘至床头柜上。

5. 再次核对检验单上的姓名。

6. 选择采血部位。

7. 局部皮肤消毒,范围大于 5cm,待干。

8. 操作者立于穿刺侧,碘伏棉签消毒左手示指和中指,在已消毒的范围内摸到欲穿刺动脉的搏动最明显处,固定于两指间。

9. 再次核对检验单上的姓名是否正确。

10. 常用桡动脉、股动脉。右手持一次性血气采血注射器,在两指间垂直或与动脉走向呈 40°角刺入动脉(桡动脉为 40°角进针,股动脉一般为垂直进针)。见有鲜红色回血,到达所需量后,左手取消毒干棉签压迫穿刺点,右手快速拔针。针头拔出后立即刺入软塞以隔绝空气,然后用手搓动注射器以使血液与抗凝剂混匀,避免凝血。

11. 再次核对患者姓名。检查穿刺点按压是否正确,有无出血,局部加压止血 5～10min。

12. 整理衣物、床单位。向患者说明化验结果会及时告知。

13. 在血气分析检验单上注明采血时间、是否氧疗、体温。

14. 送检标本,废物处理。

【操作观察要点】

1. 有出血倾向者,慎用动脉穿刺术。

2. 严格执行无菌技术操作,以防感染。

3. 血气分析时,注射器内不可留空气,若标本中混入空气,将影响检验结果。

4. 标本应当立即送检,以免影响结果。

第二节 动脉采血技术评分标准

项　目	项目总分	操 作 要 求	评分等级及分值				实际得分
			A	B	C	D	
仪表	5	工作衣、帽、鞋穿戴整齐,符合规范	5	4	3	2～0	
操作前准备	10	环境清洁	2	1.5	1	0	

续　表

项　目	项目总分	操　作　要　求	评分等级及分值				实际得分
			A	B	C	D	
操作前准备	10	规范洗手,戴好口罩	2	1.5	1	0	
		备齐用物,放置合理	2	1.5	1	0	
		检查一次性物品质量	2	1.5	1	0	
操作过程	70	确认有效医嘱,核对检验单	3	2	1	0	
		核对姓名、病案号,向患者解释,评估患者吸氧状况、穿刺部位皮肤及动脉搏动情况	5	4	3	2～0	
		取舒适卧位,垫治疗巾,戴手套(清洁手套)	5	4	3	2～0	
		选择穿刺部位(桡动脉穿刺点位于掌侧腕关节上2cm,股动脉穿刺点位于髂前上棘和耻骨结节连线中点处)	5	4	3	2～0	
		正确进行局部皮肤消毒,范围大于5cm,待干	3	2	1	0	
		按要求打开一次性采血器,注射器回抽至1.6mL	3	2	1	0	
		固定穿刺部位(操作者立于穿刺侧,碘伏棉签消毒左手示指和中指,在已消毒的范围内摸到欲穿刺动脉的搏动最明显处,固定于两指间)	5	4～3	2	1～0	
		再次核对检验单上的病案号、姓名是否正确	3	2	1	0	
		正确手法进行采血(右手持一次性血气采血注射器,在两指间垂直或与动脉走向呈40°～90°(桡动脉)刺入动脉,见有鲜红色回血,达所需量后,左手取消毒干棉签压迫穿刺点,右手快速拔针)	10	9～6	5	4～0	
		隔绝空气(针头拔出后立即刺入软塞,无气泡)	5	4	3	2～0	
		避免凝血(双手搓动注射器,使血液与抗凝剂混匀)	5	4	3	2～0	
		穿刺点局部加压止血5～10min	5	4	3	2～0	
		再次核对患者病案号、姓名	2	1.5	1	0	
		在血气分析检验单上注明采血时间、是否氧疗、体温	5	4	3	2～0	
		立即送检标本	3	2	1	0	
操作后	5	整理床单位,妥善安置患者,分类处理污物用物	5	4	3	2～0	
质量控制	5	对患者的态度,与患者的沟通,操作熟练程度	5	4	3	2～0	
理论知识问答	5	动脉采血的并发症及注意事项	5	4	3	2～0	
总　计	100						

第三节 动脉采血技术风险防范流程

动脉采血时存在皮下血肿、动脉痉挛、假性动脉瘤形成、感染、筋膜间隔综合征及桡神经损伤、血栓形成、穿刺口大出血、穿刺困难等风险,其防范流程如下:

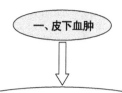

一、皮下血肿

临床表现:穿刺点皮肤苍白、毛孔增大、皮下肿大、边界清楚。次日,皮肤青紫、边界不清,水肿加剧,局部疼痛、灼热、活动受限。腹腔血肿时患者有休克的表现,如皮肤湿冷、血压下降、脉搏细速等,患者腰背痛,腹腔穿刺抽出鲜血

预防:
1. 加强穿刺基本功的训练,掌握穿刺技能;
2. 掌握进针的角度和深度,徐徐进入,防止穿破动脉后壁,引起出血;
3. 避免反复穿刺,造成出血不止

处理:
1. 血肿轻微应观察,暂不处理,若肿胀加剧或血流量<100mL/min立即按压;
2. 压迫止血无效可加压包扎或用小沙袋压迫止血10min;
3. 严重凝血机制障碍者应避免动脉穿刺;
4. 24~48h内采用冰敷使局部血管收缩利于止血,48h后采用热敷促进血肿吸收,50%的硫酸镁可使血肿消退,疼痛减轻;
5. 血肿形成48h后,可用微波治疗仪局部照射,有利于血肿吸收,疼痛减轻

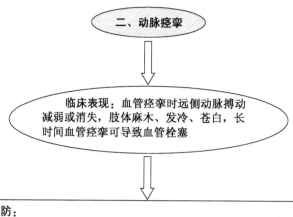

二、动脉痉挛

临床表现:血管痉挛时远侧动脉搏动减弱或消失,肢体麻木、发冷、苍白,长时间血管痉挛可导致血管栓塞

预防:
　　如穿刺针头确定在血管内,勿操之过急,待血流量渐进增加后,再行抽血;若穿刺未成功,热敷局部,痉挛解除后再穿刺

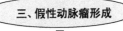

三、假性动脉瘤形成

↓

定义: 反复的、多次桡动脉或足背动脉穿刺后, 血液通过破裂处进入周围组织而形成血肿, 表面被内皮覆盖, 是一种由内皮覆盖的血肿

↓

临床表现: 假性动脉瘤易活动, 血管表浅、管壁薄、突出表面皮肤, 有"膨胀性"搏动, 肿块可触及收缩期细震颤, 可听到收缩期杂音

预防:
1. 避免同一部位重复穿刺, 以致疤痕形成;
2. 有少量出血时用无菌敷料按压, 并用胶布加压固定, 随时观察血流量以及是否再出血;
3. 小的足背动脉瘤形成, 嘱穿宽松、软质面的鞋, 防瘤体受磨擦引起破裂出血

处理:
    假性动脉瘤较大而影响功能者, 可采用手术直接修补

四、感 染

↓

临床表现: 皮肤有红、肿、热、痛, 严重者有脓肿形成, 个别出现高热; 血液和导管培养有细菌生长

预防:
1. 穿刺时严格遵守无菌操作规程, 穿刺点皮肤每日用碘伏消毒并更换无菌敷料;
2. 避免在皮肤感染部位穿刺

处理:
1. 动脉插管的患者, 病情稳定后应尽快拔出动脉插管, 怀疑导管感染应立即拔除并送检;
2. 拔除导管时, 严格消毒, 压迫止血, 用无菌纱布覆盖加压;
3. 发生感染者, 除对应处理外, 还应遵医嘱处理

五、筋膜间隔综合征及桡神经损伤

临床表现：
1. 疼痛：加剧；
2. 肿胀及压痛：肿胀肢体发凉，皮肤发亮，有光泽，张力增高，肌肉变硬，局部广泛性压痛；
3. 运动和感觉障碍：表现为感觉过敏、减退或消失

预防：
1. 同本节风险一"皮下血肿"；
2. 尽快止痛，减轻患者痛苦；
3. 注意观察患者肢体血流、感觉、运动情况，如肢体双侧温差在3℃以上，皮肤苍白，感觉异常，运动障碍，必要时手术处理

处理：
　　筋膜间室压强大于30mmHg时报告医生切开减张术

六、血栓形成

临床表现：患者主诉穿刺端肢体疼痛、无力；皮肤青紫或苍白，皮温下降，足背动脉搏动减弱或消失

预防：
1. 减少同一穿刺点次数；
2. 拔针后，压迫力度适中，既不渗血，又保持血流畅通

处理：
　　若血栓形成可静脉穿刺或插管行尿激酶溶栓治疗

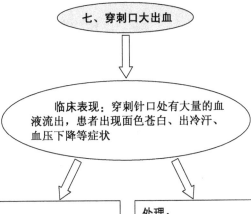

七、穿刺口大出血

临床表现：穿刺针口处有大量的血液流出，患者出现面色苍白、出冷汗、血压下降等症状

预防：
　　穿刺后按压穿刺点5～10min并嘱患者勿过早下床活动

处理：
1. 出现穿刺口大量出血，嘱患者立即平躺于床上，护士戴无菌手套，用无菌敷料将明胶海绵按压于穿刺点，直到不出血为止；
2. 可输血制品

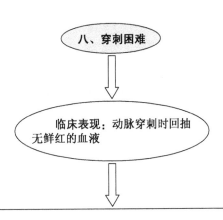

八、穿刺困难

临床表现：动脉穿刺时回抽无鲜红的血液

预防：
1. 心理护理：做好解释工作，消除恐惧，以及护理人员自身心理状态的调整；
2. 熟悉动脉穿刺血管的解剖位置；
3. 熟练的操作技术；
4. 动作轻柔、仔细，不能在同一位置反复多次穿刺，以防出血；
5. 确认穿刺成功后迅速回抽血液，以防血液凝固阻塞针头

第二十一章　肌肉注射

第一节　肌肉注射技术

【适用范围】

一切可以通过肌肉注射药物以达到治疗目的的患者。

【目的】

通过肌肉注射给予患者实施药物治疗。

【操作重点强调】

1. 严格执行无菌技术操作。
2. 严格执行三查七对制度。
3. 与患者有效沟通。

【操作前准备】

1. 用物：治疗车、注射盘、碘伏消毒棉签、消毒干棉签、消毒砂轮、擦灰湿毛巾、锐器盒、治疗盘、无菌治疗巾、药液（按医嘱备）、一次性注射器（2～5mL）、医嘱本。
2. 护士：洗手，戴口罩。
3. 患者：根据病情取合适体位。
4. 环境：能保护隐私，光线明亮，适合无菌操作。

【肌肉注射操作流程】

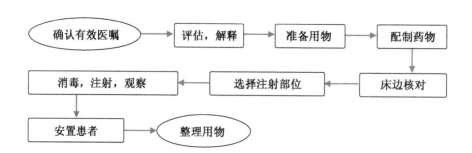

【操作步骤】

1. 确认有效医嘱。

2. 向患者解释注射的目的,询问患者身体情况,了解注射部位状况。

3. 洗手,戴口罩。

4. 准备好用物,铺无菌治疗盘。

5. 核对医嘱,消毒、一次性针筒抽取药液后放入无菌治疗盘内。

6. 将注射盘和无菌治疗盘端放于治疗车上。

7. 推治疗车至患者床尾,核对床尾卡名字,将治疗车平放于床旁,与床尾齐。

8. 再次核对患者姓名。

9. 为患者进行遮挡,取合适体位,暴露注射部位。

10. 用常规碘伏消毒注射部位皮肤。

11. 再次查对,排气,以左手拇指、示指错开并绷紧局部皮肤,右手以执笔式持注射器;用前臂带动腕部的力量,将针头迅速垂直刺入肌肉,深度约针梗的2/3,固定针栓。

12. 松左手,抽动活塞,观察无回血后,缓慢推药,同时注意患者的表情及反应。

13. 注药毕,用无菌干棉签轻压进针处,迅速拔针,并按压。

14. 再次核对姓名无误,协助患者穿好衣裤,安置舒适卧位,整理床单位。

15. 回治疗室,清理用物,必要时作记录。

【操作观察要点】

1. 切勿将针梗全部刺入,以防针梗从根部衔接处折断,无法取出。对消瘦者及病儿,进针深度应酌减。

2. 选择合适的注射部位,避开炎症、硬结、疤痕,须避免刺伤神经和血管,回抽无回血时方可注射。对经常注射的患者,应当更换注射部位,并教会其局部热敷的方法。

3. 需要两种药物同时注射时,应注意配伍禁忌。

4. 观察注射过程中患者的反应、用药后的疗效和不良反应。

第二节　肌肉注射技术评分标准

项　目	项目总分	操 作 要 求	评分等级及分值				实际得分
			A	B	C	D	
仪表	4	工作衣、帽、鞋穿戴整齐,符合规范	4	3	2	1	
操作前准 备	8	环境清洁	2	1.5	1	0	
		已修剪指甲,规范洗手,戴好口罩	2	1.5	1	0	
		备齐用物,放置合理	2	1.5	1	0	
		检查一次性物品质量	2	1.5	1	0	
操 作 过 程		**准备药液** 20					
		严格执行查对制度,按医嘱准备好药物,经第二人核对无误	3	2	1	0	
		严格执行无菌技术操作,铺无菌治疗盘	3	2	1	0	
		查对药物名称、浓度、剂量、有效期。查瓶体有无裂纹及液体性状	3	2	1	0	
		锯安瓿前后均需消毒	2	1.5	1	0	
		按要求使用一次性注射器。手法正确,抽取药液不余、不漏、不污染	5	4	3	2～0	
		再次查对药物名称、剂量、浓度、有效期	2	1.5	1	0	
		将注射器放入无菌治疗盘内	2	1.5	1	0	
		注 射 50					
		推车至患者床前,床边查对床号、姓名,向患者解释,了解注射部位状况	3	2	1	0	
		取合适体位	5	4	3	2～0	
		选择并暴露注射部位,注意遮挡	5	4	3	2～0	
		正确消毒注射部位皮肤	5	4	3	2～0	
		再次查对,排尽空气	5	4	3	2～0	
		正确手法注射(以左手拇指、示指错开并绷紧局部皮肤,右手以执笔式持注射器,用前臂带动腕部的力量,以90°角快速进针,深度约针梗的2/3,固定针栓)	8	7～5	4	3～0	
		抽动活塞,检查无回血	3	2	1	0	
		均匀缓慢推药,同时注意患者的表情及反应	5	4	3	2～0	
		注药毕,正确按压和拔针	5	4	3	2～0	
		再次核对床号、姓名	3	2	1	0	
		安置舒适卧位	3	2	1	0	

续 表

项 目	项目 总分	操 作 要 求	评分等级及分值				实际 得分
			A	B	C	D	
操作后	3	整理床单位,妥善安置患者,分类处理污物用物	3	2	1	0	
质量控制	5	有效沟通,关心患者,操作熟练	5	4	3	2～0	
理论知 识问答	10	肌肉注射操作观察要点	5	4	3	2～0	
		肌肉注射风险与防范	5	4	3	2～0	
总计	100						

第三节 肌肉注射技术风险防范流程

肌肉注射时存在神经性损伤、针头堵塞、局部或全身感染、疼痛、针口渗液等风险,其防范流程如下:

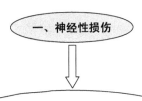

一、神经性损伤

临床表现:麻木、放射痛、肢体无力和活动范围减少。一周后疼痛减轻,但留有固定麻木区伴肢体功能部分或完全丧失,发生于下肢者行走无力,易跌跤。局部红肿、疼痛,肘关节活动受限,手部运动、感觉障碍。根据受累神经支配区运动,感觉障碍程度分为完全损伤、重度损伤、中度损伤和轻度损伤。分度标准如下:
完全损伤:神经功能完全丧失;
重度损伤:部分肌力、感觉降至1级;
中度损伤:神经支配区部分肌力和感觉降至2级;
轻度损伤:神经支配区部分肌力和感觉降至3级

预防:
1. 慎重选择药物,正确掌握注射技术;
2. 注射时应全神贯注,避开神经及血管,为儿童注射时还应注意进针的深度和方向;
3. 在注射过程中若发现神经支配区麻木或放射痛,须立即改变进针或停止注射

处理:
对中度以下不完全神经损伤行理疗、热敷,促进炎症消退和药物吸收,使用神经营养药物治疗;对中度以上完全性神经损伤,则尽早手术探查,进行神经松解术治疗

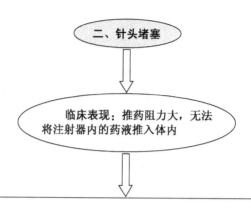

二、针头堵塞

临床表现：推药阻力大，无法将注射器内的药液推入体内

预防：
1. 根据药液的性质选用粗细合适的针头；
2. 将药液摇混合（肌注长效青霉素时，药液摇匀后，注射前再抽少许溶媒，可防止药液堵塞针头）；
3. 注射时保持一定的速度；
4. 如推药阻力大，无法继续注入应拔针，更换针头另选部位注射；
5. 加药时由传统的90°改为45°进针，避开斜面，减少针头斜面与瓶塞的接触面积，减少阻力

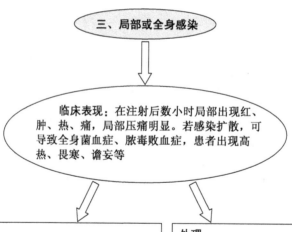

三、局部或全身感染

临床表现：在注射后数小时局部出现红、肿、热、痛，局部压痛明显。若感染扩散，可导致全身菌血症、脓毒败血症，患者出现高热、畏寒、谵妄等

预防：
1. 严格检查药品质量，如发现药液有变质、沉淀、浑浊，药物超过有效期，安剂、密闭瓶有裂痕和密闭瓶盖有松动等现象，则不能应用。
2. 严格遵循无菌操作原则，做好皮肤消毒，防止注射部位感染。
3. 选择合适的注射部位，切勿在有炎症、破损及患皮肤病处进针。
4. 严格执行消毒隔离制度，预防交叉感染

处理：
出现全身感染者，根据血培养及药物敏感试验选用抗生素

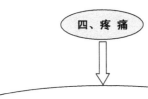

四、疼痛

临床表现：注射局部疼痛、酸胀、肢体无
力、麻木。可引起下肢及坐骨神经疼痛，严重者
可引起足下垂或跛行，甚至可出现下肢瘫痪

预防：
1. 正确选择注射部位；
2. 掌握无痛注射技术，先用拇指按压注射点10s，然后常规皮肤消毒，肌内
   注射，用持针的手掌尺缘快速扣击注射区的皮肤后进针可减轻疼痛；
3. 药液浓度不宜过大，药量不宜过多过快，股四头肌及上臂三角肌施行注
   射时药量超过2mL时，须分次注射，用生理盐水注射液稀释药物能减轻
   患者的疼痛；
4. 轮换注射部位

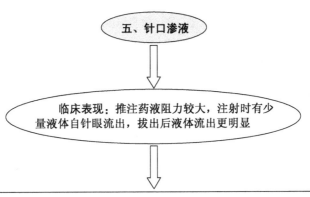

五、针口渗液

临床表现：推注药液阻力较大，注射时有少
量液体自针眼流出，拔出后液体流出更明显

预防：
1. 注射部位选择神经少、肌肉较丰富之处；
2. 每次注射量以2～3mL为限，不宜超过5mL；
3. 每次轮换部位；
4. 热敷、按摩，加速局部血液循环，促进药液吸收；
5. 在注射刺激性药物时，采用Z字形途径注射法：左手将注射部位皮肤
   拉向一侧，右手持注射器，呈90°角插入，确定无回血后，缓慢将药
   液注入，并等10s，让药物弥散肌肉，拔除针头并松开左手对组织的
   牵引；
6. 不按摩注射部位，告诉患者暂时不要运动或穿紧身衣服

第二十二章 皮内注射

第一节 皮内注射技术

【适用范围】

需要皮内注射以达到诊疗、治疗目的的患者。

【目的】

1. 各种药物过敏试验,以观察有无过敏反应。
2. 预防接种。
3. 局部麻醉的起始步骤。

【操作重点强调】

1. 严格执行三查七对制度。
2. 严格执行无菌技术操作。
3. 皮试前须询问药物过敏史、用药史、家族史。
4. 与患者有效沟通。

【操作前准备】

1. 用物:治疗车、注射盘、酒精消毒棉签、锐器盒、治疗盘、无菌治疗巾、一次性注射器(1mL)、针头(4.5~5号)、医嘱本、药液(按医嘱备),消毒砂轮、擦灰湿毛巾根据需要备。
2. 护士:按要求着装,洗手,戴口罩。
3. 患者:取舒适体位。
4. 环境:光线明亮,适合无菌操作。

【操作步骤】

1. 确认有效医嘱。
2. 向患者解释皮内注射的目的,做皮试者询问患者用药史、过敏史、家族史等情况,观察患者局部皮肤状况。
3. 洗手,戴口罩。
4. 准备好用物,铺无菌治疗盘。

【操作流程】

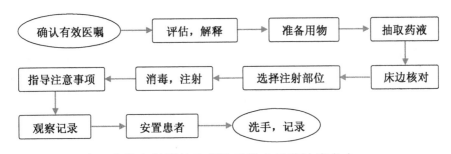

5. 核对医嘱,消毒一次性注射器抽取药液后放入无菌治疗盘内。

6. 将注射盘和无菌治疗盘端放于治疗车上。

7. 推治疗车至患者床尾,核对床尾卡名字,将治疗车平放于床旁与床尾齐。

8. 再次核对患者姓名(若为皮试,须再次确认无药物过敏史)。

9. 取合适体位,暴露注射部位。

10. 以酒精消毒棉签消毒皮肤,再核对,并排除注射器内空气。

11. 左手绷紧前臂掌侧皮肤(预防接种,选用上臂三角肌下缘部位;局部麻醉,选用局部皮肤部位),右手以平执式持注射器,使针尖斜面向上,与皮肤呈 5°角刺入皮内。

12. 待针尖斜面进入皮内后,放平注射器,左手拇指固定针栓,右手注入药液 0.1mL 使局部形成一皮丘。

13. 注射完毕,迅速拔出针头。

14. 再次核对,清理用物,整理床单位。

15. 按时观察结果,对做皮试的患者,按规定时间由两名护士观察结果并记录。

【操作观察要点】

1. 操作前应详细询问用药史、过敏史、家族史。

2. 忌用碘类消毒剂,以免影响局部反应的观察。

3. 针尖斜面必须全部进入皮内,以免药液漏出。

4. 注入药量要准确。

5. 嘱患者:切勿按揉,不可用手拭去药液和按压皮丘,以免影响观察结果;20min 内不可离开病房,不可剧烈活动;如有不适立即告知医务人员。

6. 若需做对照试验,应在另一侧前臂相同部位注入 0.1mL 生理盐水作对照。

7. 药物过敏试验结果如为阳性反应,告知患者或家属相关事项,并记录在病历上。

8. 备好相应抢救药物与设备,及时处理过敏反应。

第二节 皮内注射技术评分标准

项 目	项目总分	操 作 要 求	评分等级及分值				实际得分
			A	B	C	D	
仪表	2	工作衣、帽、鞋穿戴整齐,符合规范	2	1.5	1	0	
操作前准备	8	已修剪指甲,规范洗手,戴好口罩	2	1.5	1	0	
		备齐用物,放置合理	3	2	1	0	
		检查一次性物品质量	3	2	1	0	
操作过程	准备药液	22	严格执行查对制度,按医嘱准备好药物,经第二人核对无误	3	2	1	0	
			严格执行无菌技术操作,铺无菌治疗盘	5	4	3	2～0	
			查对药物名称、浓度、剂量、有效期。查瓶体有无裂纹及液体性状	3	2	1	0	
			锯安瓿前后均需消毒	3	2	1	0	
			按要求配置药液。正确使用一次性注射器。手法正确,抽取药液不余、不漏、不污染	5	4	3	2～0	
			再次查对药物名称、剂量、浓度、有效期	3	2	1	0	
			将药液放入无菌治疗盘内	2	1.5	1	0	
	注射	50	推车至患者床前,床边查对姓名、病案号,向患者解释,询问过敏史,了解注射部位状况	5	4	3	2～0	
			取合适体位,选择注射部位并暴露	3	2	1	0	
			正确消毒注射部位皮肤(忌用碘类消毒剂)	5	4	3	2～0	
			再次查对,排尽空气	5	4	3	2～0	
			正确手法注射(左手绷紧前臂掌侧皮肤,右手以平执式持注射器,使针尖斜面向上,与皮肤呈5°角刺入皮内)	8	7～5	4	3～0	
			注药(待针尖斜面进入皮内后,放平注射器,左手拇指固定针栓,右手注入药液0.1mL使局部形成一皮丘)。注入药量准确	8	7～5	4	3～0	
			注射完毕,迅速拔针	3	2	1	0	
			再次核对姓名、病案号	3	2	1	0	
			指导患者注意事项	3	2	1	0	
			观察反应,对做皮试的患者,按规定时间由两名护士观察结果并记录	5	4	3	2～0	

项　目	项目总分	操　作　要　求	评分等级及分值				实际得分
			A	B	C	D	
操作后	5	整理床单位,妥善安置患者,分类处理污物用物	5	4	3	2～0	
质量控制	5	有效沟通,关心患者,对应急情景的快速反应及处理	2	1.5	1	0	
		操作熟练,动作流畅	3	2	1	0	
理论知识问答	10	皮肉注射的风险	5	4	3	2～0	
		皮肉注射操作注意事项	5	4	3	2～0	
总计	100						

第三节　皮内注射技术风险防范流程

皮内注射时存在疼痛、过敏性休克、局部组织反应、虚脱、疾病传播、注射失败等风险,其防范流程如下:

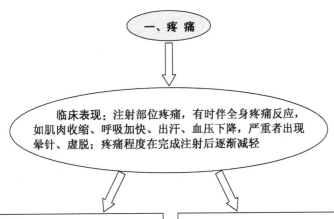

一、疼痛

临床表现:注射部位疼痛,有时伴全身疼痛反应,如肌肉收缩、呼吸加快、出汗、血压下降,严重者出现晕针、虚脱;疼痛程度在完成注射后逐渐减轻

预防:
1. 心理护理;
2. 选用灭菌生理盐水作为溶媒;
3. 改进皮内注射方法:
　(1) 在皮内注射部位的上方2cm处嘱患者用一手环行握住另一手前臂,用拇指加力按压(儿童可嘱家属配合)能有效减轻疼痛;
　(2) 采用横刺进针法(其注射方向与前臂垂直)亦能减轻疼痛;
4. 取前臂掌侧中断做皮试;
5. 准确注入药量0.1mL;
6. 选用口径小、锋利无倒钩的针头;
7. 须在消毒剂干燥后进行

处理:
　疼痛剧烈、晕针,或虚脱者予以对症处理

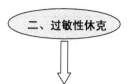

二、过敏性休克

临床表现：喉头水肿、支气管痉挛、肺水肿而引起胸闷、气促、哮喘与呼吸困难；面色苍白、出冷汗、口唇发绀、血压下降；意识丧失、抽搐、二便失禁；恶心、呕吐、腹痛、腹泻等

预防：
1. 仔细咨询有无药物过敏史；
2. 皮试观察期间，嘱患者不可随意离开；
3. 注射盘内备有0.1%盐酸肾上腺素、尼可刹米、洛贝林注射液等急救药物；
4. 备氧气装置

处理：
1. 立即停药，平卧；
2. 皮下注射0.1%肾上腺素0.5～1.0mL，小儿剂量酌减；
3. 给予氧气吸入，喉头水肿引起窒息时，应尽快施行气管插管或气管切开；
4. 根据医嘱静脉注射地塞米松5～10mg，应用抗组胺类药物；
5. 静脉滴注10%葡萄糖溶液或平衡液扩充血容量，按医嘱加入多巴胺或去甲肾上腺素滴注；链霉素引起的过敏性休克，可同时应用钙剂；
6. 若心跳骤停，则立即进行复苏抢救；
7. 密切观察患者病情并记录

三、局部组织反应

临床表现：注射部位红肿、疼痛、瘙痒、水疱、溃烂、破损，色素沉着

预防：
1. 避免使用刺激性强的药物；
2. 正确配制药液，推注药液剂量准确；
3. 严格执行无菌技术操作；
4. 嘱患者不可随意搔抓或揉按局部皮丘；
5. 详细询问过敏史

处理：
　　出现局部皮肤瘙痒者，告诫患者勿抓、挠，出现溃烂、破损应进行外科换药处理

四、虚　脱

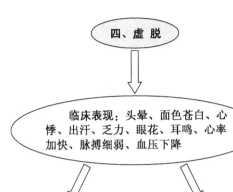

临床表现：头晕、面色苍白、心悸、出汗、乏力、眼花、耳鸣、心率加快、脉搏细弱、血压下降

预防：
1. 做好解释工作，态度热情，消除患者紧张心理；
2. 避免在硬结、疤痕等部位注射；
3. 以往有晕针史及体质衰弱者，注射时宜采取卧位，同时不要在空腹或饥饿时进行

处理：
　　一旦发生，可取平卧位、保暖，针刺入中、合谷等穴位，待清醒后给口服糖水等；少数患者需给氧，必要时静推5%葡萄糖，症状可逐步缓解

五、疾病传播

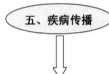

临床表现：传播不同的疾病出现相应不同的症状。如细菌感染反应，患者出现畏寒、发热等症状；如为乙型肝炎，患者出现厌油、上腹饱胀不适、精神不振、乏力等症状

预防：
1. 严格执行一人一针一管，不可共用注射器、注射液和针头，操作过程中，严格遵循无菌操作技术原则与消毒隔离要求；
2. 使用活疫苗时，防止污染环境，用过的注射器、针头及用剩的疫苗要及时焚烧；
3. 操作者在为不同患者进行注射治疗时，需清洗及消毒双手

处理：
　　对已出现疾病的传播者，报告医生，对症治疗

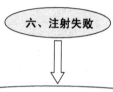

六、注射失败

临床表现：皮丘过大（皮内注射药量大于0.1mL）、过小（皮内注射药量小于0.1mL或注入皮下），药液外漏，针口有出血现象，或皮肤上有两个针口等

预防：
1. 认真做好解释工作，尽量取得病人配合；
2. 对不合作者，其肢体要充分约束；
3. 充分暴露注射部位

第二十三章 皮下注射

第一节 皮下注射技术

【适用范围】

需要皮下注射药物以达到治疗、预防接种等目的的患者。

【目的】

1. 注入小剂量药物,用于不宜口服给药而需在一定时间内发生药效时,如胰岛素治疗。
2. 预防接种。
3. 局部麻醉用药。

【操作重点强调】

1. 严格执行三查七对制度。
2. 严格执行无菌技术操作。
3. 与患者有效沟通。

【操作前准备】

1. 用物:治疗车、注射盘、碘伏消毒棉签、消毒干棉签、锐器盒、治疗盘、无菌治疗巾、一次性注射器(1～2mL)、针头(5.5～6 号)、医嘱本、药液(按医嘱备);消毒砂轮、擦灰湿毛巾根据需要备。
2. 护士:按要求着装,洗手,戴口罩。
3. 患者:根据病情取舒适体位。
4. 环境:能保护隐私,光线适宜。

【皮下注射操作流程】

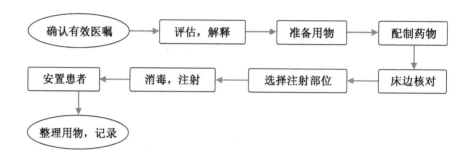

【操作步骤】

1. 确认有效医嘱。

2. 评估患者意识状态、自理能力及合作程度。向患者解释皮下注射的目的,了解用药史、过敏史。评估注射部位皮肤和皮下组织状况。

3. 洗手,戴口罩。

4. 准备用物,铺无菌治疗盘。

5. 核对医嘱。一次性注射器抽取药液后放入无菌治疗盘内。

6. 注射盘和无菌治疗盘端放于治疗车上。

7. 推治疗车至患者床旁,与床尾齐。

8. 核对腕带,确认患者姓名、病案号。

9. 为患者进行遮挡,取合适体位,暴露注射部位。

10. 常规碘伏消毒注射部位皮肤。

11. 查对药物无误。排尽注射器内空气,左手绷紧局部皮肤(过瘦者捏起皮肤),右手以平执式持注射器,用示指固定针栓,针头斜面向上,与皮肤呈 30～40°,快速刺入皮下,进针约 1/2～2/3,松左手,抽吸无回血后,缓慢推注药液。

12. 注射毕,用无菌干棉签轻压针刺处,快速拔针后按压至不出血为止。

13. 再次核对患者身份,协助患者取舒适卧位,整理床单位。

14. 回治疗室整理用物,必要时做记录。

【操作观察要点】

1. 避免刺激性较强的药物做皮下注射。

2. 选择注射部位时应当避开炎症、破溃或者有肿块的部位。

3. 长期皮下注射者,应有计划地更换注射部位,防止局部产生硬结。三角肌下缘注射时,针头稍向外侧,免伤神经。

4. 对过于消瘦者,可捏起局部组织,适当减小穿刺角度。

5. 药液小于 1mL,须用 1mL 注射器。

6. 观察注射后不良反应。

第二节　皮下注射技术评分标准

项　目	项目总分	操 作 要 求	评分等级及分值				实际得分
			A	B	C	D	
仪表	2	工作衣、帽、鞋穿戴整齐,符合规范	2	1.5	1	0	
操作前准　备	8	已修剪指甲,规范洗手,戴好口罩	2	1.5	1	0	
		备齐用物,放置合理	3	2	1	0	
		检查一次性物品质量	3	2	1	0	
操作过程	准备药液 22	严格执行查对制度,按医嘱准备好药物,经第二人核对无误	3	2	1	0	
		严格执行无菌技术操作,铺无菌治疗盘	3	2	1	0	
		查对药物名称、浓度、剂量、有效期。查瓶体有无裂纹及液体性状	3	2	1	0	
		锯安瓿前后均需消毒	3	2	1	0	
		按要求使用一次性注射器。手法正确,抽药液不余、不漏、不污染	5	4	3	2～0	
		再次查对药物名称、剂量、浓度、有效期	3	2	1	0	
		将注射器放入无菌治疗盘内	2	1.5	1	0	
	注射 48	推车至患者床前,床边查对床号、姓名,向患者解释,评估注射部位状况	3	2	1	0	
		取合适体位	3	2	1	0	
		选择并暴露注射部位,注意遮挡	5	4	3	2～0	
		正确消毒注射部位皮肤	5	4	3	2～0	
		再次查对,排尽空气	5	4	3	2～0	
		正确手法注射(左手绷紧局部皮肤,过瘦者提起皮肤,右手以平执式持注射器,示指固定针栓,针尖斜面向上,与皮肤呈$30°～40°$角快速刺入皮下,进针约1/2或2/3)	8	7～5	4	3～0	
		抽动活塞,检查无回血	3	2	1	0	
		缓慢推药,同时注意患者的表情及反应	5	4	3	2～0	
		注药毕,正确按压和拔针	5	4	3	2～0	
		再次核对床号、姓名	3	2	1	0	
		安置舒适卧位	3	2	1	0	

续 表

项 目	项目总分	操 作 要 求	评分等级及分值				实际得分
			A	B	C	D	
操作后	5	整理床单位,妥善安置患者,分类处理污物用物	5	4	3	2～0	
质量控制	5	有效沟通,关心患者,对应急情景的快速反应及处理	2	1.5	1	0	
		操作熟练,动作流畅	3	2	1	0	
理论知识问答	10	皮下注射的风险	5	4	3	2～0	
		皮下注射操作注意事项	5	4	3	2～0	
总计	100						

第三节 皮下注射技术风险防范流程

皮下注射时存在硬结形成、针头弯曲或针梗折断、出血、低血糖反应、过敏反应等风险,其防范流程如下:

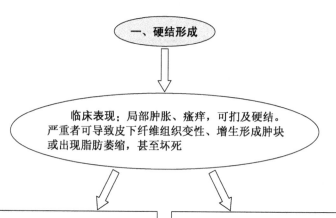

一、硬结形成

临床表现:局部肿胀、瘙痒,可扪及硬结。严重者可导致皮下纤维组织变性、增生形成肿块或出现脂肪萎缩,甚至坏死

预防:
1. 熟练掌握注射深度,进针时针头斜面向上与皮肤呈30°～40°角快速刺入皮下,深度为针梗的1/2～2/3;
2. 选用锐利针头,注射点须轮流调换,避免在瘢痕、炎症、皮肤破损部位注射;
3. 注射药量少于2mL为宜,推药时,速度要缓慢,均匀;
4. 严格执行无菌技术操作,防止微粒污染,抽取药液时,用消毒砂轮割锯、酒精消毒后掰开安瓿,鉴于棉花纤维、玻璃颗粒容易在安瓿颈口和瓶底沉积,注意抽吸药液不宜将针头直接插到瓶底和安瓿颈口处吸药,一种药物用一副注射器;
5. 做好皮肤消毒,防止注射部位感染

处理:
1. 湿热敷。可用50%硫酸镁;
2. 活血化瘀治疗,可取新鲜马铃薯切片敷硬结、喜辽妥外用

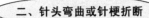

二、针头弯曲或针梗折断

临床表现：患者感觉注射部位疼痛。若针体折断，则折断的针体停留在注射部位上，患者情绪惊慌、恐惧

预防：
1. 选择粗细合适、质量过关的针头；
2. 选择合适的注射部位，不在硬结或瘢痕处进针；
3. 舒适体位；
4. 勿将针梗全部插入皮肤内，以防发生断针，增加处理难度

处理：
1. 出现针头弯曲时，更换针头后重新注射；
2. 医护人员要保持冷静，立即以手捏紧局部肌肉，嘱患者放松，保持原体位，勿移动肢体或肌肉收缩动作（避免残留的针体随肌肉而游动），迅速用止血钳将折断的针体拔出；
3. 若针体已完全埋入体内，需在X线定位后通过手术将残留针体取出

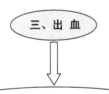

三、出 血

临床表现：拔针后少量血液自针口流出。对于迟发性出血者可形成血肿，注射部位肿胀、疼痛，局部皮肤瘀血

预防：
1. 正确选择注射部位；
2. 按压部位要准确，时间3～5min，尤其对凝血机制障碍者，适当延长按压时间

处理：
1. 如针头刺破血管，立即拔针、按压，重新更换注射部位；
2. 皮下小血肿早期宜采用冰敷促进血液凝固，48h后应用热敷促进瘀血的吸收和消散，皮下较大血肿早期可采取消毒后无菌注射器穿刺抽出血液，再加压包扎，血液凝固后，可行手术切开取出凝块

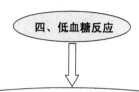

四、低血糖反应

临床表现：突然出现饥饿感、头晕、心悸、出冷汗、软弱无力、心率加快，重者虚脱、昏迷，甚至死亡

预防：
1. 严格遵守给药剂量、时间、方法，经常更换注射部位；
2. 准确抽吸药液剂量；
3. 把握进针深度，避免误入肌肉组织，消瘦患者应提起皮肤适当减小穿刺角度；
4. 避免注入皮下小静脉血管中；
5. 注射后勿剧烈运动，密切观察患者情况

处理：
如发生低血糖症状，立即监测血糖，清醒者口服10%葡萄糖150mL。15min复测血糖，仍未好转者，再静滴10%葡萄糖150mL。意识障碍者，给予50%葡萄糖20mL静推，15min复测血糖直至纠正

五、过敏反应

临床表现：面色苍白，胸闷，心慌，血压下降，脉搏微弱，口唇发绀，意识丧失，大、小便失禁；严重者心跳骤停

预防：
1. 询问患者药物过敏史，嘱患者及时把不适感受说出来，首次使用本药者，须备好急救药物（0.1%肾上腺素注射剂、地塞米松注射剂）、吸氧装置等；
2. 必须严格按规定操作，注射时应放慢速度，不能耐受者立即暂停注射，观察不适反应，症状消失后方可离开

处理：
1. 发现休克前兆或突发休克，立即停止注药；
2. 过敏休克者平卧位或休克卧位（头躯干抬高20°～30°，下肢15°～20°），0.1%肾上腺素0.5～1.0mg肌肉注射（小儿剂量0.020～0.025mg/kg）；
3. 给氧，保持气道通畅，心电监护，保暖，心理安慰；
4. 遵医嘱使用抗过敏药物如异丙嗪、葡萄糖酸钙等

第二十四章　静脉留置针置管

第一节　静脉留置针置管技术

【适用范围】

1. 静脉输液、输血及静脉抽血患者。
2. 适用于短期静脉输液(例如<6d)的患者。

【目的】

为患者建立静脉通路,有利于治疗、抢救,可减少血管损伤,减轻患者痛苦。

【操作重点强调】

1. 严格执行三查七对制度。
2. 严格执行无菌技术操作,避免交叉感染。
3. 根据留置针的型号正确使用留置针。
4. 与患者有效沟通。

【操作前准备】

1. 用物:静脉留置针、输液接头、灭菌透气薄膜,其余同静脉输液(治疗车、注射盘、治疗巾、一次性输液器、复合碘消毒棉签、灭菌敷贴、胶布、一次性手套、消毒止血带、网套、污物筒、锐器盒、按医嘱准备液体、医嘱单)。
2. 护士:按要求着装,洗手,戴口罩。
3. 患者:排尿、便后,取舒适卧位。
4. 环境:清洁、光线明亮。

【操作流程】

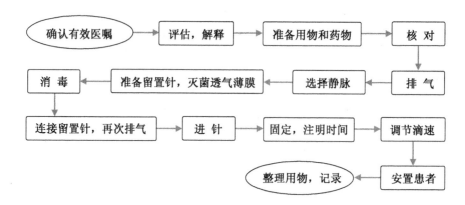

【操作步骤】

1. 确认有效医嘱。到床边向患者解释以便取得患者配合,评估局部皮肤、血管情况,协助患者排尿,取舒适卧位。

2. 治疗室环境清洁,洗手,戴帽子、口罩。

3. 核对药物,检查铝盖有无松动,玻璃有无裂纹,对光检查药液澄明度,有无絮状物以及药液有效日期。

4. 打开瓶盖,消毒瓶塞,套网套,再次消毒瓶塞,检查输液器有效期及密闭性,打开并插入输液瓶(袋)。

5. 推治疗车至床边,查对姓名、病案号,并解释。

6. 挂输液瓶,排气至头皮针连接处。

7. 垫治疗巾,扎止血带,选择富有弹性、粗直、血流丰富的血管,注意避开静脉瓣、关节。松止血带。

8. 选择合适的留置针,检查留置针、灭菌透气薄膜的有效期、型号及密闭性,并打开。

9. 戴一次性手套,扎止血带,用复合碘消毒棉签以穿刺点为中心环形消毒,直径8cm,备胶布、敷贴。

10. 再次消毒,注意严格执行无菌技术操作。核对姓名、病案号,取下输液管道,连接留置针,再次排气,检查留置针针头、输液管道内有无排尽气泡左右旋转松动针芯。

11. 左手绷紧皮肤,嘱握拳,右手以15°～30°角进针,见图24-1(a)。

12. 见回血后,压低穿刺角度(约5°～15°角)再进0.2cm,退出针芯约0.5～1.0cm,送软管,见图24-1(b)。

13. 松止血带,嘱松拳,打开调节器,抽出针芯。

14. 灭菌透气薄膜、敷贴、胶布固定,在灭菌透气薄膜上注明穿刺日期、时间和操作者姓名,见图24-1(c)。撤止血带和治疗巾。

15. 再次核对姓名、病案号,根据患者病情和药液要求调节滴速,执行单上记录时间并签名,安置患者,将呼叫器放置于患者可及位置。

16. 整理用物,记录,观察输液情况。

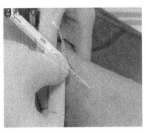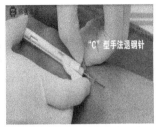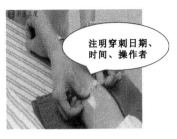

图 24-1 静脉留置针置管技术操作步骤

【操作观察要点】

1. 5～7d 更换透明薄膜,更换后,必须同时记录当时的穿刺日期和时间。

2. 静脉留置针保留时间可参照使用说明。

3. 每次输液前后应检查患者穿刺部位及静脉走向有无红、肿、热、痛,发现异常及时拔除导管,给予处理。

第二节　静脉留置针置管技术评分标准

项　目	项目总分	操　作　要　求	评分等级及分值				实际得分
			A	B	C	D	
仪表	2	工作衣、帽、鞋穿戴整齐,符合规范	2	1.5	1	0	
操作前评估	4	确认有效医嘱	2	1.5	1	0	
		评估患者过敏史;评估局部皮肤、血管情况;评估患者病情及用药,选择合适的输液通路	2	1.5	1	0	
操作前准备	9	规范洗手和手卫生,戴好口罩	3	2	1	0	
		备齐药物和用物,放置合理	3	2	1.5	1～0	
		检查一次性物品质量	3	2	1	0	
穿刺过程	55	推车至患者床前,床边核对姓名、病案号,向患者解释、询问过敏史,协助大小便,取舒适位	5	4	3～1	0	
		把液体挂在输液架上,一次性排气成功	3	2	1	0	
		垫巾,扎止血带(穿刺点上 6～10cm 处),选择静脉(首选前臂,避开关节),松止血带,准备留置针、灭菌透气薄膜、输液接头	4	3	2～1	0	
		戴手套,扎止血带以穿刺点为中心环形消毒,直径 8cm 以上。备胶布,敷贴。再次消毒	5	4	3	2～0	
		再次确认身份,将输液管道连接留置针,再次排气,检查管道内有无气泡	5	4	3	2～0	

续 表

项 目	项目总分	操 作 要 求	评分等级及分值				实际得分
			A	B	C	D	
穿刺过程	55	左右旋转、松动针芯,切忌上下拉动	3	2	1	0	
		以15°～30°角直刺静脉,见回血后降低角度再进针少许、退针芯、送套管,手法正确	8	6	4	2	
		穿刺成功	8	6	4	2	
		穿刺成功	8	6	4	2	
		松止血带,松拳,松调节器	3	2	1	0	
		以穿刺点为中心,用无菌透明敷贴固定,延长管U形管固定;肝素帽要高于导管尖端,敷贴标识上注明穿刺时间、操作者姓名	5	3	1	0	
		撤止血带和治疗巾,安置舒适位,正确调节滴速	3	2	1	0	
		再次查对患者信息,向患者宣教相关注意事项	3	2	1	0	
冲封管	10	用3～5mL无菌生理盐水作脉冲式冲管,手法正确	4	3	2	1～0	
		正压封管(边推边拔),推液速度大于拔针速度),夹闭小夹子于近心端	4	3	2	1～0	
		确认留置针固定正确,向患者做好解释宣教	2	1.5	1	0	
操作后	5	整理床单位妥善安置患者、分类处理污物用物	2	1.5	1	0	
		及时巡视,观察留置针是否固定妥善,薄膜有无翘起、卷边,标签是否清晰;观察局部情况,及时处理并发症	3	2	1	0	
质量控制	5	有效沟通,关心患者	2	1.5	1	0	
		操作熟练,动作流畅	3	2	1	0	
理论知识问答	10	静脉留置针置管风险	5	4	3	2～0	
		静脉留置针置管操作注意事项	5	4	3	2～0	
总计	100						

第三节 静脉留置针置管技术防范流程

静脉留置针时存在静脉炎、皮下血肿、静脉血栓形成、液体渗漏、导管堵塞等风险,其防范流程如下:

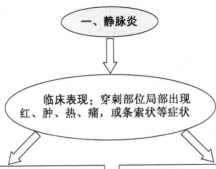

一、静脉炎

临床表现：穿刺部位局部出现
红、肿、热、痛，或条索状等症状

预防：
1. 静脉穿刺时，操作技术应娴熟、稳、准，并注明置管日期和时间；
2. 严格遵守无菌操作技术原则，机体抵抗力极度低下的患者，留置时间不宜过长；
3. 严格按护理常规进行护理，置管期间注意保持穿刺部位干燥、清洁，禁止淋浴等

处理：
应立即拔管，并根据情况及时给予相应处理

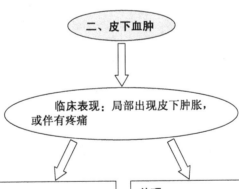

二、皮下血肿

临床表现：局部出现皮下肿胀，或伴有疼痛

预防：
1. 进行操作前，应认真选择弹性好、走向直、清晰的血管，避免在关节部位和静脉瓣处进行穿刺；
2. 应熟练掌握穿刺技术，穿刺时动作应轻巧、稳、准，把握好进针角度，提高一次性穿刺成功率，有效避免皮下血肿的发生；
3. 重视拔针后对血管（穿刺点）的按压，对新生儿、血液病、有出血倾向的患者延长按压时间

处理：
1. 早期予以冰敷，以减少出血，48h后局部给予硫酸镁湿敷；
2. 若血肿过大难以吸收，可消毒后用注射器抽吸血液

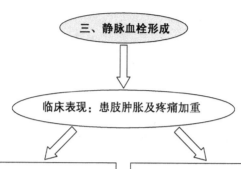

三、静脉血栓形成

临床表现：患肢肿胀及疼痛加重

预防：
1. 为防止静脉血栓形成，穿刺时尽可能首选上肢粗静脉，并注意保护血管，避免在同一部位反复穿刺；
2. 对长期卧床的患者，应尽量避免在下肢远端使用静脉留置针，且留置时间不能过长

处理：
1. 疑似血栓形成，可先不急于拔管，可利用留置针将溶栓药物直接作用于栓子处，然后边溶栓边拔管；
2. 抬高患肢20°～30°，以促进血液回流；
3. 每日测量患肢、健肢同一水平臂围，观察对比患肢消肿情况，并观察患肢皮肤颜色、温度、感觉及桡动脉搏动，作好记录，及时判断效果；
4. 注意出血倾向，监测患者血常规、血小板、出凝血时间、凝血酶原时间；
5. 预防肺栓塞形成

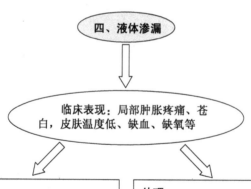

四、液体渗漏

临床表现：局部肿胀疼痛、苍白，皮肤温度低、缺血、缺氧等

预防：
1. 选择合适的血管（有条件置经外周插管的中心静脉导管或中心静脉导管）；
2. 外套管应完全送入血管内；
3. 套管与血管壁接触面积不宜过大，进针角度不宜过小；
4. 应妥善固定导管，嘱患者避免留置针侧肢体过度活动，必要时可适当约束肢体；
5. 注意穿刺部位上方衣物勿过紧，加强对穿刺部位的观察及护理

处理：
1. 药液外渗应立即停止使用；
2. 根据局部情况予封闭、冰敷、热敷，或理疗等治疗

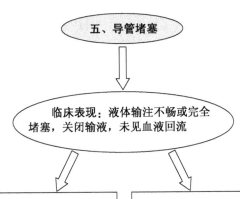

五、导管堵塞

临床表现：液体输注不畅或完全堵塞，关闭输液，未见血液回流

预防：
1. 在静脉高营养输液后应彻底冲洗管道，每次输液完毕应正确封管；
2. 要根据患者的具体情况，选择合适的封管液及用量，并注意推注速度不可过快，输液过程中加强巡视；
3. 注意保护有留置针的肢体，尽量避免肢体下垂，以防导管堵塞

处理：
　　立即拔出留置针，重新静脉置管

第二十五章 静脉输液

第一节 静脉输液技术

【适用范围】

一切需要静脉输入无菌药物、液体、营养液的患者。

【目的】

1. 调节和维持人体内水、电解质及酸碱平衡。
2. 补充营养,维持正常生理活动所必需的能量。
3. 输注药液,以起到药物的作用,达到控制感染和治疗疾病的目的。
4. 抢救休克,补充血容量,改善微循环,维持血压。

【操作重点强调】

1. 严格执行三查七对制度。
2. 严格执行无菌技术操作,避免交叉感染。
3. 与患者有效沟通。

【操作前准备】

1. 用物:治疗车、治疗盘、复合碘消毒棉签、一次性注射器、灭菌敷贴、一次性输液器、消毒止血带、输液巡视卡、消毒砂轮、擦灰湿毛巾、网套、污物桶,按医嘱准确备好液体与药物、治疗本,在治疗车下层放治疗盘和治疗碗各1只。
2. 护士:按要求着装,洗手,戴口罩。
3. 患者:排尿、便后,取舒适卧位。
4. 环境:清洁、光线明亮。

【操作流程】

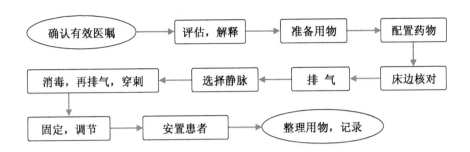

【操作步骤】

1. 确认有效医嘱。

2. 向患者解释输液的目的,评估局部皮肤、血管情况,协助患者排尿、取舒适卧位。

3. 治疗室操作前半小时停止一切打扫,擦净操作台面及治疗车。洗手,戴帽子、口罩。

4. 按静脉输液医嘱备好所需药物,经第二人核对准确无误。

5. 检查铝盖有无松动,用湿毛巾擦拭液体瓶,检查瓶子有无裂痕,无菌药物的澄明度、有无絮状物及药物有效日期,拉开铝盖,用消毒棉签消毒瓶塞及瓶颈。

6. 检查药名、有效期、澄明度,用消毒棉签消毒安瓿,取消毒后的砂轮锯安瓿,再次消毒安瓿,打开安瓿后检查药液中有无玻璃碎屑,安瓿放置时标签朝外。

7. 取一次性注射器,查看有效期,挤压包装袋检查其密闭性,打开包装,连接针筒和针头,去除针头外套,试气。

8. 以正确手法吸取药液,排除空气。

9. 用消毒棉签消毒输液瓶瓶塞及瓶颈,再次查对药物名称,将药液注入输液瓶内,注药时需固定针栓,药液注完后回抽空气。

10. 拔出针筒,分离针头和针筒,放入治疗车下层的治疗碗和锐器盒内。摇匀溶液。

11. 检查溶液有无浑浊、沉淀。

12. 将输液瓶套上网套,消毒瓶塞及瓶颈,取输液器,查看有效期,挤压包装袋检查其密闭性,打开包装,插入输液器。

13. 将治疗车推至患者床尾,核对床尾卡床号、姓名,评估患者。

14. 将输液瓶挂在输液架上,一次性排气至头皮针衔接处,关闭调节器,将输液管挂在输液架上。

15. 垫治疗巾,扎止血带,嘱患者握拳,选择静脉后松止血带。

16. 用消毒棉签消毒皮肤,以穿刺点为中心,直径5cm的范围作环形消毒,中间不能有空隙。

17. 准备胶布,敷贴。

18. 戴一次性手套,在离进针点上6cm处扎止血带,再一次消毒皮肤。

19. 核对患者床号、姓名,脱去塑料小帽,检查针头斜面,再次排气,检查输液管内确无气泡。

20. 进针见回血后松止血带及调节器,嘱患者松拳。

21. 胶布固定针翼,针眼处用无菌敷贴固定,固定应以患者舒适、牢固、美观为原则。

22. 调节滴速,在执行单上记录时间和签名。再次核对患者姓名、病案号,检查药物。

安置好患者的肢体位置,告知勿自行调节滴速。

23. 整理用物,做好记录.

【操作观察要点】

1. 严格执行无菌技术操作,严格执行三查七对制度,注意药物配伍禁忌,有计划地安排输液顺序。

2. 对长期输液患者应注意保护和合理使用静脉,昏迷或小儿输液必要时备夹板绷带。

3. 扎止血带不宜过久。

4. 输液过程中加强巡视,观察患者局部及全身反应,注意穿刺处有无渗漏;随时处理故障,及时接瓶,防止空气进入,造成气栓。

5. 抗生素必须现配现用,抽吸药物时保持剂量准确。

6. 连续静脉滴注患者每日更换输液器。

第二节 静脉输液技术评分标准

项 目	项目总分	操 作 要 求	评分等级及分值				实际得分
			A	B	C	D	
仪表	2	工作衣、帽、鞋穿戴整齐,符合规范	2	1.5	1	0	
操作前评估	4	确认有效医嘱	2	1.5	1	0	
		评估患者过敏史;评估局部皮肤、血管情况,评估患者病情及药物等选择合适输液途径	2	1.5	1	0	
操作前准备	4	规范洗手和手卫生,戴好口罩	2	1.5	1	0	
		备齐用物,放置合理,检查一次性物品质量	2	1.5	1	0	
操作过程	准备药液	三查七对按医嘱准备好所需药物	3	2	1	0	
		检查药物:药物名称、浓度、剂量、有效期;溶液包装有无破损,有无漏液;瓶盖有无松动,瓶体有无裂纹;溶液有无浑浊、沉淀、絮状物、结晶	5	4	3	0	
		经第二人核对准确无误后贴输液标签	2	1.5	1	0	
		去输液瓶盖,消毒瓶塞	2	1.5	1	0	
	30	锯安瓿前后均需消毒,打开安瓿	2	1.5	1	0	
		正确取用一次性注射器	3	2	1	0	
		再次查对药物,正确手法吸取药液,不余、不漏、不污染	5	4	3	2~0	
		加药液,检查液体有无浑浊、沉淀、絮状物、结晶	5	4	3	2~0	
		再次核对后弃去安瓿或密封瓶,消毒后正确打开并插入一次性输液器	3	2	1	0	

续 表

项 目		项目总分	操 作 要 求	评分等级及分值				实际得分
				A	B	C	D	
操作过程	输液	40	推车到床边,合理称呼患者,床边核对姓名、病案号,向患者介绍自己,询问过敏史,做好操作过程的解释说明,取得病人同意	5	4	3	2～0	
			协助大小便,取合适体位,做好输液前的准备	2	1.5	1	0	
			一次排气成功,液面高度合适	3	2	1	0	
			垫巾,扎止血带,选择静脉,松止血带	5	4	3	2～0	
			消毒(以穿刺点为中心环形消毒,直径大于5cm)	3	2	1	0	
			备胶布。穿刺点上6cm扎止血带,再次消毒	4	3	2	1～0	
			再次排气,检查输液管内有无气泡	2	1.5	1	0	
			戴手套,再次核对,进针稳准,一针见血	5	4	3	2～0	
			穿刺后做好三松	3	2	1	0	
			正确固定针头(牢固)	2	1.5	1	0	
			正确调节滴速	3	2	1	0	
			再次查对,宣教静脉输液的相关注意事项,并礼貌离开	3	2	1	0	
操作后		5	整理患者单位,妥善安置患者,分类处理污物用物	3	2	1	0	
			及时巡视,及时接瓶,观察患者局部及全身反应,注意穿刺处有无渗漏	2	1.5	1	0	
质量控制		5	有效沟通,关心患者	2	1.5	1	0	
			操作熟练,动作流畅	3	4	3	2～0	
理论知识问答		10	静脉输液的风险	5	4	3	2～0	
			静脉输液操作注意事项	5	4	3	2～0	
总 计		100						

第三节　静脉输液技术风险防范流程

静脉输液时存在发热反应、导管阻塞、静脉炎、神经损伤、急性肺水肿、空气栓塞、血栓栓塞、注射部位皮肤损伤、静脉穿刺失败、药液外渗性损伤等风险,其防范流程如下:

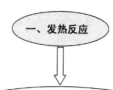

一、发热反应

临床表现：在输液过程中出现发冷、寒战和发热者，轻者38℃，并伴有头痛、恶心、呕吐；重者高热、呼吸困难、烦躁不安、血压下降、抽搐、昏迷，甚至危及生命

预防：
1. 液体使用前要认真检查瓶签是否清晰及其有效期，瓶盖是否松动及缺损，瓶身有无裂纹，药液是否变色、沉淀及其澄清度，塑料袋有无漏气现象；
2. 安瓿的割锯与消毒；
3. 改进加药的习惯性进针方法，将加药时习惯的垂直进针改为斜角进针，勿使用大针头及多次穿刺瓶塞；
4. 严格执行一人一具；
5. 严格遵守无菌技术操作原则，过硬的穿刺技术；
6. 固定良好，避免输液速度过快；
7. 合理用药，注意药物配伍禁忌

处理：
1. 发热反应者，减慢输液速度，注意保温；
2. 高热者给予物理降温，观察生命体征，并按医嘱给予抗过敏药物及激素治疗；
3. 严重发热反应者应停止输液，对症处理，保留输液器具和溶液进行检查；
4. 需继续输液应重新更换液体及输液器、针头和注射部位

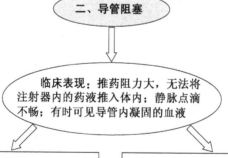

二、导管阻塞

临床表现：推药阻力大，无法将注射器内的药液推入体内；静脉点滴不畅；有时可见导管内凝固的血液

预防：
1. 穿刺前要连接好输液装置；
2. 穿刺时要及时回抽；
3. 穿刺后要加强巡视

处理：
及时发现问题并及时处理

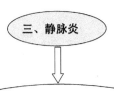

三、静脉炎

临床表现：沿静脉走向出现条索状红线，局部发红、肿胀、灼热、疼痛，有时伴有畏寒、发热等全身症状；静脉回流不畅，甚至阻塞

静脉炎症分级：0级只是局部不适感；1级穿刺部位发红，伴或不伴疼痛；2级穿刺部位疼痛伴发红和/或水肿；3级穿刺部位疼痛伴发红，有条索状物形成，可触及条索状静脉；4级穿刺部位疼痛伴发红疼痛，有条索状物形成，可触及条索状静脉，长度>2.5cm，有脓液流出。

预防：
1. 严格执行无菌技术操作，静脉穿刺一次成功，固定牢固，长期静脉输液应有计划地更换输液部位，保护静脉；
2. 严禁在瘫痪的肢体行静脉穿刺和补液，最好选用上肢静脉，因下肢静脉血流缓慢而易产生血栓和炎症，刺激性较强的药物用粗血管；
3. 严格控制药物的浓度和输液速度；
4. 严防输液微粒进入血管；
5. 严格掌握药物配伍禁忌

处理：
1. 将患肢抬高，制动；
2. 局部热敷；
3. 用50%硫酸镁行湿热敷；
4. 用中药，如意金黄散外敷；
5. 用仙人掌外敷；
6. 如全身感染，应用抗生素

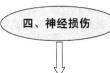

四、神经损伤

临床表现：部位肿胀、淤血或伴有发冷、发热、局部疼痛、不能触摸，可出现相关功能受限

预防：
1. 使用刺激性药液时应先用等渗盐水行静脉穿刺，确定成功后才连接输液器，严密观察药液有无外漏；
2. 静脉穿刺一次成功，长期输液患者应保护好血管

处理：
1. 部位红肿、硬结后严禁热敷，可用冰敷，每日2次；
2. 桡神经损伤后不宜过多活动，可理疗、红外线短波照射，每日2次

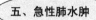

五、急性肺水肿

临床表现：患者突然出现呼吸困难、胸闷、气促、咳嗽、咳泡沫样痰或咳粉红色泡沫样痰。严重时稀痰液可由口鼻涌出，听诊肺部出现大量湿啰音

预防：
1. 注意调节输液速度，尤其对老年、小儿、心脏病患者速度不宜过快，液量不宜过多；
2. 经常巡视，避免体位或肢体改变而加快滴速

处理：
1. 发生肺水肿时立即减慢或停止输液；
2. 病情允许情况下取端坐位，两腿下垂；
3. 高浓度给氧，湿化瓶内可加入20%～30%的乙醇溶液进行湿化氧气；
4. 必要时进行四肢轮扎（止血带或血压计袖带），可减少静脉回心血量

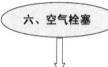

六、空气栓塞

临床表现：患者突发性胸闷、胸骨后疼痛、眩晕、血压下降，随即呼吸困难，严重发绀，有濒死感，听诊心脏有杂音。如空气量少，到达毛细血管时发生堵塞，损害较小；如空气量大，则在右心室内阻塞肺动脉入口，引起严重缺氧而立即死亡，使血液不能进入肺内，气体交换发生障碍

预防：
1. 注意检查输液器是否紧密、有无松脱、是否排尽空气；
2. 及时更换或添加药液，及时拔针；
3. 需加压输液时，应有专人守护

处理：
1. 发生空气栓塞立即置患者于左侧卧位和头低足高位；
2. 高流量氧气吸入；
3. 严密观察患者病情变化，及时对症处理

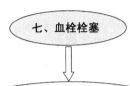

七、血栓栓塞

临床表现：不溶性微粒过多过大，可直接堵塞血管，局部红、肿、热、痛、压痛、静脉条索状改变，引起血管栓塞，组织缺血、缺氧、坏死

预防：
1. 避免长期大量输液；
2. 为第二者穿刺前应消毒双手；
3. 正确切割安瓿，开启安瓿前后以70%乙醇擦拭颈段；
4. 正确抽吸药液，抽吸时针头应置于安瓿的中部；
5. 加药针头选侧空针；
6. 应用输液终端滤器

处理：
1. 抬高患肢，制动，并停止在患肢输液；
2. 局部禁止热敷、按摩
3. 严重手术取栓

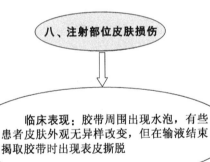

八、注射部位皮肤损伤

临床表现：胶带周围出现水泡，有些患者皮肤外观无异样改变，但在输液结束揭取胶带时出现表皮撕脱

预防：
1. 改用一次性输液胶布，可避免以往的胶布对氧化锌过敏所致皮肤损伤；
2. 对于浮肿及皮肤敏感的患者准备弹性绷带，缝一输液固定带，消毒后备用，针尖处压无菌棉球，输液固定带环形绕过穿刺部位的肢体，露出针柄根部为准，胶带从针柄下通过，贴于输液带上，另一胶带将输液器缓冲于弹力绷带上即可；
3. 输液结束揭取胶布时，动作要缓慢轻柔

处理：
　　如发生表皮撕脱，保持伤口干燥，每天用安尔碘消毒2～3次

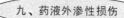

九、药液外渗性损伤

临床表现：局部肿胀疼痛，皮肤温度低。血管收缩药渗出的局部表现为肿胀、苍白、缺血、缺氧

预防：
1. 光线充足，认真选择有弹性的血管；
2. 选择合适的头皮针，针头无倒钩；
3. 进入血管后继续往前推进0.5cm，确保针头在血管内。妥善固定针头。避免在关节处进针；
4. 加强观察，尽早发现药液外渗；
5. 推注药液不宜过快。一旦发现推药阻力增加应检查原因；
6. 根据输液临床路径选择合适的输液工具

处理：
　　化疗药、发泡性、刺激性药物外渗，宜用2%利多卡因0.1g和地塞米松5mg局部封闭治疗，并可局部注射拮抗剂，24h内冰敷或热敷（根据外渗药物选择拮抗剂和冷热敷），同时，可用喜辽妥软膏外涂，50%硫酸镁湿敷

十、静脉穿刺失败

临床表现：未穿入静脉，无回血，推注药液有阻力，输液点滴不畅，甚至不滴；药液渗漏至皮下，局部疼痛及肿胀

预防：
1. 严格检查用物质量，有无破损、过期；
2. 操作式要稳，进针时要快、准确，避免在皮下反复穿刺，减少血管内膜损伤，固定牢固，防止滑脱，操作者除观察回血外，要注意尖针是否进入血管，不要盲目地进针或退针；
3. 平行、缓慢、顺血管的方向再进针0.5cm

第二十六章　静脉注射

第一节　静脉注射技术

【适用范围】

一切需要静脉输入无菌药物、液体、营养液及血液的患者。

【目的】

1. 注入药物,用于不宜口服、皮下或肌肉注射,需要迅速发生药效的药物。
2. 作诊断性检查,由静脉注入药物,如肝、肾、胆囊等X线摄片前。
3. 用于静脉营养治疗。
4. 输液或输血。

【操作重点强调】

1. 严格执行三查七对制度。
2. 严格执行无菌技术操作。
3. 注射药液、剂量、方法正确。
4. 患者安全,无意外发生。

【操作前准备】

1. 用物:治疗车、治疗盘、复合碘消毒棉签、一次性注射器、头皮针头、灭菌敷贴、无菌巾、消毒止血带、消毒砂轮、污物桶,按医嘱备所需药物,医嘱单,在治疗车下层放治疗盘、锐器盒。
2. 护士:按要求着装,洗手,戴口罩。
3. 患者:排尿、便后,取舒适卧位。
4. 环境:清洁、明亮、安静。

【操作步骤】

1. 确认有效医嘱。
2. 向患者解释药物的目的,询问用药史,评估局部皮肤、血管情况,协助患者排尿、取舒适卧位。

【静脉注射流程】

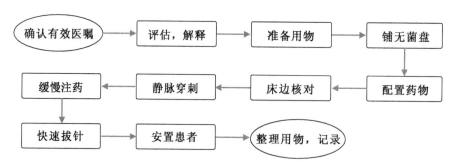

3. 环境清洁,洗手,戴口罩。

4. 按医嘱备好所需药物,经第二人核对准确无误。

5. 铺无菌盘。

6. 按无菌操作原则抽取药液,步骤同第二十五章第一节"静脉输液技术"操作步骤6～8。

7. 将注射器连接头皮针头,放入无菌盘内。

8. 将治疗车推至患者床尾,核对床号、姓名,解释。

9. 选择静脉,在离进针点上6cm处扎止血带,嘱患者握拳。

10. 用消毒棉签消毒皮肤:以穿刺点为中心,直径5cm的范围作环形消毒,中间不能有空隙。

11. 准备敷贴,再次消毒皮肤。

12. 从无菌盘内取出药液,再次核对患者床号、姓名,排尽空气。

13. 静脉穿刺:左手拇指绷紧静脉下方皮肤并使静脉固定,右手持针,使针尖斜面向上与皮肤呈15°～30°角,在静脉上方或侧方刺入皮下,再沿静脉走向潜行刺入,见回血再顺静脉推进少许。嘱患者松拳,固定针头。

14. 均匀缓慢推注药液。

15. 注射毕,用干棉签按压穿刺点上方,快速拔出针头,棉签按压片刻或嘱患者曲肘(针眼处盖上敷贴)。

16. 再次核对床号、姓名,安置患者。

17. 整理用物,洗手,记录。

【操作观察要点】

1. 轮换穿刺静脉,有计划地保护血管。

2. 注射过程中应随时观察患者的反应及局部组织有无肿胀。

3. 静脉注射有强烈刺激性药物时,一定要在确认针头在静脉内后方可推注药液,以免药物外渗而发生组织坏死。可先用生理盐水引导穿刺。

第二节 静脉注射技术评分标准

项 目	项目总分	操 作 要 求	评分等级及分值				实际得分
			A	B	C	D	
仪表	4	工作衣、帽、鞋穿戴整齐,符合规范	4	3	2	1～0	
操作前准备	8	环境清洁、光线明亮	2	1.5	1	0	
		已修剪指甲、规范洗手、戴好口罩	2	1.5	1	0	
		备齐用物,放置合理	2	1.5	1	0	
		检查一次性物品质量	2	1.5	1	0	
操作过程	准备药液 27	确认有效医嘱,按医嘱备好所需药物	3	2	1	0	
		查对药物名称、浓度、剂量、有效期	3	2	1	0	
		经第二人核对准确无误	3	2	1	0	
		正确铺无菌盘	5	4	3	2～0	
		锯安瓿前后均需消毒。	3	2	1	0	
		按要求使用一次性注射器。手法正确、抽药液不余、不漏、不污染	5	4	3	2～0	
		再次查对药物名称、浓度、剂量、有效期	2	1.5	1	0	
		再次核对后弃去安瓿,将注射器放入无菌盘内	3	2	1	0	
	输液 43	推车至患者床前,床边查对姓名、病案号,询问过敏史、向患者解释,协助大小便,取舒适位	5	4	3	2～0	
		观察注射局部有无液体外渗静脉炎等情况	5	4	3	2～0	
		暴露注射部位,注意保暖	3	2	1	0	
		正确手法打开无菌盘。	4	3	2	0～1	
		从无菌盘内取出药液,再次核对患者姓名、病案号,确认用药成功,再次排气	5	4	3	2～0	
		关闭输液调节器,将注射器与输液管道连接,无污染	5	4	3	2～0	
		均匀缓慢推注药液,观察患者有无不良反应	5	4	3	0～2	
		注射毕,将输液器与输液管道连接,无气泡,无污染	5	4	3	0～2	
		正确处理锐器	3	2	1	0	
		再次核对姓名、病案号,讲解注意事项	3	2	1	0	
操作后	3	整理床单位妥善安置患者、分类处理污物用物	3	2	1	0	

续 表

项 目	项目总分	操 作 要 求	评分等级及分值				实际得分
			A	B	C	D	
质理控制	5	有效沟通,关心患者	2	1.5	1	0	
		操作熟练,动作流畅,对应急情况快速反应处理	3	2	1	0	
理论知识问答	10	静脉注射操作观察要点	5	4	3	2~0	
		静脉注射风险预防	5	4	3	2~0	
总计	100						

第三节 静脉注射技术风险防范流程

静脉注射可引发药液外渗性损伤、静脉穿刺失败、血肿、静脉炎等风险,其防范流程如下:

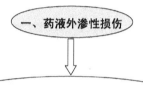

一、药液外渗性损伤

临床表现: 局部肿胀疼痛,皮肤温度低。血管收缩药液渗出的局部表现为肿胀、苍白、缺血、缺氧。

1. 高渗药液外渗:将细胞内水分吸出,使细胞严重脱水而死亡;

2. 抗肿瘤药物外渗:可使细胞中毒而死亡,致组织坏死;

3. 阳离子溶液外渗:对局部有强烈的刺激性,产生剧痛

预防:

1. 光线充足,认真选择有弹性的血管;

2. 选择合适的头皮针,针头无倒钩;

3. 进入血管后继续往前推进0.5cm,确保针头在血管内,妥善固定针头,避免在关节处进针;

4. 加强观察,加强巡视,尽早发现药液外渗;

5. 推注药液不宜过快,一旦发现推药阻力增加应检查原因

处理:

1. 立即停止给药,更换注射器尽量回抽,以清除针头、皮管内残留药液,吸取皮下水泡液;

2. 可以用生理盐水局部皮下注射,以稀释渗出药物浓度,或采用0.25%~0.5%普鲁卡因2mL或2%利多卡因5mL加地塞米松2.5mg或5mg环形封闭,也可使用解毒剂;

3. 24h内局部冷敷,使血管收缩,减少吸收,减轻疼痛,但要防止冻伤。植物碱类去甲肾上腺素等局部禁止冷敷者除外;

4. 按医嘱使用消炎止痛类外用药及中草药,如:芦荟、喜辽妥软膏、如意金黄散、马铃薯片外敷;

5. 抬高患肢,必要时可用超短波理疗

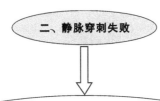

二、静脉穿刺失败

临床表现：针头未穿入静脉，无回血，推注药物有阻力或针头斜面部分在血管内，部分在管腔外，药液溢出至皮下，局部疼痛及肿胀

预防：
1. 熟悉静脉的解剖位置，提高穿刺技术；
2. 根据患者的疾病、年龄、合并症、血管特性、静脉治疗方案、预期治疗时间、药物性质、输液治疗史及可利用资源等，合理选择静脉输液通路（外周或中心）；
3. 若为深静脉穿刺，需评估穿刺部位皮肤情况和静脉条件，选择合适的输液工具，在满足治疗需要的情况下，尽量选择管径最细、内腔最少、创伤最小的静脉导管；
4. 一次性静脉输液钢针：宜用于单次给药，腐蚀性药物不应使用；
5. 外周静脉留置针：首选前臂，宜用于短期静脉输液治疗（少于6d）；
6. 轮换穿刺静脉，有计划地保护血管

处理：
1. 出现血管破损后，立即拔针按压，局部可给予热敷；
2. 静脉硬化、弹性差静脉穿刺时应压迫静脉上下端。松开止血带时，不能用力过猛，以免针头滑出；血管壁脆的患者，可选择直而明显、最好是无肌肉附着的血管，选择斜面小的针头；塌陷的血管用热敷使之充盈；患者静脉穿刺时应先行按摩推压局部，使组织内的渗液暂时消退，待静脉显示清楚后再行穿刺；
3. 肥胖患者可用手摸清血管方向或按解剖部位沿血管方向穿刺；
4. 四肢末梢循环不良造成静脉穿刺困难，可局部热敷或饮热饮料等保暖措施促进血管扩张；
5. 输液时间>1d，建议留置针穿刺。输液时间1~4周，建议中心导管穿刺

三、血肿

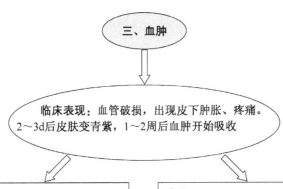

临床表现：血管破损，出现皮下肿胀、疼痛。2~3d后皮肤变青紫，1~2周后血肿开始吸收

预防：
1. 选用合适、无钩、无弯曲的锐利针头；
2. 提高穿刺技术，避免盲目进针；
3. 动作要轻、稳；
4. 重视拔针后对血管的按压，按压时间为3~5min，新生儿、血液病、有出血倾向的患者按压时间延长

处理：
1. 早期予以冰敷，以减少出血；
2. 24h后局部给予50%的硫酸镁湿热敷，每日2次，每次30min，以加速血肿的吸收；
3. 若血肿过大难以吸收，可消毒后用灭菌注射器抽吸不凝血液或切开血块

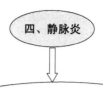

四、静脉炎

临床表现：沿静脉走向的皮肤发红、条索状改变，局部组织红、肿、热、痛，全身畏寒、发热

预防：
1. 严格执行无菌技术操作；
2. 刺激性的药物应充分稀释后应用，并防止药液渗出血管外；
3. 轮换注射部位

处理：
1. 一旦发生静脉炎立即停止此处静脉注射、输液，将患肢抬高、制动；
2. 局部用50％硫酸镁湿热敷，用中药如意金黄散局部外敷；
3. 如合并全身感染症状，按医嘱给药，予抗生素治疗

第二十七章　密闭式静脉输血

第一节　密闭式静脉输血技术

【适用范围】

大出血、贫血、低蛋白血症、严重感染、凝血功能异常、一氧化碳中毒、化学物质中毒如苯酚等需通过静脉输注全血或成分血的患者。

【目的】

1. 补充血容量,增加有效循环血量,提高血压,增加心输出量。
2. 纠正贫血,增加红细胞、血红蛋白,提高红细胞携氧能力,改善组织器官的缺氧状况。
3. 补充抗体和补体,增加机体抵抗力,提高机体抗感染能力。
4. 补充凝血因子和血小板,改善凝血功能,有助于止血。
5. 补充血浆蛋白,维持胶体渗透压,减少组织渗出和水肿,保持有效循环血量。

【操作重点强调】

1. 严格执行双人查对制度。
2. 严格执行无菌技术操作,避免交叉感染。
3. 严密观察输血反应。
4. 与患者有效沟通。

【操作前准备】

1. 用物:治疗车(下层放1个治疗盘)、医嘱本、交叉配血单、血型化验单、住院病历、血袋、生理盐水、网套、注射盘、消毒棉签、敷贴、胶布、消毒止血带、治疗巾、一次性输血器、污物杯。
2. 护士:按要求着装,洗手,戴口罩。
3. 患者:排尿、便后,取舒适卧位。
4. 环境:清洁、光线明亮。

【操作流程】

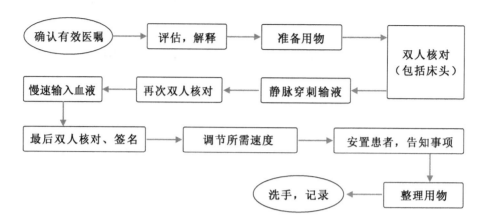

【操作步骤】

1. 确认有效医嘱,按医嘱正确备血,提取血液。

2. 向患者解释输血的目的、血液的种类,询问有无输血史、输血反应史及血型,评估局部皮肤、血管情况,协助患者排尿、取舒适卧位。

3. 环境清洁,洗手,戴帽子、口罩。

4. 输血前双人核对交叉配血报告单及血袋标签上的各项内容,检查血袋有无破损,以及血的质量。

5. 检查灭菌生理盐水的有效期、澄清度,消毒瓶塞及瓶颈,再次消毒瓶塞,插入输血器。

6. 将注射盘、生理盐水、病历、血袋、医嘱本、交叉配血单移至治疗车。

7. 推治疗车至床尾,核对姓名、病案号,告知静脉输入生理盐水的目的。

8. 按静脉输液法,先输入少量生理盐水。

9. 根据住院病历首页、医嘱、交叉配血单、血型化验单,两人床边独立双核对姓名、病案号、血型、血袋号、交叉配血结果、血的种类、血量、血的质量。

10. 测量生命体征。

11. 去除血袋上的封口,取下输血器插入血袋,调节滴速 15～20 滴/分,再次核对姓名、病案号,告知患者注意事项。在交叉配血单、医嘱单、血袋上双签名。床旁观察有无输血反应。

12. 15min 后患者无不良反应,调整滴速至 40～60 滴/分(小儿 20～30 滴/分)。

13. 安置患者,整理用物,记录。

14. 血液输完,继续输入少量生理盐水,冲净输血器管内的血液。在输血开始、15min、30min、每 60min、结束及结束后 1h 做好输血相关观察和护理记录。

【操作观察要点】

1. 输血时必须执行床边独立双人核对。清醒患者鼓励患者积极参与核对。

2. 血液取回后切勿震荡、加温,避免血液成分破坏引起不良反应。

3. 血袋内不得随意加入其他药物,如钙剂、酸性或碱性药物、高渗或低渗液,以防血液凝集或溶解。

4. 输入两个以上供血者血液时，以及同一供血者的两份血液之间应输入少量生理盐水，防止发生反应。

5. 开始输血速度宜慢，观察 15min，无不良反应后，将滴速调至要求速度。

6. 输血过程中应严密观察有无输血反应，如有严重反应，应立即停止，并报告医生，保留血液，以备检查分析原因。

7. 输血袋用后需低温保存 24h 或及时交回输血科，按医嘱规定统一保存和销毁。

第二节　密闭式静脉输血技术评分标准

项　　目		项目总分	操　作　要　求	评分等级及分值				实际得分
				A	B	C	D	
仪表		2	工作衣、帽、鞋穿戴整齐，符合规范	2	1.5	1	0	
操作前评估		4	评估患者生命体征，评估传染病结果，评估静脉通路是否符合要求	4	3	2	1～0	
操作前准备		9	环境清洁、光线明亮	2	1.5	1	0	
			已修剪指甲、规范洗手、戴好口罩	2	1.5	1	0	
			备齐用物，放置合理	2	1.5	1	0	
			检查一次性物品质量	3	2	1	0	
操作过程	备血	15	确认有效医嘱。按医嘱正确备血，提取血液	3	2	1	0	
			输血前双人核对交叉配血报告单及血袋标签上的各项内容，检查血袋有无破损、血的质量	8	7～5	4	3～0	
			检查生理盐水的有效期、澄清度	2	1.5	1	0	
			去除生理盐水瓶塞，插入输血器	2	1.5	1	0	
	输血	50	推治疗车至床尾，核对姓名、病案号	3	2	1	0	
			向患者做好解释，询问有无输血史、输血反应及血型	3	2	1	0	
			协助大小便，取舒适位	3	2	1	0	
			按静脉输液法输入少量生理盐水	5	4	3	2～0	
			两人床边独立双核对姓名、病案号、血型、血袋号、交叉配血结果、血的种类、血量、血的质量	10	9～7	6～4	3～0	
			正确连接输血器与血袋	5	4	3	2～0	
			调节滴速15～20滴/分	3	2	1	0	
			再次核对	3	2	1	0	
			在交叉配血单、医嘱单、血袋上双签名	5	4	3	2～0	

续 表

项　目		项目总分	操 作 要 求	评分等级及分值				实际得分
				A	B	C	D	
操作过程	输血	50	15分钟后患者无不良反应,调整滴速至40～60滴/分	3	2	1	0	
			指导注意事项,观察有无输血反应	4	3	2	1～0	
			血液输完,继续输生理盐水冲净输血器管内的血液	3	2	1	0	
			在输血开始、15min、30 min,结束及结束后1h做好输血相关观察和护理记录	3	2	1	0	
操作后		2	整理床单位妥善安置患者、分类处理污物用物	2	1.5	1	0	
质量控制		5	有效沟通,关心患者	2	1.5	1	0	
			操作熟练,动作流畅,体现对应急情景的快速反应及处理	3	2	1	0	
理论知识问答		10	血液质量的评估	4	3	2	1～0	
			输血不良反应的处理	6	5～4	3	2～0	
总计		100						

第三节 密闭式静脉输血技术风险防范流程

密闭式静脉输血时存在溶血反应,非溶血性发热反应,低体温,移植物抗宿主反应,枸橼酸钠中毒反应,循环负荷过重(急性左心心功能不全),空气栓塞、微血管栓塞,过敏反应,出血倾向,细菌污染反应,疾病传播,液血胸等风险,其防范流程如下:

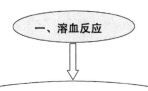

一、溶血反应

临床表现:开始可出现头部胀痛、面部潮红、恶心呕吐、心前区压迫感、四肢麻木、腰背部剧烈疼痛和胸闷等症状;中期可出现黄疸和血红蛋白尿,寒战、高热、呼吸急促和血压下降等症状;最后出现少尿、无尿等急性肾功能衰竭症状,可迅速死亡。延迟性溶血反应可发生在输血后7~14d,出现发热、贫血、黄疸和血红蛋白尿等症状,还有出血倾向

预防:
1. 认真做好血型鉴定和交叉配血试验;
2. 严格双人核对患者和供血者姓名、血袋号和配血报告有无错误,同血型输血;
3. 要轻拿轻放,不要剧烈震荡,严格遵守冰箱温度及血液保存规则,不用变质血液

处理:
1. 怀疑发生溶血立即停止输血,维持静脉通路,报告医生,溶血反应发生后立即抽取受血者静脉血加肝素抗凝剂,血浆呈粉红色可协助诊断;
2. 核对受血者与供血者姓名、ABO血型、RH血型;
3. 抽取血袋血液做细菌学检验;
4. 维持静脉通路保证抢救给药;
5. 碱化尿液;
6. 用热水袋热敷双侧肾区;
7. 严密观察生命体征和尿量、尿色的变化并记录,少尿、无尿者按急性肾功能衰竭护理

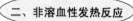

二、非溶血性发热反应

临床表现：初起发冷或寒颤；继之体温逐渐上升，可达39～40℃，伴有皮肤潮红、头痛、恶心、呕吐等症状；少数严重者可出现抽搐、呼吸困难、血压下降，甚至昏迷

预防：
1. 严格管理血库保养液和输血用具；
2. 输血前进行血细胞交叉配合试验；
3. 严格执行无菌技术操作

处理：
1. 发生发热反应，立即停止输血，遵医嘱予抑制发热反应的药物；
2. 对症处理：畏寒、寒战时应保暖，给热饮料，加盖厚被等，严密观察患者体温、脉搏呼吸和血压的变化并记录

三、低体温

临床表现：出现寒冷或寒颤，皮肤冰冷，心律紊乱，监测体温降至35℃以下

预防：
1. 库存血放在温度适宜的环境中自然升至室温再输入，可用热水袋加温输血侧的肢体；
2. 房间温度控制在24～25℃；
3. 注意保温保暖，避免躯体暴露

四、移植物抗宿主反应

临床表现：输血后7～14d出现发热、皮肤出现红斑、呼吸困难、肝脾肿大等排斥反应表现

预防：
1. 避免长期反复输血；
2. 尽量输入经过放射线照射的血制品，以灭活血液中的淋巴细胞；
3. 遵医嘱应用类固醇、T淋巴细胞抑制剂等积极抗排斥反应治疗

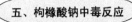

五、枸橼酸钠中毒反应

临床表现：手足抽搐、出血倾向、血压下降、心率减慢，甚至心跳骤停；心电图QT间期延长，ST段延长，T波低平倒置；血液化验血清钙＜2.2mmol/L

预防：
　　严密观察患者的反应，慎用碱性药物，注意监测血气分析和电解质化验结果

处理：
　　每输注库存血1000mL，须按医嘱静脉注射10%葡萄糖酸钙10mL，但不能加入血中

六、循环负荷过重（急性左心心功能不全）

临床表现：突发头部剧烈胀痛、胸闷、呼吸困难、发绀、咳嗽、大量血性泡沫痰，严重者可导致死亡

预防：
1. 严格控制输血速度和短时间输血量；
2. 出现肺水肿症状立即停止输血，与医生配合抢救，协助患者取端坐位，两腿下垂，以减少回心血量；
3. 加压给氧，20%～30%乙醇湿化吸氧，但要注意吸入时间不可过长，以免引起乙醇中毒；
4. 遵医嘱予镇静、镇痛、利尿、强心、血管扩张剂等药物，严密观察病情变化并记录；
5. 清除呼吸道分泌物，保持呼吸道通畅；
6. 必要时用止血带进行四肢轮扎，每隔5～10min轮流放松一个肢体上的止血带，减少回心血量

七、空气栓塞、微血管栓塞

临床表现：当有大量气体进入时，患者可突发乏力、眩晕、濒死感，胸部感觉异常不适，或有胸骨后疼痛，随即出现呼吸困难和严重发绀

预防：
1. 空气排尽，输血中密切观察，加压输血时应专人守护；
2. 锁骨下静脉和颈内静脉穿刺后最好能摄胸部正位片；
3. 拔出较粗、近胸腔的静脉导管时，必须严密封闭穿刺点

处理：
1. 立即停止输血，通知医生，配合抢救，安慰患者，取左侧卧位和头低足高位；
2. 高流量氧气吸入，纠正严重缺氧状态；
3. 每隔15min监测生命体征，直至平稳；
4. 严重患者需气管插管人工通气，出现休克症状时予以抗休克治疗

八、过敏反应

临床表现：皮肤局限性或全身性红斑、寻麻疹和瘙痒、轻度血管性神经性水肿（表现为眼睑、口唇水肿），严重者出现咳嗽、呼吸困难、喘鸣、面色潮红、腹痛、腹泻、神志不清、休克等

预防：
1. 既往有输血过敏史者应尽量避免输血，确因病情需要可输洗涤红细胞或冰冻红细胞，输前口服抗组胺药或使用类固醇类药物；
2. 输血前询问了解过敏原

处理：
1. 局限性皮肤瘙痒、寻麻疹或红斑时可减慢输血速度，口服抗组胺药，过敏反应严重者须立即停止输血，保持静脉畅通，严密观察生命体征，遵医嘱用药；
2. 过敏反应严重者，注意呼吸道通畅，高流量吸氧，有呼吸困难或喉头水肿时做气管插管或气管切开，以防窒息，遵医嘱给心肺功能监护

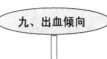

九、出血倾向

临床表现：创面渗血不止或手术野渗血不止，手术后持续出血，皮肤、黏膜出现紫癜、瘀斑，鼻、牙龈出血，血尿，消化道出血，静脉穿刺处出血等

预防：
　　输入大量库存血时应严密观察患者意识、血压、脉搏等变化，注意皮肤、黏膜或手术伤口有无出血

处理：
　　首先排除溶血反应，立即抽血做出血、凝血项目检查，查明原因，输注新鲜血、血小板悬液，补充各种凝血因子

十、细菌污染反应

临床表现：烦躁不安，突发寒战，继之高热、呼吸困难、发绀、腹痛，可出现血红蛋白尿和急性肾功能衰竭、中毒性休克、弥散性血管内凝血等

预防：
1. 严格执行无菌技术操作；
2. 血制品出现变色或混浊、有絮状物、较多气泡等任何可疑迹象均可以认为有细菌污染可能，废弃不用

处理：
1. 立即停止输血，通知医生，剩余血和患者血标本送化验室；
2. 定时测量患者体温、脉搏、呼吸和血压，高热者物理降温，记录出入量，严密观察病情变化，发现休克症状，予以抗感染性休克治疗

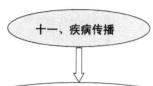

十一、疾病传播

临床表现：出现乙型和丙型肝炎、巨细胞病毒感染、梅毒、疟疾、EB病毒、HIV（人类—淋巴细胞病毒）感染、黑热病、回归热、丝虫病和弓形体病等症状

预防：
1. 严格掌握输血使用范围；
2. 鼓励自体输血；
3. 贮血和输血操作的各个环节认真执行无菌技术操作

处理：
对已出现输血传染病患者，报告医生，因病施治

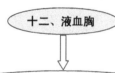

十二、液血胸

临床表现：进行性呼吸困难，口唇及皮肤发绀；患侧胸部肿胀、隆起、呼吸运动减弱；纵隔向健侧移位。X线胸片可明确诊断

预防：
1. 提高医务人员留置套管针的穿刺水平；
2. 确定无外漏后方可输血

处理：
1. 疑有外漏，无见回血者迅速拔出套管针；
2. 已发生液血胸者立即行胸腔闭式引流，留取引流液化验，按胸腔闭式引流术进行护理；
3. 改用其他静脉通路继续输血；
4. 严密观察病情变化并记录

第二十八章 肠外营养护理

第一节 肠外营养护理技术

【适用范围】

● 强有效的适用范围：

1. 胃肠道吸收功能障碍：如大量小肠（大于70％）切除，放射性肠炎，SLE胶原性疾病、胃肠道梗阻等。

2. 大剂量化、放疗和骨髓移植。

3. 中重度急性胰腺炎。

4. 重度分解代谢：烧伤面积大于50％、大手术、脓毒血症。

5. 严重营养不良伴胃肠功能障碍。

● 可能有效的适用范围：

1. 大的手术创伤及复合性外伤。

2. 中度应激。

3. 剧吐或神经性拒食。

4. 接受大手术或化疗引起的中度营养不良。

5. 入院后7～10d内不能建立充足的肠内营养。

【目的】

保持危重患者机体组织器官结构功能、维护细胞代谢、参与生理功能调控与组织修复、促进患者康复。

【操作重点强调】

严格执行无菌技术操作，配药前将所有物品准备齐全，避免因多次走动而增加污染机会。

【操作前准备】

检查所有的药液有无变质、浑浊，有无絮状物，瓶子有无裂缝，瓶口有无松动并经第二人核对后才可加药。检查3L袋的外包装、输液袋、管道有无破损，并检查有效期。

【操作流程】

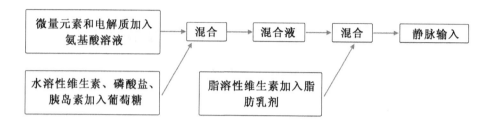

【操作步骤】(见图 28-1)

1. 微量元素和电解质加入氨基酸溶液中。

2. 将水溶性维生素、磷酸盐、胰岛素加入葡萄糖液中。

3. 水溶性维生素可加入氨基酸-葡萄糖营养液内滴入,脂溶性维生素可加入脂肪乳剂中滴入。

4. 用 3L 袋把加入的药物按葡萄糖、氨基酸、脂肪乳剂的顺序进行混合,并不断地摇动使之均匀混合,混合后葡萄糖的最终浓度为 10%~20%,能获得相容性稳定的全肠外营养(TPN)液。

5. 静脉输注。途径:(1)周围静脉:因营养液的渗透压较高,短期内即可发生血栓性静脉炎,仅限于只需要短期全肠外营养支持的患者,且营养液中葡萄糖与氨基酸的浓度不宜过高。(2)中心静脉:因其血流速度快,血管管径较大,明显减少了血栓性静脉炎的发生率,是进行有效的长期全肠外营养支持治疗的最为适宜的途径。最常用途径为锁骨下静脉和颈内静脉。

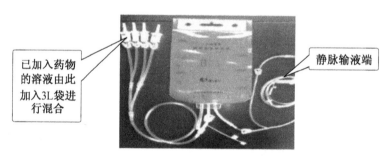

图 28-1 肠外营养护理技术操作步骤

【操作观察要点】

1. 钙剂和磷酸盐分别加在不同的溶液内稀释,以免发生反应,产生磷酸钙沉淀。

2. 全肠外营养中不应加入其他药物,除非已有证实不影响其相容稳定性的验证或报道。

3. 全肠外营养最好现配现用。全肠外营养袋一般在 24h 内输完,且放在 4℃ 的冰箱内保存。

4. 配好的全肠外营养应注明姓名、病案号及配制时间。

5. 全肠外营养配制顺序:先将葡萄糖液与氨基酸混合,最后将脂肪乳剂缓慢加入混合。

6. 并发症的监测和预防:中心静脉置管的并发症、与中心静脉置管有关的感染并发症、代谢并发症、电解质和微量元素失衡、肝脏和胆道并发症、代谢性骨病。其中糖代谢异常常表现为高血糖、低血糖、糖尿和渗透性利尿,蛋白质代谢异常表现为高血氨和高氯性代谢性酸中毒,脂肪代谢异常常表现为必需脂肪酸缺乏和高脂血症。

第二节 肠外营养护理技术评分标准

项 目		项目总分	操 作 要 求	评分等级及分值				实际得分
				A	B	C	D	
仪表		5	工作衣、帽、鞋穿戴整齐,符合规范	5	4	3	2~0	
操作前评估		10	评估病情,根据肠外营养治疗时间、药物的性质选择合适静脉输液通道	10	9~6	5~4	3~0	
操作前准备		10	环境清洁	2	1.5	1	0	
			已修剪指甲、规范洗手,戴好口罩	2	1.5	1	0	
			备齐用物,放置合理	3	2	1	0	
			检查一次性物品质量	3	2	1	0	
操作过程	准备药液	10	检查3L袋有无破损、漏液,核对医嘱用量与3L袋实际液体总量是否相符,并检查配置日期时间	10	9~6	5~4	3~0	
	输液	45	推车至患者床前,床边查对姓名、病案号,向患者解释,协助大小便,取舒适位	8	7~5	4~3	2~0	
			把3L袋挂在输液架上,一次性排气成功	10	9~6	5~4	3~0	
			用酒精棉片消毒中心静脉管路或留置针密闭接口,方法正确,生理盐水冲洗检查管路通畅度,中心静脉管路输注前需抽回血,连接3L袋输液器,严格无菌操作技术	10	9~6	5~4	3~0	
			正确调节滴速,一般首日开始滴数为10~15滴/分,次日20滴/分,第三日25滴/分	8	7~5	4~3	2~0	
			输液巡视,并发症的监测	5	4	3	2~0	
			3L袋在24h内输完。	4	3	2	1~0	

续 表

项 目	项目总分	操 作 要 求	评分等级及分值				实际得分
			A	B	C	D	
操作后	5	整理床单位妥善安置患者、分类处理污物用物	5	4	3	2～0	
质量控制	5	有效沟通,关心患者	2	1.5	1	0	
		操作熟练,动作流畅	3	2	1	0	
理论知识问答	5	肠外营养的适应证	5	4	3	2～0	
		肠外营养输入注意事项	5	4	3	2～0	
总计	100						

第三节　肠外营养护理技术风险防范流程

肠外营养护理时存在必需脂肪酸缺乏、代谢性酸中毒、电解质紊乱、糖代谢紊乱等风险,其防范流程如下:

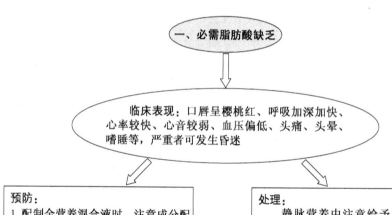

一、必需脂肪酸缺乏

临床表现:口唇呈樱桃红、呼吸加深加快、心率较快、心音较弱、血压偏低、头痛、头晕、嗜睡等,严重者可发生昏迷

预防:
1. 配制全营养混合液时,注意成分配比,脂肪和糖1:1,血脂偏高者降低脂肪占有比例;
2. 持续输注葡萄糖时予小剂量胰岛素,促进糖的利用

处理:
静脉营养中注意给予补充脂肪乳,脂肪乳剂每周500～1000mL

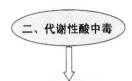

二、代谢性酸中毒

临床表现：婴幼儿可见到皮肤脱屑、毛发稀疏、免疫力下降、血小板减少，成人血中出现甘油三烯酸、三烯酸与花生四烯酸的比值升高

预防：
1. 密切监测水电解质及酸碱平衡；
2. 纠正水、电解质紊乱，恢复有效循环血量

处理：
1. 严重酸中毒时要及时予以碱性药物治疗；
2. 酸中毒常伴有高钾血症，可静脉输入高渗葡萄糖液及胰岛素，使钾离子随糖原合成进入细胞

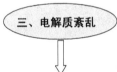

三、电解质紊乱

临床表现：肌肉软弱无力、肠道功能减弱、心动过速、心悸、血压下降，低磷血症时四肢无力及关节痛、区域性或肢端麻木、言语模糊、神志不清、昏迷、氧离线左移，低钙血症表现为下肢肌肉痉挛或抽搐

预防：
动态监测电解质、血糖、血微量元素的变化

处理：
1. 根据机体的丢失状况及时予以摄取和补充；
2. 使用TPN过程中可能会出现低磷血症等，应适时补充磷酸盐、浓维生素A、葡萄糖酸钙等；
3. 准确记录24h出入量

四、糖代谢紊乱

临床表现：

1. 高糖血症：早期可无临床表现，血糖大于11.1mmol/L；后期临床可出现尿糖、恶心、呕吐、腹泻、反应迟钝、意识障碍、头痛、嗜睡等；严重者抽搐、昏迷，甚至死亡；

2. 高渗性非酮症糖尿病昏迷：出现神经精神症状，表现为嗜睡、幻觉、定向障碍、偏盲、偏瘫等，最后陷入昏迷；尿糖强阳性，血糖常高至33.3mmol/L，无或有轻的酮症；血尿素氮及肌酐改变；

3. 低血糖：饥饿感、心慌、出冷汗、心动过速、头晕及四肢无力或颤抖，一过性黑矇，意识障碍，甚至昏迷，血糖小于2.8mmol/L

预防：

1. 静滴的高渗液体应均匀分配在24h内输入，少量开始，视血糖、尿糖的波动，逐步调整；

2. 标准静脉营养液，以125mL/h的时速输入，一般不超过200mL/h；

3. 严密观察导管是否通畅，输注结束用生理盐水正压封管，肠外营养输注导管内不宜输血，抽取血标本，严格交接班；

4. 切忌突然换用无糖溶液，当需停止TPN治疗时，应在48h内逐渐减量换用；

5. 糖尿病患者应及时给予足量的外源胰岛素，可防止高渗性非酮症糖尿病昏迷

处理：

1. 防止造成脱水，当血糖高于22.2mmol/L，尿大于100mL/h时需纠正失水；

2. 已发生高渗性非酮症糖尿病昏迷时，以纠正脱水为主，降低血糖为辅，给大量低渗盐水纠正高渗透压状态，加用适量的胰岛素；

3. 发生低血糖时，查找原因，如营养液速度过慢，立即加快输液速度，迅速补充葡萄糖，胰岛素使用过量，则调整胰岛素用量

下 篇
专科护理技术

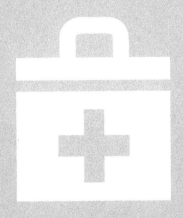

第二十九章 经外周插管的中心静脉导管置管

第一节 经外周插管的中心静脉导管置管技术

【适用范围】

1. 一切需要持续性或间歇性静脉输液的患者。

2. 需要特殊输液、用药治疗者,如化疗患者、肠外营养患者等。

3. 任何年龄的患者。

4. 外周血管穿刺困难的患者。

【目的】

1. 提供中期至长期的静脉治疗。

2. 减少长期静脉治疗和高渗静脉输液或有刺激性的液体对血管壁的损伤,以保护患者的外周静脉,达到安全治疗的目的。

3. 减少患者频繁静脉穿刺的痛苦。

【操作重点强调】

1. 操作前与患者、家属有效沟通。

2. 全过程严格执行无菌技术操作,避免交叉感染。

3. 操作前评估患者有无经外周插管的中心静脉导管(以下简称 PICC)穿刺禁忌证。

4. 正确选择静脉。

5. 准确测量预置管长度。

【操作前准备】

1. 用物:

(1)无菌物品:灭菌生理盐水、一次性 20mL 注射器、一次性 1mL 注射器、一次性中心静脉置管穿刺护理包(内含手套、手术衣、敷贴、纱布、胶布、弯盘、止血带、棉球、剪刀、治疗巾、镊子、纸尺)、导管套件,超声探头保护罩。

(2)其他必需品:治疗车、治疗盘、皮尺、胶布、污物筒、锐器盒。

2. 护士:着装整洁,洗手,戴口罩、圆帽。

3.患者:排尿、便后,取平卧位,便于操作。双上肢皮肤清洁干燥。学会配合向穿刺侧转头动作。

4.环境:清洁、光线明亮,适合无菌操作。

【操作流程】

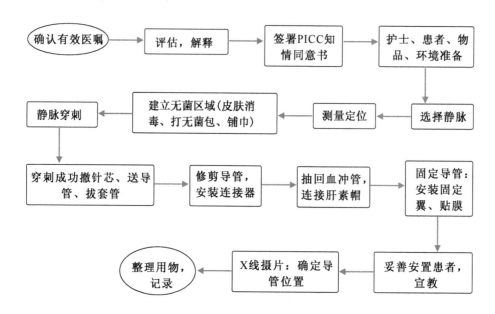

【操作步骤】

1.确认有效医嘱,核对患者身份,评估患者的病情、年龄、意识、心肺功能,出血、凝血情况,皮肤组织和血管情况,评估有无 PICC 置管禁忌证。

2.向患者或家属解释 PICC 穿刺的目的,简单介绍穿刺的过程。

3.患者或家属签署 PICC 穿刺知情同意书。

4.询问患者有无过敏史,包括药物、皮肤消毒剂、导管材料、敷料。

5.扎止血带,确认预穿刺的静脉。为选择最佳静脉,必须检查双手臂静脉。

6.测量定位:患者平卧,穿刺侧上臂外展与躯干呈 90°角,测量自预穿刺点至右胸锁关节向下至第三肋间距离。测量上臂臂围,肘上 10cm,记录预置管长度和臂围。

7.打开穿刺护理包,治疗车上建立无菌区域,将无菌物品准备于无菌区域,戴无菌手套。

8.患者穿刺侧手臂下垫无菌巾,注意隔湿。

9.消毒皮肤(见图 29-1):方法 1:以穿刺点为中心,2%葡萄糖酸氯己定乙醇溶液擦洗消毒两遍;方法 2:以穿刺点为中心,75%的酒精棉球消毒皮肤三遍(第一遍顺时针、第二遍逆时针、第三遍顺时针)达到脱脂作用,再用碘伏棉球消毒三遍(第一遍顺时针、第二遍逆时针、第三遍顺时针)。消毒范围:全臂消毒。充分待干。

10.脱手套,手消毒,穿无菌手术衣,戴无粉无菌手套,铺无菌巾,遵守最大无菌屏障原则(见图 29-2)。

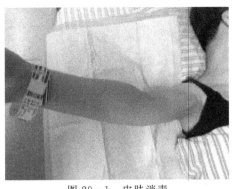

图 29-1　皮肤消毒

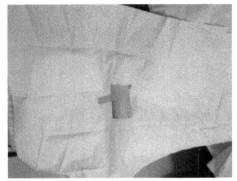

图 29-2　最大无菌屏障

11. 预冲洗导管:用灭菌生理盐水冲洗导管内外及连接器、输液接头(无针接头或肝素帽)。确认导管完好通畅,将导管充分浸泡在灭菌生理盐水中。

12. 非超声引导下 PICC 置管。

(1)扎止血带,使静脉充盈。

(2)静脉穿刺:穿刺者一手固定皮肤,另一手取套管针,针头斜面朝上,以 15°~30°角进行静脉穿刺,见回血,降低针头与皮肤的角度,再进 1~2mm,保持针芯位置。单独向前推进外套管,避免由于推进钢针造成血管壁损伤。

(3)松开止血带,一拇指固定套管,食指或中指压套管末端处静脉以防出血过多,另一手撤出针芯。送管:一手固定套管,另一手将导管从套管内缓慢平直、匀速送入,当导管置入 10~15cm 时嘱患者向穿刺侧转头并将下颌压低抵住肩部,以防导管误入颈静脉。送管至所需长度,在穿刺点处压迫止血并固定导管,撤出套管,抽回血,将导管与导丝金属柄分离,缓慢平直撤出导丝。

13. 超声引导下 PICC 置管。

(1)检查塞丁格穿刺套件,用 1mL 注射器抽取 2% 利多卡因。

(2)取少量耦合剂至超声探头上,再用无菌探头保护罩罩住探头及其连线,用无菌胶带或橡皮圈固定牢固,不可有气泡。

(3)扎止血带,超声引导下定位血管并穿刺。操作者左手握住探头与皮肤垂直,右手取穿刺针针头斜面朝上,双眼平视超声显示屏进行穿刺(见图 29-3)。

(4)穿刺成功后,左手小心移开探头并固定穿刺针,右手取导丝置入穿刺针,导丝入血管后降低进针角度,继续送导丝至体外保留 10~15cm。

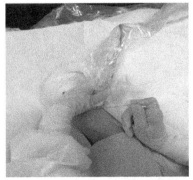

图 29-3　超声引导下静脉穿刺

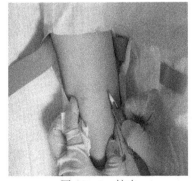

图 29-4　扩皮

（5）撤出穿刺针，保留导丝在原位，局麻，扩皮（可以钝性、纵向或横向）（见图29-4）。沿导丝送入插管器（插管鞘和扩张器），边旋转边用力向前推进使其完全进入血管（见图29-5）。右手拧开插管器上的锁扣，将扩张器和导丝一起拔出，同时左手压迫鞘的末端或大拇指堵住鞘口，减少出血。

（6）送管：一手固定套管，另一手将导管从套管内缓慢、匀速送入。当导管置入10～15cm时嘱患者向穿刺侧转头并将下颌压低抵住肩部，以防导管误入颈静脉。送至所需长度，取无菌纱布在穿刺点压迫止血并固定导管，撤出穿刺鞘，将其远离穿刺点，撕裂穿刺鞘，抽回血，将导管与导丝金属柄分离，缓慢平直撤出导丝（见图29-6）。超声扫查颈内静脉。

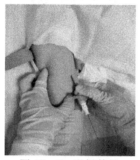

图29-5 送插管器

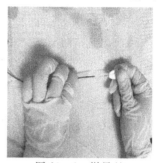

图29-6 撤导丝

14. 修正导管长度：保留导管体外至少4～5cm，以无菌剪刀剪断导管，注意不要剪出斜面或毛踏。

15. 安装连接器：先将减压套筒套到导管上，再将导管连接到连接器翼形部分的金属柄上，注意一定要推进到底，导管不能起褶，将翼形部分的倒钩和减压套筒上的沟槽对齐，锁定两部分。连接器一旦锁定就不可以再拆开重装使用。

16. 抽回血，冲封管：接20mL注射器（内含生理盐水）抽回血后以脉冲方式冲管，正压封管，接输液接头。

17. 导管固定：安装思乐扣，穿刺点置无菌纱布，透明无菌膜以穿刺点为中心加压粘贴。透明膜盖住连接器翼形部分，尾端胶布固定（见图29-7）。

18. 宣教：日常活动的注意事项和导管维护的知识。

19. X线摄片：确定导管尖端位置。

20. 整理用物。

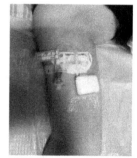

图29-7 导管固定

21. 记录：穿刺的时间、患者的姓名、年龄、疾病诊断、导管型号、穿刺位置、置管长度、外露长度、导管尖端到达的位置、上臂臂围等。

【操作观察要点】

1. 严格执行无菌技术操作。

2. 尽量做到不给患者或家属造成紧张情绪。

3. 认真评估患者，了解患者的病情、年龄、意识、心肺功能、出凝血情况、皮肤组织和血管情况，评估有无PICC置管禁忌证，确诊或怀疑导管相关性感染，预插管部位有放射治疗史、血栓形成史、外科手术史、乳腺癌根治术后、上腔静脉压迫综合征等。

4. 选择粗、直、弹性好的肘部大静脉，首选贵要静脉，次选正中静脉，末选头静脉。若患者四周发凉,可用热敷上臂以助血管扩张。为选择最佳静脉,必须检查双手臂静脉。

5. 不要暴力撤出导丝,因为可能损伤导管。如有导丝撤出困难,需同时回撤导管和支撑导丝大约 2cm,理顺导管后再尝试回撤导丝。

6. 导管最后的 1cm 一定要剪掉,因为它安装于导丝的金属柄上,剪掉后确保导管弹性良好,安装连接器后固定更佳。

第二节 非超声引导下经外周置入的中心静脉导管置管技术评分标准

项 目		项目总分	操 作 要 求	评分等级及分值				实际得分
				A	B	C	D	
仪表		2	工作衣、帽、鞋穿戴整齐,符合规范	2	1.5	1	0	
操作前准备	用物准备	4	环境清洁,光线明亮,保证严格的无菌操作环境	2	1.5	1	0	
			已修剪指甲、规范洗手,戴好口罩;备齐用物,放置合理	2	1.5	1	0	
			确认有效医嘱,签署知情同意书	2	1.5	1	0	
	评估	4	评估患者的病情、年龄、意识、心肺功能、出凝血情况、皮肤组织和血管情况,评估有无 PICC 置管禁忌证及有无皮肤消毒剂及局麻药过敏史	2	1.5	1	0	
操作过程		67	核对姓名、病案号,向患者解释,指导配合方法	3	2	1	0	
			选择合适的静脉(首选贵要静脉,次选正中静脉,末选头静脉。为选择最佳静脉,必须检查双手臂静脉),在预穿刺点处做好标记	5	4	3	2~0	
			测量定位方法正确:患者平卧,穿刺侧上臂外展与躯干呈 90°,测量自预穿刺点至右胸锁关节向下至第三肋间距离,肘上 10cm 测量上臂臂围并记录	5	4	3	2~0	
			正确方法消毒皮肤:戴无菌手套,用 2% 葡萄糖酸氯己定消毒液消毒皮肤 2 遍(上下来回往复机械性用力摩擦 30s 以上),以穿刺点为中心,全臂消毒,充分待干	5	4	3	2~0	
			再次洗手,穿手术衣,更换无菌手套,铺无菌巾,建立最大化无菌区域,准备用物,放置合理	5	4	3	2~0	
			预冲洗导管:用生理盐水冲洗导管内外及连接器、输液接头。确认导管完好通畅,将导管充分浸泡在生理盐水中	3	2	1	0	
			扎止血带,使静脉充盈	2	1.5	1	0	

续表

项 目	项目总分	操 作 要 求	评分等级及分值				实际得分
			A	B	C	D	
操作过程	67	静脉穿刺:穿刺者一手固定皮肤,另一手取套管针,针头斜面朝上,以15°~30°进行静脉穿刺,见回血,降低针头与皮肤的角度,再进1~2mm,保持针芯位置,确保导入鞘管的尖端也处于静脉内。单独向前推进外套管,避免由于推进钢针造成血管壁损伤	8	7~5	4	3~0	
		撤出针芯:松开止血带,一拇指固定套管,食指或中指压套管末端处静脉以防出血过多,另一手撤出针芯,动作轻柔	3	2	1	0	
		送管:一手固定套管,另一手将PICC从套管内缓慢、匀速送入,当导管置入10~15cm时嘱患者向穿刺侧转头并将下颌压低抵住肩部,防导管误入颈静脉,送管至所需长度在穿刺点处压迫止血并固定导管,撤套管,抽回血,分离导管与导丝金属柄,缓慢平直撤出导丝	8	7~6	5~4	3~0	
		修正导管长度:保留导管体外至少4~5cm,以无菌剪刀剪断导管,注意不要剪出斜面或毛踏,导管最后的1cm一定要剪掉	5	4	3	2~0	
		安装连接器:先将减压套筒套到导管上,再将导管连接到连接器翼形部分的金属柄上,注意一定要推进到底,导管不能起褶,将翼形部分的倒钩和减压套筒上的沟槽对齐	5	4	3	2~0	
		抽回血,冲封管:用20mL注射器抽回血后,立即以脉冲方式冲管,正压方式封管,连接输液接头	5	4	3	2~0	
		导管固定:无菌胶布固定输液接头,穿刺点上方置无菌纱布吸收渗血,透明无菌膜以穿刺点为中心加压粘贴。导管标识上标明穿刺日期、置管长度、操作者	5	4	3	2~0	
操作后	8	宣教:日常活动的注意事项和导管维护的知识	3	2	1	0	
		整理用物,洗手。X线摄片确定导管尖端位置	2	1.5	1	0	
		记录:穿刺的时间、患者的姓名、年龄、疾病诊断、导管型号、穿刺位置、置管长度、外露长度、导管尖端到达的位置、上臂臂围等数据在护理电子病历和维护手册	3	2	1	0	
质量控制	2	有效沟通,关心患者	2	1.5	1	0	
	3	操作熟练,动作流畅	3	2	1	0	
理论知识问答	10	PICC置管的适应证有哪些	5	4	3	2~0	
		PICC置管的禁忌证有哪些	5	4	3	2~0	
总计	100						

第三节　经外周插管的中心静脉导管置管技术风险防范流程

经外周插管的中心静脉导管置管时存在穿刺困难、导管异位、出血等风险,其防范流程如下:

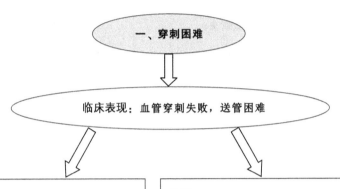

一、穿刺困难

临床表现:血管穿刺失败,送管困难

预防:
1. 置管前全面了解患者的相关信息,如胸腔内是否有肿块,中心静脉置管史,上肢、肩部、胸部的手术及外伤史;
2. 穿刺前与患者做良好沟通,降低患者的紧张度,防止血管痉挛;
3. 血管不充盈的患者,穿刺前对穿刺侧肢体进行热敷;
4. 尽量选择粗、直、弹性好、静脉瓣少的血管进行穿刺,如贵要静脉;
5. 协助患者摆好体位;
6. 有条件在超声引导结合心电定位下进行PICC置管

处理:
1. 缓解患者的紧张心理;
2. 借助超声仪,在超声引导下进行穿刺;
3. 遇送管困难,可采取以下三种方法:
　　(1)边推注生理盐水,边送导管;
　　(2)改变肢体与躯体的角度后,再次送管;
　　(3)在穿刺点上方进行热敷;
4. 置管后拍摄胸片确认导管走行及尖端位置

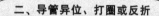

二、导管异位、打圈或反折

临床表现：出现手臂、肩部、腋下、颈部、后背、胸部等部位肿胀、疼痛；导管内可见回血；耳部听见水流声，也可以无任何症状，但胸片透视显示末端未进入上腔静脉

预防：
1. 了解解剖，选择合适静脉；
2. 置管前评估患者的静脉置管史；
3. 准确测量置管长度；
4. 置管时患者配合转头防止导管入颈静脉；
5. 有条件使用超声设备下穿刺；
6. 置管后胸片定位；
7. 导管有效固定，监测体外部分导管的长度；
8. 减少可导致胸腔内压力增加的活动

处理：
1. 原则：不能在无菌区被破坏的情况下向患者体内推送导管；
2. 异位的导管可以纠正而不用撤管，但取决于导管停留的位置；
3. 血流可能会将导管冲到正确位置；
4. 调整患者的体位或活动；
5. 通过介入科医生复位导管；
6. 拔管或换管

三、出血

临床表现：穿刺点出血不止

预防：
1. 穿刺前正确评估患者的凝血功能指标，观察患者有无明显的出血体征；
2. 评估患者有无血管手术史；
3. 尽量避免在肘关节正中穿刺；
4. 避免直刺血管，建议穿刺针先进入皮下一段再进血管
5. 扩皮方法恰当

处理：
1. 穿刺后立即压迫穿刺点；
2. 穿刺点使用止血药物，如明胶海棉、凝血酶粉；
3. 必要时采用弹力绷带加压包扎

第三十章　经外周插管的中心静脉导管维护

第一节　经外周插管的中心静脉导管维护技术

【适用范围】

置入经外周插管的中心静脉导管(以下简称 PICC)的患者。

【目的】

1. 维持患者的输液通畅,确保治疗顺利完成。
2. 维持穿刺部位的无菌状态,降低导管相关感染。
3. 正确冲封管,降低导管感染、堵塞等并发症。

【操作重点强调】

1. 严格执行无菌技术操作,避免交叉感染。
2. 与患者有效沟通。

【操作前准备】

1. 用物:无菌方巾、无菌手套、无菌敷料碗 2 个、无菌敷料镊或血管钳 1 个(建议使用一次性护理包)、消毒棉球/大头棉签(消毒液为 2％葡萄糖酸氯己定或有效浓度≥0.5％碘伏)、75％酒精棉球、酒精棉片、复合碘棉签、10cm×10cm 以上透明敷贴 1 张、内含生理盐水的 10mL 或以上灭菌注射器、输液接头、胶布、污物盒。根据患者需要准备外用消炎药膏(如百多邦)。

2. 护士:着装整洁,洗手,戴口罩。

3. 患者:排尿、便后,取舒适体位。

4. 环境:清洁、光线明亮,适合无菌操作。

【操作流程】

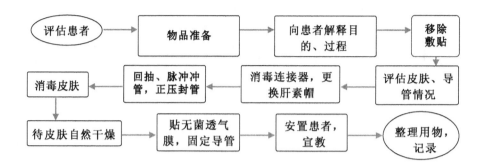

【操作步骤】

1. 评估患者。

2. 操作者洗手,戴口罩。

3. 向患者解释操作的目的、操作过程,询问患者有无酒精、碘伏或敷料过敏史。

4. 安置患者于合适的体位。

5. 患者穿刺侧肢体下垫无菌方巾。

6. 将注射器连接输液接头,预冲并排尽空气。

7. 从导管的远心端向近心端除去敷贴。注意不要将导管带出体外。

8. 观察局部有无红、肿、痛、渗血、渗液及导管置入的深度,导管有无移位。

9. 再次洗手,戴无菌手套。取下导管上的输液接头,用酒精棉球/棉片用力摩擦消毒导管接口≥5s,如图 30-1 和图 30-2 所示。

10. 连接预冲好的输液接头,拧紧。

11. 回抽,脉冲方式冲洗导管,正压封管。推注生理盐水时用力适当(见图 30-3)。

12. 用碘伏棉球/复合碘棉签清除穿刺点局部渗血、渗液及导管上的胶布痕迹。

13. 酒精棉球清洁皮肤(离开穿刺点 1cm 以上)。

14. 皮肤消毒:方法一:以穿刺点为中心,用 2% 葡萄糖酸氯己定消毒液消毒皮肤 2 遍(上下来回往复机械性用力摩擦 30s 以上,2 个月内婴儿慎用 2% 葡萄糖酸氯己定溶液),消毒面积大于敷贴面积。方法二:以穿刺点为中心,有效浓度≥0.5% 碘伏棉球/大头棉签由内向外螺旋方式消毒三遍(顺时针逆时针交替),消毒面积大于敷贴面积。

15. 消毒导管,充分待干。

16. 以穿刺点为中心无张力粘贴透明敷贴,敷贴覆盖飞机翼,轻捏敷贴下导管及飞机翼突出部位进行塑型;再用指腹由敷贴中心往四周轻轻按压,使敷贴能平整紧密粘贴于皮肤上,膜下无气泡。

17. 用胶布交叉固定导管出膜处,妥善固定导管末端,避免压迫穿刺点及穿刺静脉,保持整洁、美观(见图 30-4)。

18. 在敷贴的标签上注明维护日期,操作者签名,导管外移大于 1cm 时需记录导管实际深度。

19. 妥善安置患者,做好导管相关知识宣教。

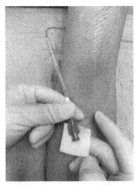

图 30-1　接口消毒Ⅰ

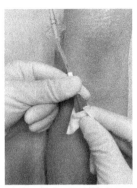

图 30-2　接口消毒Ⅱ

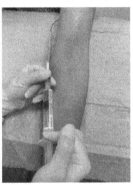

图 30-3　脉冲冲管Ⅲ

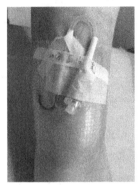

图 30-4　导管固定Ⅳ

20．整理用物。

21．记录维护情况：局部皮肤情况，导管是否通畅，导管体内深度，更换输液接头及敷贴。

【操作观察要点】

1．严格执行无菌技术操作。

2．脉冲方式冲管：有节律的推动注射器活塞，以推注－短暂停顿－推注的方式循环往复，使生理盐水产生湍流，冲刷干净导管内壁与尖端。

3．正压封管：结束封管时普通注射器（预冲式导管冲洗器除外）中应剩余少量封管液，一般 0.5～1.0mL。

4．冲封管时使用 10mL 及以上注射器。冲管不畅遇阻力，忌强行推注。

5．冲管液的最小量为导管及附加装置容量的 2 倍。

6．输液结束、输血或血液制品、输全肠外营养液及抽回血后需立即冲管。连续输液患者，每 24h 进行冲管。

7．治疗间歇期每 7d 冲洗导管，同时更换无菌透明敷料和输液接头。纱布敷料每 2d 更换 1 次。如果穿刺部位出现渗液、疼痛或者感染的其他症状以及敷料失去完整性/移位，应尽快更换敷料。输液接头损坏、有回血及不管什么原因取下时，应更换输液接头。

8．不要将胶布直接贴到导管体上。

9．如果必要，可以在穿刺点处涂少量的消炎软膏（百多邦等）。

10．导管固定方法因人而异，避免导管折叠、损坏。

11．普通型导管禁止高压注射造影剂，耐高压导管除外。

第二节 经外周插管的中心静脉导管维护技术评分标准

项　目	项目总分	操　作　要　求	评分等级及分值				实际得分
			A	B	C	D	
仪表	2	工作衣、帽、鞋穿戴整齐,符合规范	2	1.5	1	0	
操作前准备	5	环境清洁,规范洗手,戴好口罩	3	2	1	0	
		备齐用物,放置合理	2	1.5	1	0	
操作过程	68	核对姓名、病案号,向患者解释目的、过程及配合方法,询问患者有无皮肤消毒剂或敷料过敏史	4	3	2	1～0	
		安置合适的体位,穿刺侧肢体下垫无菌方巾	5	4	3	2～0	
		将注射器连接输液接头,预冲,排尽空气	5	4	3	2～0	
		除敷贴(从导管的远心端向近心端)	5	4	3	2～0	
		评估穿刺点及局部皮肤情况,导管的完整性、置管时间及置入深度	4	3	2	1～0	
		用胶布固定输液接头,再次手消毒,戴无菌手套	4	3	2	1～0	
		用酒精棉片或棉球充分消毒连接器的螺口平面及螺纹口(≥5s),并清洁接口以上至飞机翼部分	5	4	3	2～0	
		连接预冲好的输液接头,拧紧	3	2	1	0	
		用内含至少10mL生理盐水的注射器回抽,见回血后脉冲式冲管并正压封管。非三向瓣膜式导管予10U/mL的肝素稀释液正压封管。忌暴力冲管	5	4	3	2～0	
		用生理盐水或碘伏棉球/棉签清除穿刺点及周围渗血、渗液	4	3	2	1～0	
		皮肤消毒:以穿刺点为中心,用消毒棉球/大头棉签(2个月内婴儿慎用2%葡萄糖酸氯己定溶液)由内向外螺旋方式顺时针、逆时针交替消毒3遍,不留盲区,消毒面积大于敷贴面积	5	4	3	2～0	
		用碘伏棉签消毒导管的上、下两面,充分待干	5	4	3	2～0	
		以穿刺点为中心无张力粘贴透明敷贴,敷贴覆盖飞机翼,轻捏敷贴下导管及飞机翼突出部位进行塑型;再用指腹由敷贴中心往四周轻轻按压,使敷贴能平整紧密粘贴于皮肤上,膜下无气泡	5	4	3	2～0	
		用胶布交叉固定导管出膜处	5	4	3	2～0	
		在敷贴的标签上注明维护日期,操作者签名(导管外移大于1cm时需记录导管实际深度)。妥善固定导管末端,避免压迫穿刺点及穿刺静脉,保持整洁、美观	4	3	2	1～0	

续　表

项　目	项目总分	操　作　要　求	评分等级及分值				实际得分
			A	B	C	D	
操作后	10	妥善安置患者,做好导管相关知识宣教	3	2	1	0	
		整理用物并洗手	3	2	1	0	
		记录维护情况:局部皮肤情况,导管是否通畅,导管体内深度,是否更换输液接头、敷贴	4	3	2	1~0	
质量控制	2	有效沟通,关心患者	5	4	3	2~0	
	3	操作熟练、动作流畅	5	4	3	2~0	
理论知识问答	10	PICC 置管维护频率为多久一次	5	4	3	2~0	
		PICC 导管封管,稀肝素封管液的浓度为多少	5	4	3	2~0	
总计	100						

第三节　经外周插管的中心静脉导管维护技术风险防范流程

经外周插管的中心静脉导管维护可引发静脉炎、导管相关性感染、导管堵塞、血栓形成、导管断裂等风险,其防范流程如下:

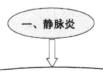

一、静脉炎

临床表现:沿静脉走行的皮肤发红、敏感、条索状改变,局部肿胀、热、痛;有时表现为局限症状局部硬结。

静脉炎症分级,0级:没有症状;1级:输液部位发红,有或不伴疼痛;2级:输液部位疼痛伴有发红和(或)水肿;3级:输液部位疼痛伴有发红和(或)水肿,条索样物形成,可触摸到条索状的静脉;4级:输液部位疼痛伴有发红和(或)水肿,条索样物形成,可触摸到条索状的静脉>2.5cm,有脓液渗出

预防:
1. 操作时严格遵守无菌技术操作原则;
2. 穿刺前介绍穿刺过程、应用目的,做好心理护理,降低应激反应的强烈程度;
3. 穿刺中与患者保持良好的交流;
4. 接触导管前冲洗干净手套上的滑石粉,有条件则使用无粉手套;
5. 选择粗、直、弹性好的肘部大静脉,首选贵要静脉,次选正中静脉,末选头静脉;
6. 送管中动作轻柔,尽量匀速送管;
7. 选择粗细合适的导管;
8. 避免患者肢体活动过度或过少

处理:
1. 抬高患肢,高于心脏的位置,促进静脉回流,缓解症状;
2. 在肿胀部位用50%硫酸镁湿热敷,每次20~30min,每日4次;
3. 在肿胀部位使用坑消炎药:喜疗妥软膏、扶她林、如意金黄散等
4. 一般不拔管

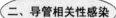

二、导管相关性感染

临床表现：发热，肌肉疼痛，寒冷、发抖，血压过低，休克，换气过度，呼吸衰竭，腹部疼痛，恶心呕吐，突发性意识不清

预防：
1. 最大限度地做好无菌防护；
2. 妥善选择穿刺点；
3. 保持导管末端适宜的位置，以降低血栓形成的危险；
4. 预防性使用抗凝剂或给予溶栓治疗；
5. 选择含预防感染设计或抗菌物质的导管；
6. 选择高渗透性的透明敷贴

处理：
1. 当白细胞升高，发热，穿刺点红、肿、热、痛或脓液流出时及时通知医生；
2. 根据医嘱送血培养：两路取血，经外周静脉和经导管取血；
3. 血培养阳性，且无其他感染源，患者症状持续，拔除导管；
4. 如果局部感染，穿刺点无菌纱布覆盖每天更换，局部使用抗菌药物，并进行穿刺点培养；
5. 使用抗生素治疗10~14d，如果感染在最初的48~72h内没有改善，可以考虑拔管

三、导管堵塞

临床表现：导管部分或全部回抽或注入困难，输液泵持续高压报警，可以突然地，也可以持续加重地由不全变为完全堵管

预防：
1. 选择适宜的器材和管径；
2. 给予及时、充分、正确的冲管方式；
3. 置管后行胸片检查，确认导管有无打折、盘绕或其他受损迹象，导管末端应保持正确位置；
4. 正确选择冲洗液、冲洗容量，以及严格遵守冲洗频率的规定；
5. 尽量减少可能导致胸腔内压力增加的活动；
6. 预防性应用抗凝药物或溶栓药物

处理：
1. 溶栓治疗；
2. 不全堵塞患者直接注入溶栓药物5000U/mL尿激酶，注入1mL，保留20min，回抽后，立即用20mL以上生理盐水脉冲冲管；
3. 完全堵塞患者使用负压技术溶栓，去除肝素帽，换上预冲好的三通，三通一直臂接导管，另一直臂接配好的尿激酶溶液（5000U/mL），侧臂接空注射器（20mL）先使导管与侧臂通，回抽注射器活塞，然后迅速将三通打成两直臂通，导管内的负压会使尿激酶溶液进入导管内约0.5mL，保留20min，20min后回抽若不通，可以重复几个循环；
4. 如果仍然不能溶解堵塞物，可行放射造影检查，以便排除导管易位、导管损伤、导管外的血管有堵塞(血栓形成)

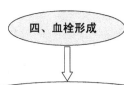

四、血栓形成

临床表现：疼痛、肿胀，有时全臂，有时半臂，两臂有肤色差异，温度不同，麻痹或刺麻感；超声波或血管造影可见血栓或静脉扩张，输液时液体自穿刺处回漏

预防：
1. 选择粗大、柔软、有弹性的血管；
2. 置管时考虑血管和导管的比例，根据血管粗细，选择能满足治疗需要的最细规格的导管；
3. 穿刺时避免误穿、穿透血管，尽量减少对血管内膜的损伤；
4. 对易生成血栓的患者考虑预防性应用抗凝和溶栓药物，保持导管末端在适当的位置

处理：
1. 拔管要慎重；
2. 抗凝治疗；
3. 溶栓治疗：
　（1）用浓度5000U/mL尿激酶溶栓治疗注入，1～4h后回抽，若不成功第二次可选择10000U/mL浓度；
　（2）使用tPA溶栓治疗

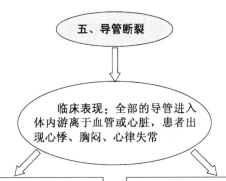

五、导管断裂

临床表现：全部的导管进入体内游离于血管或心脏，患者出现心悸、胸闷、心律失常

预防：
1. 导管固定正确，不要形成锐角，否则导管容易折叠、断裂；
2. 穿刺点选择避开肘关节；
3. 向患者宣教自我观察导管是否折叠；
4. 向患者宣教不要频繁做屈肘动作（如搓麻将）；
5. 保护穿刺侧手臂，不做剧烈活动（如挑担），不要让外力伤及导管；
6. 一旦导管体外断裂，叮嘱患者捏住残端导管及时就医，防止导管进入体内

处理：
1. 安慰患者，缓解其紧张情绪；
2. 在怀疑导管断裂稍靠上的位置结扎止血带；
3. 止血带松紧适宜，以能阻止静脉回流，同时不影响动脉供血为宜，15min放松一次；
4. 限制患者活动，平卧；
5. 及时通知医生；
6. 摄片确认导管断端的位置；
7. 行静脉切开或在导管室协助下取出导管

第三十一章 造口护理

第一节 造口袋更换技术

【适用范围】

有造口的患者。

【目的】

1. 评估造口及其功能,清洁造口及周围皮肤,保护造口周围皮肤,避免排泄物刺激造口周围皮肤。

2. 帮助患者掌握正确的造口护理方法,提高造口患者的自护能力和自信心。

3. 预防和治疗造口及造口周围并发症,提高患者的生活质量。

【操作重点强调】

1. 评估造口大小、颜色,肠黏膜颜色,排泄物的形状、量及颜色。评估造口周围皮肤颜色、完整性,是否有溃疡或增生,评估造口袋的适用性。

2. 与患者及家属有效沟通。

3. 指导患者及家属脱卸造口袋的方法,正确清洗造口及造口周围皮肤,选择合适的造口袋。

4. 教会患者自我观察和护理。

【操作前准备】

1. 用物:治疗车、治疗盘、检查手套、纱布或柔软的纸巾、换药碗、干棉球、生理盐水或温水、镊子、造口袋2套、一次性中单、垃圾袋、造口测量尺、剪刀、笔,必要时备防漏膏、皮肤保护膜、造口护肤粉。

2. 护士:按要求着装,洗手,戴口罩。

3. 患者:排尿后取舒适卧位。

4. 环境:整洁明亮、冬天关门窗保暖,围屏风或床帘注意保护患者的隐私。

【操作流程】

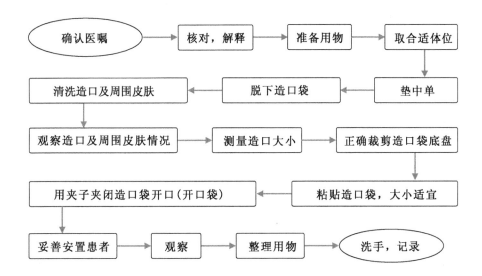

【操作步骤】

1.确认有效医嘱。

2.向患者解释造口护理的重要性、更换造口袋的目的、过程及配合方法。

3.洗手,准备好用物,推至床边。

4.将物品放在容易取到的位置,协助患者取舒适卧位,冬天注意保暖,拉床帘保护患者隐私。

5.打开棉被和衣裤,露出造口,将一次性中单垫于造口侧腰臀部,并用弯盘接造口排泄物。

6.更换步骤:脱、洗、干、贴。

(1)脱造口袋:一手轻轻固定皮肤,一手由高位往低位脱下造口袋底盘,观察造口底盘黏胶溶解程度、是否有排泄物泄露,判断造口袋更换间隔时间是否合适。对折造口袋底板弃置垃圾袋中。

(2)清洗:用柔软纸巾初步清洁后,再用生理盐水或温水棉球/纱布轻柔地清洗造口及造口周围皮肤,清洗顺序从外到内。禁用消毒剂或碱性肥皂清洗,以免损伤皮肤。

(3)擦干:用纱布或柔软纸巾轻柔擦干造口周围皮肤。观察造口及其周围皮肤情况,处理并发症,若造口周围皮肤破损,可用造口护肤粉和皮肤保护膜进行处理。若有造口皮肤黏膜分离,可用藻酸盐、水胶体等敷料换药。若造口偏小,可戴手套,手指涂石蜡油进行造口扩肛。回肠造口及泌尿造口排泄物稀,对皮肤刺激性强,建议常规使用造口护肤粉、皮肤保护膜、防漏膏(或防漏条、防漏贴环)进行隔离保护。

(4)贴造口袋:①测量用造口测量尺测量造口大小、形状,并在在造口袋底盘上绘线,作记号;②裁剪用弯头剪刀沿记号裁剪造口底盘(一般比测量的造口尺寸大2~3mm);③粘贴检查造口周围皮肤为干爽状态,撕开底盘的保护纸,依照造口位置由低位到高位粘贴造口袋(一件式)或底盘(两件式),由内向外轻压造口底盘,使其紧贴在皮肤上。若皮肤表面凹凸不平,可以使用防漏膏填充。对于两件式造口袋,可双手持打开锁扣的造口袋,从底部开始逐步向上,将造口袋与造口底盘完全扣合,调整好造口袋开口方向,扣上锁扣。如为二件式凸面造口底盘,扣上造口腰带并加压固定。④若为开口袋,夹上便袋夹。

7. 整理:妥善安置患者,处理污物,保持病房环境整洁,开窗、通风,洗手。

8. 向患者做好造口护理相关知识的教育。

9. 记录:排泄物的形状、颜色、量、气味;造口及周围皮肤的情况、患者的反应及接受能力、处理方法。

【操作观察要点】

1. 注意保护患者的隐私。

2. 更换造口袋时注意观察肠黏膜的色泽、肠蠕动,观察造口的大小及形状,观察造口周围皮肤。

3. 更换造口袋时应防止肠内容物排出污染造口周围皮肤。

4. 脱下造口袋时动作要轻柔,注意保护皮肤,防止损伤,粘贴前要保证周围皮肤清洁干燥。

5. 造口袋底盘与造口黏膜之间要保持适当空隙,避免过大或过小。过大,排泄物会对皮肤造成刺激;过小,会引起造口缺血坏死。

6. 护理过程中应向患者及家属详细介绍操作步骤、操作要点及注意事项。

7. 若使用造口辅助用品应在使用之前认真阅读产品说明书。

8. 向患者强调学习造口护理知识及技能、增强自理能力对提高生活质量和康复的重要性。

【操作图例】

造口袋更换操作图例如下:

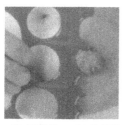

① 清洗造口后,使用造口尺测量造口大小

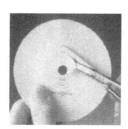

② 根据测量好的造口大小进行裁剪,直径比造口大2～3mm

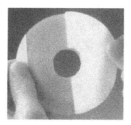

③ 撕开保护纸

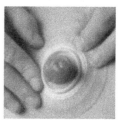

④ 将造口底盘从下到上平整粘贴在皮肤上并用手轻压

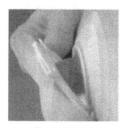

⑤ 佩戴造口袋

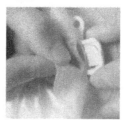

⑥ 两指捏紧锁扣,听见"咔哒"声,证明袋子已经安全地装在了底盘上

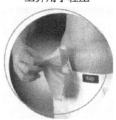

⑦ 确认造口袋固定正确

第二节 造口护理技术评分标准

项 目	项目总分	操 作 要 求	评分等级及分值				实际得分
			A	B	C	D	
仪表	2	工作衣帽穿戴整洁,仪表大方,举止端庄	2	1.5	1	0	
操作前评估	4	确认有效医嘱	2	1.5	1	0	
		评估造口情况、造口袋型号、造口袋有无渗漏;评估病情、患者及家属的合作性	2	1.5	1	0	
操作前准备	6	已修剪指甲,规范洗手,戴口罩	2	1.5	1	0	
		备齐用物,放置合理	2	1.5	1	0	
		检查一次性物品质量	2	1.5	1	0	
操作过程	68	推治疗车到床边,合理称呼患者,核对姓名、病案号,向患者和家属做好解释:更换造口袋的目的、过程及配合方法	2	1.5	1	0	
		关门窗,围屏风或拉床帘,注意保护隐私	2	1.5	1	0	
		协助患者取舒适卧位	2	1.5	1	0	
		暴露造口,注意保暖	2	1.5	1	0	
		垫治疗巾于腰臀下,弯盘接造口排泄物	2	1.5	1	0	
		由上往下脱下造口袋,观察造口底盘溶胶和粪便渗漏情况,对折造口袋底盘弃置垃圾袋中	5	4	3	2～0	
		观察造口袋内容物	5	4	3	2～0	
		用生理盐水或温水棉球由外到内清洗造口及造口周围皮肤(禁用消毒剂或强碱性肥皂)	5	4	3	2～0	
		用纱布或柔软纸巾由外到内抹干造口周围皮肤	5	4	3	2～0	
		观察周围皮肤及造口的情况,处理异常情况	5	4	3	2～0	
		用造口测量尺测量造口大小、形状,并在造口袋底盘上绘线,做记号	8	7～5	4	3～0	
		沿记号修剪造口袋底盘,边缘光滑,大小适宜(一般比测量的造口尺寸大2～3mm)	8	7～5	4	3～0	
		撕去底盘的保护纸,依照造口位置由下往上粘贴造口袋,轻压内侧周围,再由内向外侧加压,夹好便袋夹(根据患者情况必要时使用造口护肤粉、皮肤保护膜和防漏膏等防护用品)	9	8～6	5	4～0	
		解释造口重要性,强调自我操作的重要性	4	3	2	1～0	

续 表

项 目	项目总分	操 作 要 求	评分等级及分值				实际得分
			A	B	C	D	
操作过程	68	向患者及家属介绍造口有关护理知识;更换造口袋后压造口底盘 15～20min;排泄物超过 1/3～1/2时及时排放;造口及周围皮肤的清洗液选择、并发症的观察;冲洗造口袋时注意水温,避免烫伤;告知造口袋更换时间及时机	4	3	2	1～0	
操作后	5	妥善安置患者	2	1.5	1	0	
		处理污物,脱手套,洗手,记录	3	2	1	0	
质量控制	5	有效沟通,关心患者	2	1.5	1	0	
		操作熟练,动作流畅,无皮肤损伤及衣裤、伤口污染	3	2	1	0	
理论知识回答	10	造口袋护理的有关注意事项	10	9～7	6～4	3～0	
总计	100						

第三节　造口护理技术风险防范流程

造口护理时存在造口缺血坏死、造口皮肤黏膜分离、造口狭窄、造口脱垂、刺激性皮炎、造口旁疝等风险,其防范流程如下:

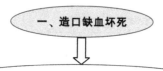

一、造口缺血坏死

临床表现:术后24~48h之内出现,肠造口黏膜部分或全部缺血。早期造口黏膜出现不同程度发紫、发黑,触之冰凉,以后逐渐呈灰黄色坏死组织、溶解、脱落

预防:
1.术中预防:充分游离肠管,避免肠管张力过大;肠管及系膜勿扭曲;造口腹壁开口大小合适;缝合时避免损伤或结扎造口肠管血管;
2.术后造口底盘裁剪大小合适,避免卡压造口;
3.避免腹带等物品压迫造口

处理:
1.术后密切观察造口黏膜血循,发现黏膜紫、发黑及时报告医生;
2.祛除影响造口血液供应的因,如移除底盘较硬的二件式造口袋;
3.腹壁外部分坏死可拆除结扎血管或缝合过紧的缝线;
4.用周林频谱仪照射改善造口黏膜血液循环;
5.待坏死组织与正常组织界限清楚、溶解,清创后应用新型敷料促进皮肤和黏膜的修复;
6.腹壁内肠管完全坏死配合医生进行肠造口重建术

二、造口皮肤黏膜分离

临床表现：术后1~3周内发生，为肠造口边缘与周围皮肤的分离，形成不同程度的开放性创面，伴有渗液，造口袋黏贴困难，排泄物易泄

预防：
1. 避免造口受压等引起血液循环障碍而坏死；
2. 正确、及时更换造口袋，选择合适的造口袋，避免造口周围皮肤炎症和感染；
3. 积极治疗基础疾病和加强营养支持，促进造口粘膜与皮肤之间的愈合

处理：
1. 评估造口皮肤黏膜分离创面的大小、深度、潜行、是否与腹腔相通，报告医生；
2. 生理盐水冲洗，有坏死组织者进行保守锐器或机械清创；
3. 浅表创面、渗液少者，使用造口护肤粉、皮肤保护膜、防漏膏治疗；
4. 创面深、有潜行、渗液多者，创面填塞新型湿性敷料如藻酸盐、亲水纤维银等，再以水胶体敷料覆盖，防漏膏防护；
5. 如排泄物为尿液、稀便，应更换二件式凸面造口袋，造口腰带加压固定，减少排泄物的渗漏和刺激，避免感染，促进皮肤黏膜分离创面的愈合；
6. 创面与腹腔相同，需配合医生进行清创、缝合

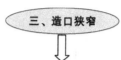

三、造口狭窄

临床表现：肠造口肠腔的缩窄，典型的发生于筋膜或皮肤水平。可见肠造口皮肤开口缩小而难以看见黏膜，或外观正常但指诊时发现肠管周围组织紧缩，手指难以进入

预防：
1. 造口术后定期随访，尤其是发生肠造口坏死和皮肤黏膜分离的患者，及时发现狭窄问题，及时给予对症处理；
2. 避免肠造口的损伤：护理过程中防止造口周围组织的损伤，以免愈合后疤痕收缩致造口狭窄；正确进行造口扩张；
3. 加强教育，造口扩肛需每天进行，指导患者正确扩肛并观察肠造口狭窄的进展

处理：
1. 保守处理方法：
   (1) 轻度狭窄可用手指或扩张器扩宽造口，具体方法是戴手套后用小拇指（好转后改用示指）或扩张器，涂润滑剂后轻轻插入肠造口内，感觉有阻力时停留3~5min，每天一次，长期进行；
   (2) 中度、重度造口狭窄，除扩肛外，做好相应护理：①结肠造口排便困难，应调整饮食软化粪便，促进排便，如避免引起便秘的食物，挤压肠造口周围协助粪便排出，尊医嘱服用泻药；②回肠造口患者减少粗纤维食物的摄入，烹调食物需切碎，防治食物堵塞；
2. 手术治疗：扩肛无效，严重狭窄的患者因尽快手术治疗

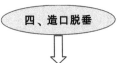

四、造口脱垂

临床表现：肠襻由肠造口内向外翻出，长度可达数厘米至20厘米不等，可伴有造口水肿、出血、溃疡、肠扭转甚至肠坏死

预防：
1. 选择合适的体位，开展肠造口术前定位；
2. 避免导致腹部压力增加的因素，如尽量减少提重物、治疗慢性咳嗽、排便困难

处理：
1. 保守治疗：
　1) 轻度脱垂：无需特殊处理，指导患者避免增加腹部压力的活动，避免肠黏膜损伤。选择一件式造口袋，佩戴造口腹带减轻腹部压力，裁剪应以肠管的最大直径为标准；
　2) 脱垂肠黏膜出现糜烂的护理：每日用温水清洗肠黏膜糜烂处，造口护肤粉、皮肤保护膜外用；
　3) 减轻造口水肿，用呋喃西林液或50%硫酸镁、3%NaI溶液湿敷20~30min。
2. 手法复位：
　严重脱垂者，将脱垂的肠管从肠造口回纳到肠腔内，襻式远端造口可用奶嘴填塞固定

五、刺激性皮炎

临床表现：移除造口袋时见造口底盘和相应部位的皮肤有尿液或粪便渗漏、污染，造口周围局部皮肤出现发白、浸渍、发红、破损伴有渗液，严重者形成皮肤溃疡，可伴有瘙痒、疼痛，造口袋黏贴不牢

预防：
1. 术前造口定位，选择合适的位置做造口，避免因造口位置不佳导致造口底盘易渗漏、造口周围皮肤受排泄物刺激；
2. 指导患者及家属掌握造口护理技巧，造口底盘裁剪大小合适，及时更换造口袋；
3. 根据造口特点和造口周围皮肤性状选择合适的造口护理用品；
4. 及时排放造口袋内气体及排泄物，避免造口袋脱落、渗漏；
5. 指导患者正确的活动、锻炼方法，避免造口底盘受牵拉或皱褶后出现渗漏；
6. 正确清洗造口及周围皮肤，避免使用碱性液体和消毒液

处理：
1. 用清水或干洗洁肤液清洗造口及周围皮肤，拍干；
2. 造口周围皮肤发红或散在浅表破损，渗液少，用造口护肤粉、皮肤保护膜、防漏膏处理，缩短造口袋更换时间；
3. 造口周围皮肤破损面积大、渗出多，使用新型敷料治疗：藻酸盐敷料、水胶体敷料等；若皮肤红肿伴有感染，选用吸收性银离子敷料抗感染。根据渗液量、感染严重程度决定造口底盘更换时间；
4. 造口凹陷、低平、造口周围皮肤不平整的患者使用防漏膏或防漏贴环，并选用二件式凸面造口底盘，以造口腰带加压固定；
5. 造口位置不佳，如靠近关节的患者，选用底盘柔软、顺应性好、粘性好的造口袋

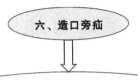

六、造口旁疝

临床表现：轻度造口旁疝患者表现不明显或仅有轻微的造口旁膨胀；重度造口旁疝患者站立位或腹部压力增加时造口周围腹壁膨出明显，常伴有腹痛、腹部坠胀牵拉感，患者造口护理困难，造口底盘黏贴不稳，影响衣服的穿戴，甚至出现肠管嵌顿

预防：
1. 肥胖的患者适当控制体重；
2. 避免增加腹部压力：术后加强观察，避免腹部压力增高的因素，如剧烈咳嗽、用力排便、提重物、进行增加腹部压力的运动俯卧撑、举哑铃等，避免长时间弯腰、蹲位、长期取造口侧卧位；
3. 增加腹壁支撑和强度：术前指导患者加强腹部肌肉锻炼、纠正营养不良、脏器功能不全等问题；术中规范操作，避免切口感染和愈合不良；造口位于腹直肌上；在肠造口同时在腹膜放置补片进行预防；使用造口腹带进行预防

处理：
1. 评估确认造口旁疝及严重程度；
2. 早期或症状轻微者，旁疝<10cm，且平卧时肿块完全还纳者采用造口弹力腹带保守治疗：选择尺寸合适的造口腹带，平卧、还纳旁疝，绑造口腹带，松紧度以不影响呼吸为宜；
3. 选用一件式底盘柔然，粘性好的造口袋，避免使用二件式尤其是凸面造口袋，有粪水性皮炎及时处理；
4. 避免造口灌洗；
5. 患者教育：避免增加腹部压力的活动；控制体重；观察排便排气情况，警惕肠梗阻、肠绞窄等情况；穿宽松衣裤，避免压迫造口；
6. 手术治疗：消除腹壁筋膜缺损，加强腹壁强度，防止疝的复发

第三十二章　普通引流管护理

第一节　普通引流管护理技术

【适用范围】

所有带有普通引流管的患者。

【目的】

1. 保证引流的有效性,防止发生逆行感染。
2. 用于治疗及检查,如腹腔冲洗、化疗等。
3. 观察引流液的量、颜色、性质。

【操作重点强调】

1. 严格执行无菌技术操作。
2. 操作时避免牵拉引流管。

【操作前准备】

1. 用物:治疗车、治疗盘、换药包(内置镊子1把、纱布2块)、一次性引流袋、复合碘消毒棉签、污物盒、血管钳、手套。
2. 护士:按要求着装,洗手,戴口罩。
3. 患者:取合适卧位。
4. 环境:清洁、光线明亮。

【操作流程】

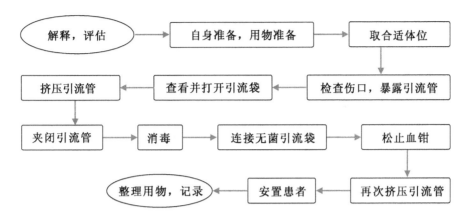

【操作步骤】

1. 洗手,戴帽子、口罩。解释,评估。

2. 在换药室内准备用物,放于治疗车上。

3. 推治疗车至患者床尾,核对姓名、病案号,向患者做好解释,注意保护隐私,防止受凉,冬天关好门窗。

4. 取合适体位,松开被尾。

5. 将患者引流侧上肢放于胸前,检查伤口,暴露引流管,取下别针。

6. 检查引流袋有效期,挤压包装袋检查其密闭性,打开外包装,取出引流袋,检查引流袋有无破损,拧紧引流袋尾端的塞子,将引流袋挂于床边,头端反折塞于床垫下。

7. 将引流袋外包装袋内层外翻,垫于引流管接口下,挤压引流管,用血管钳夹闭引流管尾端上 3cm。

8. 用消毒棉签围绕接口环形消毒一圈,然后以接口为起点向上纵形消毒 2.5cm,再围绕接口环形消毒一圈,同法向下纵形消毒 2.5cm,见图 32-1(a)。

9. 打开弯盘,用镊子取纱布一块,垫于引流管接口下方,脱开连接处。

10. 用消毒棉签消毒引流管的管口横断面,见图 32-1(b)。

11. 连接无菌引流袋,将换下的引流袋头端套上盖子,反折于床垫下。

12. 松开血管钳,挤压引流管,观察是否通畅,别针固定。

13. 安置患者,放下引流侧上肢,整理衣服及盖被,取合适卧位。

14. 整理用物,记录。

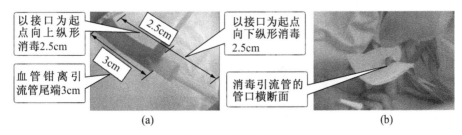

图 32-1　消毒引流管

【操作观察要点】

1. 严格执行无菌技术操作，保持引流管通畅。

2. 妥善固定，操作时防止牵拉，以防引流管脱落。

3. 保持引流口周围皮肤清洁，必要时局部涂氧化锌软膏，防止引流液侵渍引起局部皮肤破溃和感染。

4. 根据病情需要观察腹腔内安置的数根引流管，根据作用或名称做好标记并接引流袋。

5. 观察引流液的量、性状、色泽变化，与病情是否相符，每班记录，发现异常，及时与医生联系。

第二节 普通引流管护理技术评分标准

项 目	项目总分	操 作 要 求	评分等级及分值				实际得分
			A	B	C	D	
仪表	2	工作衣、帽、鞋穿戴整齐，符合规范	2	1.5	1	0	
操作前评估	5	评估患者的病情及腹部体征，评估引流管置管时间、深度，引流液的颜色、性状、量，评估伤口敷料有无渗出、局部有无红肿热痛等感染征象	5	4	3	2~0	
操作前准备	8	规范洗手和手卫生，戴好口罩	2	1.5	1	0	
		备齐用物，放置合理	4	3	2	1~0	
		检查一次性物品质量	2	1.5	1	0	
操作过程	65	推车到床尾，合理称呼患者，床边核对姓名、病案号，向患者介绍自己，做好操作过程的解释说明，取得患者同意	5	4	3	2~0	
		拉上床帘或关上门窗，注意保护隐私及保暖	5	4	3	2~0	
		取合适体位	2	1.5	1	0	
		戴手套，暴露引流管	5	4	3	2~0	
		检查无菌引流袋的质量，打开并挂于床边，头端反折塞于床垫下	5	4	3	2~0	
		引流袋外包装翻转垫于引流管接口下	2	1.5	1	0	
		挤压引流管，血管钳夹闭引流管尾端上 3cm	3	2	1	0	
		正确消毒引流管接口周围（围绕接口环形消毒一圈，然后以接口为起点向上纵形消毒 2.5cm，再围绕接口环形消毒一圈，同法向下纵形消毒 2.5cm）	10	9~6	5	4~0	

续　表

项　目	项目总分	操　作　要　求	评分等级及分值 A	B	C	D	实际得分
操作过程	65	正确方法使用镊子,取无菌纱布垫于引流管接口下方	5	4	3	2~0	
		脱开连接处	5	4	3	2~0	
		正确消毒引流管管口的横断面	5	4	3	2~0	
		连接无菌引流袋,将换下的引流袋头端套上盖子,反折于床垫下	5	4	3	2~0	
		松开血管钳,挤压引流管,观察是否通畅	5	4	3	2~0	
		妥善固定,宣教引流管放置的作用和注意事项,并礼貌离开	3	2	1	0	
操作后	5	整理床单位、妥善安置患者,分类处理污物用物	2	1.5	1	0	
		洗手、记录更换的日期和时间、引流液量、色、性状,引流管处敷料情况或伴随症状,每周至少更换一次	3	2	1	0	
质量控制	5	有效沟通,关心患者	2	1.5	1	0	
		操作熟练,动作流畅	3	2	1	0	
理论知识问答	10	更换引流袋的风险	5	4	3	2~0	
		更换引流袋操作注意事项	5	4	3	2~0	
总计	100						

第三节　普通引流管护理技术风险防范流程

普通引流管护理时存在引流管堵塞、感染、管道滑脱等风险,其防范流程如下:

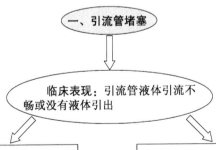

一、引流管堵塞

临床表现:引流管液体引流不畅或没有液体引出

预防:
1. 保持引流管通畅,定时挤压,避免引流管折叠、扭曲;
2. 密切观察并准确记录单位时间内引流液量、颜色、性质、有无凝血块等;
3. 严格执行无菌技术操作

处理:
1. 立即检查引流管有无移位、扭曲及血凝块堵塞;
2. 疑有堵塞者,可反复挤压引流管,挤压时注意避免牵拉;
3. 必要时通知医生,作出相应处理

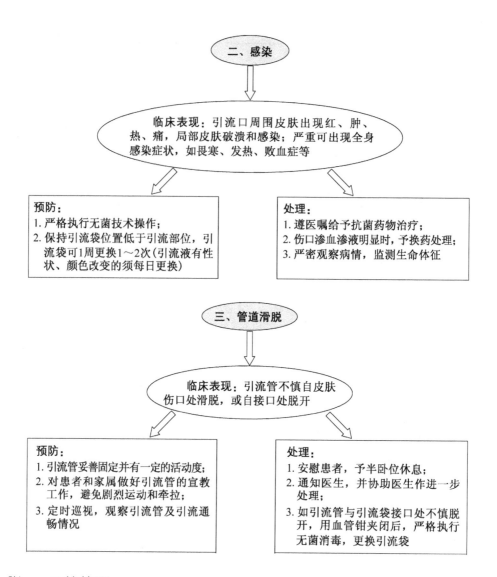

附一：T管护理

T 管 护 理 技 术

1. 妥善固定引流管,将固定于腹壁外的 T 管与引流袋连接,引流袋应低于 T 管引流口平面。

2. 保持引流通畅,避免 T 管扭曲、折叠、受压,定期从引流管的近端向远端挤捏,以保持引流通畅。

3. 采取合适体位,病情允许时采取半坐位或斜坡卧位,以利于引流。平卧时引流管应低于腋中线,站立或者活动时不可高于腹部引流口平面,防止引流液逆流而引起感染。

4. 定期观察并记录胆汁颜色、性质、量,若胆汁突然减少或引出胆汁量过多,应及时查找原因并通知医生。

5. T 管拔管的护理：

(1)若 T 管引流出的胆汁色泽正常，且引流量逐渐减少，可在术后 10d 左右，试行夹管 1～2d，夹管期间应注意观察病情。

(2)患者若无发热、腹痛、黄疸等症状可经 T 管做胆道造影，如造影无异常发现，在持续开放 T 管 24h 充分引流造影剂后，再次夹管 2～3d，患者仍无不适时即可拔管。

(3)拔管后残留窦道可用凡士林填塞，1～2d 内可自行闭合。

(4)若胆道造影发现有结石残留，则需保留 T 管 6 周以上，再做胆道镜取石或其他处理。

附二：脑室外引流管的护理技术

1. 妥善固定脑室外引流管，引流管开口高于侧脑室平面 10～15cm，避免随意调节引流袋的高度。

2. 观察患者意识、瞳孔、肌力及生命体征的变化。意识障碍或伴有精神症状的患者，遵医嘱予保护性约束，指导家属 24h 陪护。

3. 保持伤口敷料清洁干燥，如有潮湿、污染立即汇报医生予以更换。

4. 严密观察脑脊液引流量、颜色、性质及引流速度。脑脊液引流量以 200～250mL/d，总量不超过 300mL 为宜；引流速度小于 15mL/h。一旦发现脑脊液引流速度过快或颜色突然转为鲜红，立即汇报医生，警惕引流过度或颅内再出血发生。

5. 保持引流通畅，避免引流管牵拉、滑脱、扭曲、受压。若发生引流不畅，立即汇报医生，及时查找原因并处理。

6. 保持穿刺部位干燥及引流系统的密闭性，不建议常规更换引流袋。搬动患者时先夹闭引流管，待患者妥善安置后汇报医生打开引流管开关。

7. 脑室引流管留置时间一般不超过 7d，病情稳定及早拔管。

8. 脑室外引流管拔管前，无须夹管。拔管后观察伤口敷料，患者意识、肌力及生命体征变化，警惕脑脊液漏及脑积水的发生。

第三十三章　胸腔引流管护理

第一节　胸腔引流管护理技术

【适用范围】

带有胸腔闭式引流管的患者。

【目的】

1. 保持引流管通畅,维持胸腔内压力。
2. 防止逆行感染。
3. 便于观察胸腔引流液的性状、颜色、量。

【操作重点强调】

1. 严格执行无菌技术操作。
2. 操作时避免牵拉引流管。
3. 保持管道的密闭性,切勿漏气。

【操作前准备】

1. 用物:治疗车、治疗盘、治疗巾、胸腔闭式引流瓶、弯盘 2 只(一底一盖,内装镊子1 把、纱布 2 块)、复合碘消毒棉签、血管钳 2 把、外用生理盐水、开瓶器、别针、橡皮筋、污物筒、擦灰湿毛巾。
2. 护士:按要求着装,洗手,戴口罩。
3. 患者:取合适卧位。
4. 环境:清洁、光线明亮。

【操作流程】

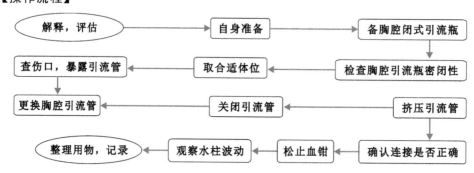

【操作步骤】

1. 洗手,戴帽子、口罩。

2. 解释,评估患者。

3. 在治疗室准备用物,检查胸腔闭式引流瓶的外包装、有效期,打开外包装,取出引流瓶,连接倒水漏斗。检查外用生理盐水并打开,向 C 瓶倒入生理盐水至 12cm,打开 B 瓶瓶盖,连接倒水漏斗,向 B 瓶倒入生理盐水至 8cm,拧紧瓶盖,连接管道并盖紧,引流管接口处用无菌纱布包裹。

4. 将用物放于治疗车上,推车至患者床尾,核对床号、姓名,向患者解释,注意保护隐私,防止受凉。冬天应关上门窗。

5. 取半卧位,松开被尾。将引流瓶挂于床边,头端反折于床垫下。用吸引器检查胸腔闭式引流瓶密闭性能。

6. 将患者引流侧上肢放于胸前,检查伤口,暴露引流管,取下别针,垫治疗巾于引流管接口下,挤压引流管,用两把血管钳交叉夹紧引流管尾端上 3～5cm 处(见图 33-1)。

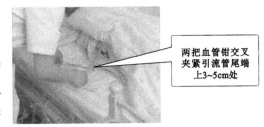

> 两把血管钳交叉夹紧引流管尾端上3～5cm处

图 33-1　胸腔引流管护理

7. 消毒连接处,先围绕接口环形消毒一圈,然后以接口为起点向上纵形消毒 2.5cm,再围绕接口环形消毒一圈,同法向下纵形消毒 2.5cm。

8. 打开弯盘,用镊子取出纱布一块,垫于引流管接口下方,脱开连接处,消毒引流管的管口横断面。

9. 连接胸腔引流瓶。

10. 检查引流瓶是否连接正确,松开血管钳,再次挤压引流管,嘱患者做深呼吸,观察引流瓶内水柱波动情况,必要时连接负压吸引。别针固定引流管。

11. 安置患者(放下引流侧上肢,整理衣服及盖被),取半卧位或坐位。

12. 整理用物,记录。

【操作观察要点】

1. 术后患者若血压平稳,应取半卧位以利引流。

2. 胸腔闭式引流瓶应位于胸部以下,保持引流瓶液平面低于引流口 60cm 以下,不可倒转,维持引流系统密闭,接头牢固固定。

3. 保持引流管长度适宜,翻身活动时防止受压、打折、扭曲、滑出。

4. 保持引流管通畅,注意观察引流液的量、颜色、性质,并做好记录。如引流液量增多,及时通知医师。

5. 更换引流瓶时,应用血管钳夹闭引流管防止空气进入,注意保证引流管与引流瓶连接的牢固紧密,切勿漏气。操作时严格执行无菌技术操作。引流时间较长,引流积液不多时,可每周更换 1 次引流瓶;胸腔感染时,每天更换。

6. 搬动患者时,应注意保持引流瓶低于胸膜腔,并用两把血管钳交叉夹紧引流管。

7. 拔除引流管后 24h 内要密切观察患者有无胸闷、憋气、呼吸困难、气胸、皮下气肿等。观察局部有无渗血、渗液,如有变化,及时报告医师处理。

第二节　胸腔引流管护理技术评分标准

项　目	项目总分	操　作　要　求	评分等级及分值 A	B	C	D	实际得分
仪表	5	工作衣、帽、鞋穿戴整齐,符合规范	5	4	3	2~0	
操作前评估	5	评估患者的病情及肺部体征,评估引流管置管时间,深度,引流液的颜色、性状、量,评估伤口敷料有无渗出,评估局部有无红肿热痛等感染征象	5	4	3	2~0	
操作前准备	20	环境清洁	2	1.5	1	0	
		已修剪指甲,规范洗手,戴好口罩	2	1.5	1	0	
		检查胸腔闭式引流瓶的外包装、有效期,打开	3	2	1	0	
		连接倒水漏斗	2	1.5	1	0	
		检查外用生理盐水质量	3	2	1	0	
		向引流瓶内倒水	3	2	1	0	
		正确连接管道,注意无菌技术和密闭性	3	2	1	0	
		引流管接口处用无菌纱布包裹	2	1.5	1	0	
操作过程（更换引流袋）	50	将用物放于治疗车,推车至床尾	2	1.5	1	0	
		核对姓名、病案号,向患者解释,注意保护患者隐私	2	1.5	1	0	
		松被尾,注意保暖	3	2	1	0	
		取合适体位,引流瓶挂于床边,头端反折于床垫下	3	2	1	0	
		吸引器检查引流瓶的密闭性	3	2	1	0	
		检查伤口,暴露引流管	3	2	1	0	
		垫巾于引流管接口下	2	1.5	1	0	
		挤压引流管	3	2	1	0	
		两把血管钳交叉夹紧引流管接口上 3~5cm 处	3	2	1	0	
		正确消毒连接处。(先围绕接口环形消毒一圈,然后以接口为起点向上纵形消毒 2.5cm,再围绕接口环形消毒一圈,同法向下纵形消毒 2.5cm)	8	7~5	4	3~0	
		正确方法使用镊子,取无菌纱布垫于引流管接口下方	3	2	1	0	
		正确消毒引流管口横断面	3	2	1	0	
		连接胸腔引流瓶	2	1.5	1	0	
		检查引流瓶是否连接正确,松血管钳	3	2	1	0	
		再次挤压引流管,观察引流瓶内水柱波动情况	4	3	2	1~0	
		妥善固定,正确观察、评估引流液的量、色、性状	3	2	1	0	

续　表

项　目	项目总分	操　作　要　求	评分等级及分值				实际得分
			A	B	C	D	
操作后	5	整理床单位妥善安置患者、分类处理污物用物	5	4	3	2~0	
质量控制	5	有效沟通,关心患者	2	1.5	1	0	
		操作熟练,动作流畅	3	2	1	0	
理论知识问答	10	更换胸腔引流管的风险	5	4	3	2~0	
		更换胸腔引流管的注意事项	5	4	3	2~0	
总计	100						

第三节　胸腔引流管护理技术风险防范流程

胸腔引流管护理时存在意外拔管、感染、引流管堵塞等风险,其防范流程如下:

一、意外拔管

预防:
1. 保持引流管长度适宜,翻身活动时防止受压、打折、扭曲、脱出;
2. 引流管要正确衔接,妥善固定,将留有足够长的引流管固定在床缘上,以免因翻身、牵拉而发生引流口疼痛或引流管脱出;
3. 做好患者和家属的宣教工作,防止意外发生

处理:
　　立即用手捏闭伤口处皮肤,消毒后用凡士林纱布封闭伤口,协助医生作进一步处理

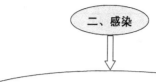

二、感染

临床表现：伤口可出现红、肿、热、痛，亦可见渗血、渗液，胸腔内感染时，可出现全身感染症状，如畏寒、发热、咳嗽、咳痰、败血症等

预防：
1. 每24h更换引流瓶一次；
2. 更换引流瓶时，先用两把血管钳交叉夹闭引流管，防止气体进入，更换时要严格执行无菌操作，防止发生感染；
3. 引流瓶不可倒置，也不可高于胸部，应安放在低于胸膜腔60cm的位置，以免液体逆流入胸膜腔

处理：
1. 遵医嘱给予抗生素治疗；
2. 伤口渗血、渗液明显时，应告知医生，对伤口进行必要处理

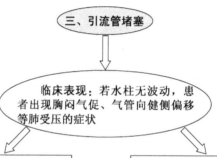

三、引流管堵塞

临床表现：若水柱无波动，患者出现胸闷气促、气管向健侧偏移等肺受压的症状

预防：
1. 术后早期如出血量多，为避免凝血块阻塞胸管，应定期挤压引流管；
2. 引流管要避免受压、扭曲、脱落、堵塞；
3. 密切观察并准确记录单位时间内引流液量、颜色、性质、有无血块；
4. 采取床头抬高30°～45°角半卧位，以利呼吸与引流；
5. 鼓励患者咳嗽及做深呼吸运动，促使胸膜腔内气体及液体排出，使肺复张

处理：
1. 应立即检查引流管有无脱落、滑出、扭曲及血凝块堵塞，疑有堵塞者，可用手挤压引流管；
2. 及时通知医生，必要时在无菌操作下调整引流管的位置

第三十四章　三腔二囊管准备

第一节　三腔二囊管准备技术

【适用范围】

食管、胃底静脉曲张破裂出血的患者。

【目的】

1. 抽吸尽胃内积液（血）、积气，减轻胃扩张。
2. 肝硬化食管、胃底静脉破裂出血的压迫止血。
3. 了解胃液的性状、量，为临床判断疾病和治疗提供依据。

【操作重点强调】

1. 检查三腔二囊管是否漏气、变形。
2. 胃气囊和食道气囊标记清楚。

【操作前准备】

1. 用物：三腔二囊管、弯盘（内装纱布）、治疗碗（内装适量水）、50mL 注射器 2 副、血管钳 2 把、胶布、剪刀、污物杯、治疗盘、一次性治疗巾、胃肠减压器、棉签、石蜡油、滑车牵引装置、牵引绳、牵引重物 0.5kg。
2. 护士：按要求着装，洗手，戴口罩。
3. 环境：清洁、光线明亮。

【操作流程】

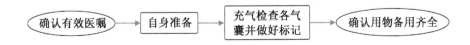

【操作步骤】（见图 34－1）

1. 确认有效医嘱。
2. 洗手，戴帽子、口罩。

3. 撕胶布 2 条,查看三腔二囊管有效期,挤压包装袋检查其密闭性,打开三腔二囊管,取出后放入弯盘内。

4. 查看注射器有效期,挤压包装袋检查其密闭性,打开注射器外包装,试气。

5. 检查三腔二囊管(胃管腔)是否通畅。

6. 先抽尽三腔二囊管末端的一腔内的空气,确定气囊名称。胃气囊注气 200mL,注气后用血管钳夹紧,做好标记。在治疗碗中试气,检查气囊有无漏气、变形,再放入弯盘中抽尽空气。

7. 食道气囊注气量 150mL,同法检查食道气囊。

8. 将三腔二囊管、血管钳、胶布放入治疗盘中,备用。

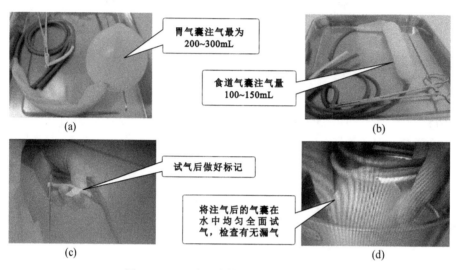

图 34-1 三腔二囊管准备技术操作步骤

【操作观察要点】

1. 准备过程中,气囊需及时做好标记,以免混淆。

2. 气囊充气后,在水中应均匀全面试气,以检查有无漏气。

3. 气囊需抽尽空气备用。

第二节　三腔二囊管准备技术评分标准

项　目	项目总分	操　作　要　求	评分等级及分值				实际得分
			A	B	C	D	
仪表	2	工作衣、帽、鞋穿戴整齐,符合规范	2	1.5	1	0	
操作前准备	13	环境清洁	2	1.5	1	0	
		已修剪指甲,规范洗手,戴好口罩	2	1.5	1	0	
		备齐用物,放置合理	4	3	2	1～0	
		检查一次性物品质量	5	4	3～2	1～0	
操作过程	60	确认有效医嘱	3	2	1	0	
		撕胶布2条	3	2	1	0	
		正确打开三腔二囊管	2	1.5	1	0	
		取出三腔二囊管放入弯盘	5	4	3	2～0	
		正确打开注射器,检查注射器质量	5	4	3	2～0	
		检查三腔二囊管胃管腔是否通畅	5	4	3	2～0	
		将三腔二囊管末端的一腔抽尽空气,确定气囊名称	6	5～4	3	2～0	
		注气,用血管钳夹紧	5	4	3	2～0	
		气囊做标记	5	4	3	2～0	
		在装水治疗碗中试气,检查有无漏气变形	8	7～5	4	3～0	
		放入弯盘内,抽尽气囊内空气	3	2	1	0	
		同法检查另一气囊	10	9～6	5	4～0	
操作后	5	将各种物品放入治疗盘中备用,用物齐全,放置合理	5	4	3～2	1～0	
质量控制	10	操作熟练,物品准备齐全	10	9～6	5	4～0	
理论知识问答	10	气囊的注气量	4	3	2	1～0	
		三腔二囊管压迫的并发症及处理	6	5～3	2	1～0	
总计	100						

第三节　三腔二囊管准备技术风险防范流程

三腔二囊管准备时存在上消化道黏膜损伤、窒息、心律失常等风险,其防范流程如下:

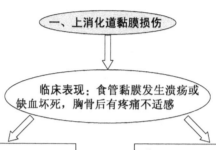

一、上消化道黏膜损伤

临床表现:食管黏膜发生溃疡或缺血坏死,胸骨后有疼痛不适感

预防:
1. 食管气囊压力不宜过高,防止压迫食管黏膜发生溃疡;
2. 每隔12~24h放气或缓解牵引一次,以免发生缺血坏死,一般放气30min后可再充气,放气前口服液体石蜡20mL

处理:
1. 拔管时,先将食道气囊的空气抽出,再抽胃囊,然后口服20~30mL石蜡油,随后将管缓慢退出,以防加重黏膜损伤;
2. 若病情允许,可以稍延长放气的时间然后再充气

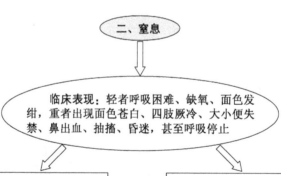

二、窒息

临床表现:轻者呼吸困难、缺氧、面色发绀,重者出现面色苍白、四肢厥冷、大小便失禁、鼻出血、抽搐、昏迷,甚至呼吸停止

预防:
1. 使用前必须检查双囊是否漏气,用前应该检查管和囊的质量,橡胶老化或气囊充盈后囊壁不均匀者不宜使用;
2. 胃气囊充气应适量或牵引不宜过大,一般胃气囊注气量200mL,牵引重物0.5kg;
3. 密切监测患者神志、呼吸、氧饱和度情况

处理:
1. 若发生窒息,应立即剪断并拔除三腔管;
2. 胃气囊充气不足或牵引过大,会出现双囊向外滑脱,压迫咽喉,出现呼吸困难甚至窒息,应立即予以放气处理

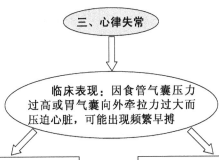

三、心律失常

临床表现：因食管气囊压力过高或胃气囊向外牵拉力过大而压迫心脏，可能出现频繁早搏

预防：
1.气囊压迫期间，须密切观察脉搏、呼吸、血压、心律的变化；
2.食道气囊压力不宜过高，一般注气量150mL左右，胃气囊充气量不宜过少，一般200mL左右

处理：
1.出现频繁早搏时应抽尽囊内气体，将管向胃内送入少许后再充气；
2.如症状明显，应视病情暂缓压迫

第三十五章　轴线翻身护理

第一节　轴线翻身护理技术

【适用范围】

脊椎损伤及脊椎手术后的患者。

【目的】

1. 协助颅骨牵引、脊椎损伤、脊椎手术的患者在床上翻身。
2. 预防脊椎再损伤。
3. 预防压疮,增加患者舒适感。

【操作重点强调】

1. 保持脊柱在同一水平线上。
2. 与患者有效沟通。

【操作前准备】

1. 用物:治疗车、翻身枕(R 形枕 1 个、软枕 2 个)。
2. 护士:按要求着装,洗手,戴口罩。
3. 患者:了解翻身目的,掌握配合技巧,配合翻身。
4. 环境:保护患者隐私,注意保暖。

【操作流程】

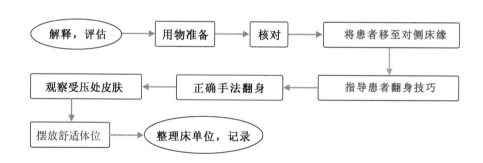

【操作步骤】

1. 向患者及家属解释,评估患者生命体征、意识、伤口和管道情况及床单位是否整洁干燥,检查患者肢体活动和感觉、状态及配合能力。

2. 按要求准备用物,洗手,戴口罩。

3. 推车至床边,核对姓名、病案号,解释。

4. 移开床旁凳、床旁桌,帮助患者移动枕头,松开被尾,妥善安置管道。

5. 患者胸腰椎损伤时,甲、乙护士帮助患者双手交叉、曲膝。先将患者平移至一侧床边,再翻转至侧卧位,保持脊柱在同一水平线上,如图 35-1 所示。当患者颈椎损伤时,需三人完成操作,一名护士保护患者头颈部,三人同步翻身,其余同前,如图 35-2 所示。

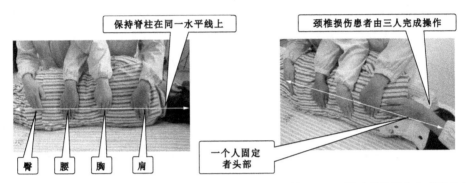

图 35-1　帮助胸腰椎损伤患者翻身　　　　图 35-2　帮助颈椎损伤患者翻身

6. 协助调整舒适体位,妥善安置管道,整理床单位,记录。

【操作观察要点】

1. 翻转患者时,应注意保持脊柱(颈、胸、腰)在同一水平线上,避免由于躯干扭曲,加重脊柱骨折、脊髓损伤和关节脱位。维持体位翻身角度不可超过 60°,避免由于脊柱负重增大而引起关节突骨折。

2. 患者有颈椎损伤时,勿扭曲或者旋转患者的头部,以免加重神经损伤引起呼吸肌麻痹而死亡。

3. 翻身时注意保暖并防止坠床。

4. 翻身时及时观察受压皮肤情况,如有异常,及时处理。

5. 准确记录翻身时间。

第二节 轴线翻身护理技术法评分标准

项　目	项目总分	操　作　要　求	评分等级及分值				实际得分
			A	B	C	D	
仪表	5	工作衣、帽、鞋穿戴整齐,符合规范	5	4	3	2～0	
操作前准备	10	环境清洁	3	2	1	0	
		规范洗手和手卫生,戴好口罩	3	2	1	0	
		备齐用物	4	3	2	1～0	
操作过程	65	核对姓名、病案号,向患者及家属做好解释	2	1.5	1	0	
		评估患者病情、意识、伤口和引流管情况及床单位是否整洁干燥。检查患者肢体活动、感觉状态及配合能力	5	4	3	2～0	
		去枕,松盖尾,注意遮挡	5	4	3	2～0	
		患者仰卧,双手放于胸腹部	5	4	3	2～0	
		正确方法翻身:两名护士站于患者同侧,双手分别置于患者肩部、胸部、腰部、臀部。将患者平移至一侧床旁,翻转至侧卧位。有颈椎损伤时由三人完成操作,一护士固定患者头部。翻身时由一人发口令,其他人同时翻转	20	19～11	10～5	4～0	
		翻转时保持患者的头、颈、肩、腰、髋部都在同一水平线上,脊柱平直	5	4	3	2～0	
		翻身角度不超过60°	5	4	3	2～0	
		注意保暖并防止坠床	5	4	3	2～0	
		观察受压背、臀皮肤有无发红破损	5	4	3	2～0	
		正确放置软枕:一软枕放于患者背部支持身体,另一软枕放于两膝之间并使双膝呈自然弯曲状(必要时可以添加枕头)	5	4	3	2～0	
操作后	5	妥善固定管道,整理床单位,妥善安置患者	5	4	3	2～0	
质量控制	3	有效沟通,关心患者	3	2	1	0	
	5	操作熟练,动作流畅	2	1.5	1	0	
总计	100						

第三节　轴线翻身护理技术风险防范流程

轴线翻身护理时存在脊柱骨折、脊髓损伤加重等风险,其防范流程如下:

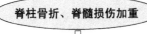

脊柱骨折、脊髓损伤加重

临床表现:在翻身过程中局部疼痛加重,椎旁肌紧张明显;骨折处畸形加重,肌力、感觉减退,颈椎骨折者可引起呼吸功能改变甚至危及生命

预防:
1. 翻身前与患者有效沟通,使其能够放松、配合;
2. 护士详细了解患者病情,翻身前仔细评估肌力、感觉及大小便情况;
3. 翻身时两人或三人配合默契,动作一致,保持脊柱在一条直线上,翻身角度不超过60°

处理:
1. 立即让患者平卧;
2. 检查肌力、感觉情况并与之前比较;
3. 立即通知医生,必要时拍片检查;
4. 颈椎骨折患者出现呼吸困难时立即予高流量吸氧,必要时呼吸皮囊辅助呼吸,准备好抢救物品;
5. 按医嘱给予止痛、脱水及神经保护药

第三十六章 轮椅运送

第一节 轮椅运送技术

【适用范围】

不能行走但能坐起的患者。

【目的】

1. 护送不能行走但能坐起的患者入院、出院、检查、治疗或进行室外活动。
2. 帮助患者活动,促进体力恢复。

【操作重点强调】

1. 注意安全,防止跌到。
2. 冬天注意保暖。

【操作前准备】

1. 用物:轮椅、患者拖鞋或布鞋,根据季节备毛毯。
2. 护士:按要求着装,洗手。
3. 患者:了解搬运的目的及方法,排便、排尿,穿好衣裤,妥善固定各管道。
4. 环境:保护患者隐私,注意保暖。

【操作流程】

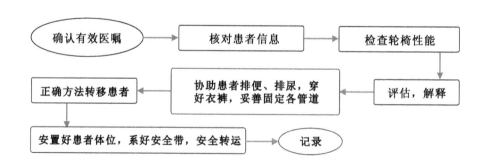

【操作步骤】

1. 检查轮椅性能是否良好,推轮椅至床旁,核对床号及姓名,解释。

2. 评估患者病情及配合能力。

3. 协助患者排便、排尿,妥善固定好各管道。

4. 将椅背与床尾平齐,面向床头或呈 45°角,翻起脚踏板,将闸制动。

5. 需用毛毯保暖时,将毛毯展开直铺在轮椅上,使毛毯上端高过患者颈部 15cm。

6. 协助患者坐于床缘,并协助其穿上外衣、袜、鞋。护士站立于轮椅靠背后,扶住把手。

7. 协助患者坐于轮椅中,翻下脚踏板,让患者双脚踏在踏板上。

8. 患者手扶轮椅扶手,身体尽量后倾,系好安全带。

9. 用毛毯包裹好患者,防止着凉。

10. 松闸后推患者至目的地。

11. 下轮椅时,将轮椅推至床尾,将闸制动,翻起脚踏板。

12. 协助患者站立,慢慢坐回床沿,然后脱去鞋子和外衣,取舒适体位,盖好被子。

13. 整理床单位,观察病情,将轮椅放回原处,必要时记录。

【操作观察要点】

1. 上下轮椅前固定好车闸,系好安全带,以确保安全。

2. 下坡时应减速,轮椅调换方向,运送员倒退缓慢下坡;上坡或过门槛时,应翘起前轮,使患者身体后倾,并抓住扶手,以免发生意外。

3. 寒冷季节注意保暖。

4. 推行时随时观察病情。

第二节　轮椅运送技术评分标准

项　目	项目总分	操　作　要　求	评分等级及分值				实际得分
			A	B	C	D	
仪表	2	工作衣、帽、鞋穿戴整齐,符合规范	2	1.5	1	0	
操作前准　备	8	环境安全	3	2	1	0	
		已修剪指甲、规范洗手,戴好口罩	2	1.5	1	0	
		备齐用物,检查轮椅的性能,保证安全	3	2	1	0	

续表

项目		项目总分	操作要求	评分等级及分值				实际得分
				A	B	C	D	
操作过程	坐轮椅	50	推轮椅至床旁,核对姓名及病案号、解释,评估患者病情及配合能力	5	4	3	2～0	
			协助患者排便、排尿	3	2	1	0	
			妥善固定各引流管	3	2	1	0	
			正确位置摆放轮椅(椅背与床尾平齐,椅面向床头或呈45°)	5	4	3	2～0	
			固定车闸,翻起脚踏板	5	4	3	2～0	
			扶患者坐于床缘,协助穿外衣、鞋	5	4	3	2～0	
			协助患者坐于轮椅中	10	9～6	5～3	2～0	
			护士面向患者站立,双膝微曲,腰背挺直,嘱患者将双手置于护士肩上,护士双臂伸入患者肩下或腰部,用自己的膝部抵住患者膝部,使其躯干前倾,协助其慢慢下床,并一起转向轮椅,使患者坐入轮椅患者一侧手支撑于轮椅远侧扶手,一侧支撑于床面。向前倾斜躯干,抬起臀部,以双足为支点旋转身体直至背靠轮椅坐下。护士必要时协助翻下脚踏板,让患者双脚置于踏板上,系好安全带	4	3	2	1～0	
			注意安全(患者手扶轮椅扶手,坐于轮椅中,尽量向后靠)。必要时保暖	5	4	3	2～0	
	下轮椅	20	松闸后推患者至目的地,推行时注意病情	5	4	3	2～0	
			下轮椅时,将轮椅推至床尾,患者面向床头,固定车闸,翻起脚踏板	5	4	3	2～0	
			协助患者坐回床缘(让患者双手放于护士肩上,护士双手环抱患者腰部,用膝顶住患者的膝部,协助患者慢慢转向床缘)	10	9～6	5	4～0	
			脱去鞋和外衣,取舒适体位	5	4	3	2～0	
操作后		5	整理床单位,轮椅放回原处	5	4	3	2～0	
质量控制		2	有效沟通,关心患者	2	1.5	1	0	
			操作熟练程度	3	2	1	0	
理论知识问答		10	轮椅搬运的注意事项	10	9～6	5～3	2～0	
总计		100						

第三节　轮椅运送技术风险防范流程

轮椅运送时存在意外跌倒等风险,其防范流程如下:

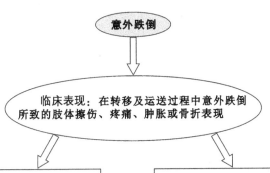

意外跌倒

临床表现:在转移及运送过程中意外跌倒所致的肢体擦伤、疼痛、肿胀或骨折表现

预防:
1. 在运送转移前与患者进行有效沟通,了解外出检查的目的,取得主动配合;
2. 全面评估患者病情,如肌力、感觉等情况,合理选择运输工具和转移方式;
3. 转移前先固定轮椅刹车,待患者坐上轮椅后予系好安全带;
4. 加强对送检工人的培训,认真执行操作规范;
5. 定期对运送工具进行保养和检修

处理:
1. 初步评估患者情况,予测量生命体征;
2. 妥善安置患者;
3. 全面检查摔倒部位的损伤程度,必要时进行进一步检查;
4. 听取患者主诉,对症处理;
5. 如发生肢体骨折等严重损伤,应通知医生,同时做好相应的处理,如固定、包扎、止血;
6. 做好患者或家属的安抚工作;
7. 按意外事件上报相关人员和部门

第三十七章　平车运送

第一节　平车运送技术

【适用范围】

适用于不能起床的患者。

【目的】

1. 护送不能起床的患者入院、检查、治疗或手术。

【操作重点强调】

1. 与患者及家属有效沟通,取得配合。
2. 动作轻稳,确保安全。

【操作前准备】

1. 用物:平车、毛毯或棉被,如为骨折患者应准备木板并垫于车上;如系颈、腰椎骨折或病情严重的患者,应备滑板或易过床。
2. 护士:按要求着装,洗手。
3. 患者:理解搬运的目的及方法,愿意配合,排便、排尿,妥善安置管道。
4. 环境:光线明亮,注意室内温度。

【操作流程】

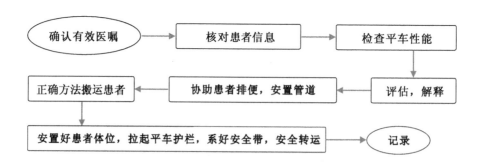

【操作步骤】

1. 确认有效医嘱,核对患者信息。

2. 检查平车性能是否良好。

3. 向患者及家属做好解释,告知其搬运的目的和方法。

4. 评估患者病情、意识、肢体活动及配合能力。

5. 协助患者排便、排尿,妥善固定好各管道。

6. 搬运患者。

(1)挪动法:①移开床旁桌椅,松开盖被,帮助患者移至床边。②将平车推至床旁并紧靠床边,将闸制动或护士在平车旁抵住平车向床靠拢。③协助患者按上半身、臀部、下肢的顺序向平车移动(从平车移回床上时,先帮助患者移动下肢、臀部,再移上身),卧于平车中间。

(2)一人搬运法:①推平车至床尾,使平车头端与床尾成钝角,将闸制动。②将床旁椅移至对侧床尾,松开盖被,协助患者穿衣。③搬运者一臂自患者腋下伸至肩部外侧,一手伸至患者大腿下,嘱患者双手交叉于搬运者颈后,如图 37-1(a)所示。④搬运者托起患者轻放在平车上,如图 37-1(b)所示。

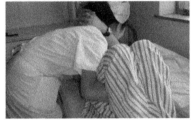　　　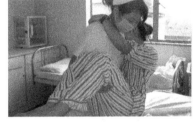

(a)　　　　　图 37-1　一人搬运法　　　　　(b)

(3)二人搬运法:①移开床旁桌椅,松开盖被,放妥平车,协助患者穿衣。②搬运者甲、乙二人站在床同侧,将患者双手置于胸前或腹部,协助其移动至床缘。③甲一手臂托住患者头颈肩部,一手臂托住腰部;乙一手臂托住患者臀部,一手臂托住患者腘窝处。二人同时托起,使患者身体向护士倾斜。④同时移步走向平车,轻放于平车中间,如图37-2所示。

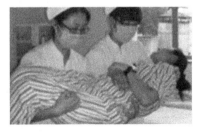

图 37-2　二人搬运法

(4)三人搬运法:①移开床旁桌椅,松开盖被,协助患者穿衣,放妥平车。②搬运者甲、乙、丙三人站于床同侧边,将患者双手置于胸前或腹部,协助移到床缘。③甲护士托住患者头、肩胛部,乙护士托住患者背部、臀部,丙护士托住患者腘窝、小腿部,如图37-3(a)所示。④中间一人喊口令,三人同时托起患者使其身体向护士倾斜,同时移步向平车,轻轻放于平车上,如图37-3(b)所示。

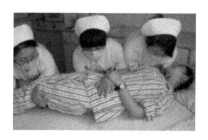
（a）

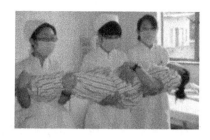
（b）

图 37-3　三人搬运法

（5）四人滑板搬运法：①两人一组站于患者两侧，其中两人协助患者翻身至侧卧位，对侧两人将滑板放于患者背下，如图 38-2（a）所示。②协助患者平卧，轻轻将患者推移至滑板中间。③四人分别抓住滑板两边抓孔，将患者连滑板一起平移至平车上，如图 38-3（b）所示。④如颈椎骨折患者需专人保护头颈部，搬运时保持脊柱在同一轴线上。

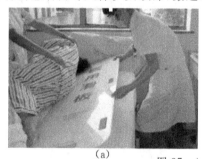
（a）

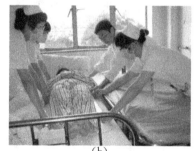
（b）

图 37-4　滑板搬运法

第二节　平车运送技术法评分标准

项　　目	项目总分	操　作　要　求	评分等级及分值				实际得分
			A	B	C	D	
仪表	2	工作衣、帽、鞋穿戴整齐，符合规范	2	1.5	1	0	
操作前准　备	8	环境安全	3	2	1	0	
		已修剪指甲、规范洗手，戴好口罩	2	1.5	1	0	
		备齐用物，检查平车的性能，保证安全	3	2	1	0	
操作过程	评估	8	核对姓名及病案号、解释，评估患者病情、意识、肢体活动及配合能力	3	2	1	0
			协助患者排便、排尿，妥善固定好各引流管。指导注意事项，配合方法	3	2	1	0
			移开床旁、桌椅，松盖被，协助穿衣	2	1.5	1	0

项目		项目总分	操 作 要 求	评分等级及分值				实际得分
				A	B	C	D	
操 作 过 程	挪 动 法	10	平车推至床旁并紧靠床边,大轮端靠近床头,固定车闸	3	2	1	0	
			协助患者按正确顺序向平车挪动:上半身、臀部、下肢,卧于平车中间。从平车移回床上时,挪动顺序为:下肢、臀部、上身	10	9～6	5～3	2～0	
	一 人 搬 运 法	13	推车至床尾,大轮端靠近床尾,使平车头端与床尾成钝角,固定车闸	3	2	1	0	
			正确方法搬运:护士一臂自患者近侧腋下伸至对侧肩部外侧,一手伸至患者臀下或大腿下,指导患者双手交叉于护士颈后,托起患者轻放在平车中间,盖好盖被	10	9～6	5～3	4～0	
	二 人 搬 运 法	13	推车至床尾,大轮端靠近床尾,使平车头端与床尾成钝角,固定车闸	3	2	1	0	
			正确方法搬运:护士甲、乙站在床同侧,将患者双手置于胸前或腹部,协助其移至床缘;甲一手托住患者头、颈、肩下部,另一手托住患者腰部,乙一手托住患者臀部、另一手托住腘窝部;二人同时托起,使患者身体向护士倾斜,同步移向平车,轻放于平车中间	10	9～6	5～3	2～0	
	三 人 搬 运 法	13	推车至床尾,大轮端靠近床尾,使平车头端与床尾成钝角,固定车闸	3	2	1	0	
			正确方法搬运:护士甲、乙、丙站于床同侧,将患者双手置于胸前或腹部,协助其移至床缘。甲护士双手托住患者头、肩胛部,乙护士托住患者背部、臀部,丙护士托住患者腘窝、小腿部。一护士喊口令,三人同时托起患者使其身体向护士倾斜,同步移向平车,轻放于平车中间	10	9～6	5～3	2～0	
	四 人 搬 运 法	13	滑板放于患者背下。平车推至床旁并紧靠床边,固定车闸	3	2	1	0	
			正确方法搬运:协助患者平卧,轻轻将患者推移至滑板中间。四人分别抓住滑板两边抓孔,将患者连滑板一起平移至平车上,如颈椎骨折患者需专人保护头颈部,搬运时保持脊柱在同一轴线上	10	9～6	5～3	2～0	

续　表

项　目	项目总分	操　作　要　求	评分等级及分值				实际得分
			A	B	C	D	
操作后	5	妥善安置患者,注意保暖和隐私保护,固定两侧护栏,必要时保护性约束,松闸后推患者至目的地,推行时注意病情,做好记录	5	4	3	2～0	
质量控制	5	有效沟通,关心患者	2	1.5	1	0	
		操作熟练,动作流畅	3	2	1	0	
理论知识问答	10	平车搬运注意事项	10	9～6	5～3	2～0	
总计	100						

第三节　平车运送技术风险防范流程

平车运送时存在坠床、管道滑脱等风险,其防范流程如下:

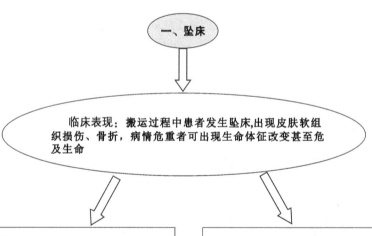

一、坠床

临床表现:搬运过程中患者发生坠床,出现皮肤软组织损伤、骨折,病情危重者可出现生命体征改变甚至危及生命

预防:
1.操作前仔细检查平车、滑板质量;
2.搬运过程中动作轻稳,协调一致;
3.尽量缩短搬运距离;
4.上下床前固定好平车刹车,防止滑动;
5.系好安全带,推车时速度适宜;
6.搬运时平车与床面尽量在同一高度上,上下坡时头面部始终在高处;
7.如患者意识不清或躁动者做好肢体约束

处理:
1.评估患者的生命体征、神志、意识等状况,判断损伤部位及严重程度;
2.尽可能将患者安置于病床上,取合适体位;
3.立即报告医生,确认有效医嘱并给予相应的处理;
4.向患者及家属做好耐心细致的解释与安慰;
5.做好详细记录,按不良事件上报相关部门

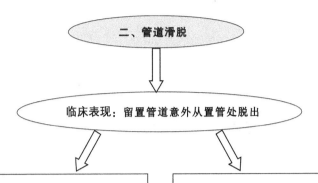

二、管道滑脱

临床表现：留置管道意外从置管处脱出

预防：
1.如患者意识不清或躁动者做好肢体约束；
2.搬运患者前妥善固定各管道，保持管道通畅；
3.转运患者前再次检查管道固定情况；
4.有高危管道者，尽量医务人员陪同运送

措施：
1.迅速采取有效措施，使对患者危害降低到最低程度；
2.立即报告医生，确认有效医嘱及时给予处理；
3.与患者及家属做好耐心细致的解释并予安慰；
4.做好详细记录，按不良事件上报相关部门

第三十八章　滑板搬运

第一节　滑板搬运技术

【适用范围】

运送不能自行活动的患者出入院、检查、治疗或手术。

【目的】

1. 减轻创伤及手术后患者的疼痛。
2. 防止骨折患者再损伤。
3. 防止关节置换患者关节脱位。

【操作重点强调】

1. 动作一致，防止扭曲。
2. 确保安全。
3. 与患者有效沟通，使其配合。

【操作前准备】

1. 用物:滑板、平车。
2. 护士:按要求着装,洗手。
3. 患者:排便、排尿,穿好衣裤,妥善固定各管道。
4. 环境:光线明亮,注意室内温度,适当遮挡。

【操作流程】

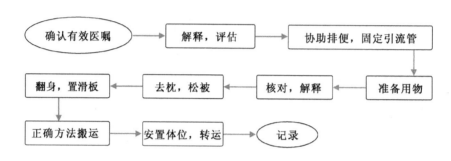

【操作步骤】

1. 确认有效医嘱,核对检查单或出入院单。

2. 向患者作好解释,告知其搬运的目的和方法。评估患者病情、意识、肢体肌力及配合能力,协助患者排便、排尿,妥善固定好各引流管。

3. 准备并检查滑板、平车,如图 38-1 所示。

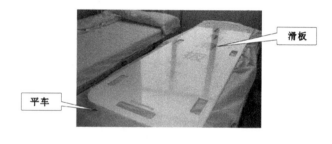

图 38-1 滑板、平车

4. 平车推至床尾,核对床号、姓名,解释。

5. 移开床旁桌及床旁椅子,帮助患者移去枕头,松开盖被。

6. 四人分别站于患者两侧,其中一人协助患者翻身至侧卧位,同时另一人将滑板放于患者背下,如图 38-2 所示。

7. 协助患者平卧,然后轻轻将患者推移至滑板中间。

8. 四人分别抓住滑板两边抓孔,同时抬起滑板将患者移至平车上,如图 38-3 所示。

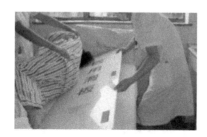

图 38-2 翻身,置滑板

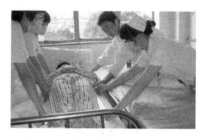

图 38-3 抬起滑板,移至平车上

9. 安置好患者体位,固定好平车两侧护栏,转送患者。

10. 做好记录。

【操作观察要点】

1. 搬运患者时动作轻稳、协调一致,确保患者安全、舒适。

2. 搬运患者前后,应当固定好各种导管,防止脱落。

3. 冬季应注意保暖。

4. 注意适当遮挡。

第二节　滑板搬运技术法评分标准

项　目	项目总分	操　作　要　求	评分等级及分值				实际得分
			A	B	C	D	
仪表	5	工作衣、帽、鞋穿戴整齐,符合规范	5	4	3	2～0	
操作前准备	10	环境安全	3	2	1	0	
		规范洗手和手卫生,戴好口罩	3	2	1	0	
		备齐用物,检查滑板、平车的性能,保证安全	4	3	2	1～0	
操作过程	70	确认有效医嘱,核对检查单	4	3	2	1～0	
		推平车取滑板至床旁,核对床号及姓名,解释,评估患者病情及配合能力	5	4	3	2～0	
		协助患者排便、排尿	5	4	3	2～0	
		妥善固定各引流管	5	4	3	2～0	
		移去床旁桌椅	3	2	1	0	
		去枕,松盖被	3	2	1	0	
		正确位置摆放平车与滑板(平车与床平行,滑板置平车上),固定车闸	5	4	3	2～0	
		翻身,置滑板方法正确(护士站于患者两侧,一人协助患者翻身至侧卧位,同时另一人将滑板放于患者背下,协助患者平卧,然后轻轻将患者推移至滑板中间)	15	14～10	9～6	5～0	
		正确方法搬运(护士四人分别抓住滑板两边抓孔,同时抬起滑板将患者移至平车上),注意安全	10	9～6	5	4～0	
		安置体位	5	4	3	2～0	
		固定平车两侧护栏,松闸后推患者至目的地,推行时注意病情	5	4	3	2～0	
		做好记录	5	4	3	2～0	

续 表

项 目	项目总分	操 作 要 求	评分等级及分值				实际得分
			A	B	C	D	
操作后	5	整理床单位,滑板、平车放回原处	5	4	3	2~0	
质量控制	10	对患者的态度,与患者的沟通,动作轻稳、协调一致	5	4	3	2~0	
		注意保暖和遮挡	5	4	3	2~0	
总计	100						

第三节　滑板搬运风险防范流程

滑板搬运时存在摔伤等风险,其防范流程如下:

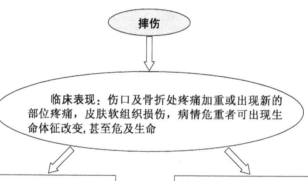

摔伤

临床表现:伤口及骨折处疼痛加重或出现新的部位疼痛,皮肤软组织损伤,病情危重者可出现生命体征改变,甚至危及生命

预防:
1. 操作前仔细检查滑板质量,局部有无破损、裂痕;
2. 抬起滑板时确保患者身体全部在滑板上;
3. 搬运患者时动作轻稳,四人协调一致,避免倾斜;
4. 在抬超重、超高的患者时,需要增加人力托住滑板底部,加强运载力,并注意看护超出滑板的头部和下肢;
5. 搬运时平车与床面尽量在同一高度上

处理:
1. 一旦发生因滑板断裂或倾斜致患者摔伤立即将患者安置于床上,取合适的体位;
2. 评估患者的生命体征、神志、神经系统的相应症状和体征,判断有无其他新的损伤;
3. 报告医生,确认有效医嘱并及时给予相应的处理;
4. 向患者及家属做好耐心细致的解释与安慰;
5. 做好详细记录

第三十九章　患者约束

第一节　患者约束技术

【适用范围】

自伤、可能伤及他人、躁动不安的患者以及过度活动、不配合治疗的患儿。

【目的】

1. 对自伤、可能伤及他人的患者,限制其身体或者肢体活动,确保患者安全,保证治疗、护理顺利进行。

2. 对躁动不安的患者约束其失控的肢体活动,以防意外损伤。

3. 防止患儿过度活动,以利于顺利进行诊疗操作或者防止损伤肢体。

【操作重点强调】

1. 与患者家属有效沟通。

2. 约束带松紧适宜,定时检查被约束局部的皮肤。

3. 准确记录并交班。

【操作前准备】

1. 用物:治疗车,选择合适的约束带(见图39-1)。

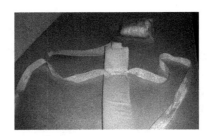

图 39-1　约束带

2. 护士:按要求着装,洗手,戴口罩。

3. 患者:取舒适卧位。

4. 环境:床边护栏安置,去除患者能拿到且易造成伤害的物品。

【操作流程】

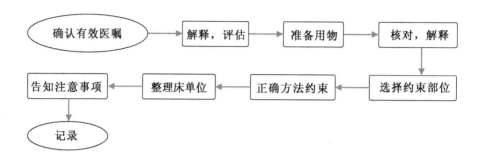

【操作步骤】

1. 确认有效医嘱。

2. 向患者及家属解释约束的目的、必要性和安全性，取得配合，评估患者病情、意识状态、肢体活动度、约束部位皮肤色泽、温度及完整性等。

3. 根据需要准备用物，携用物至患者床旁，核对姓名、病案号。

4. 告知患者配合方法，协助取合适体位，根据患者的情况选择约束部位，腕、踝关节、肩部或全身。

（1）肢体约束法：暴露患者腕部或者踝部；用棉垫包裹腕部或者踝部；将保护带打成双套结套在棉垫外，稍拉紧，使之不松脱；将保护带系于两侧床缘；为患者盖好被，整理床单位及用物（见图 39 - 2）。

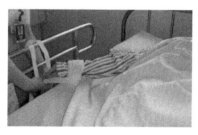

（a）

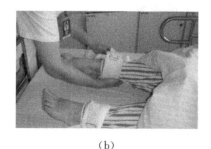

（b）

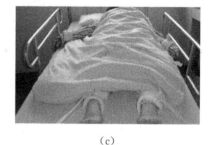

（c）

图 39 - 2　肢体约束法

（2）肩部约束法：暴露患者双肩；在患者双侧腋下垫棉垫；将保护带置于患者双肩下，双侧分别穿过患者腋下，在背部交叉后分别固定于床头；为患者盖好被，整理床单位及用物。

（3）全身约束法：多用于患儿的约束。具体方法是：将大单折成自患儿肩部至踝部的长度，将患儿放于中间；用靠近护士一侧的大单紧紧包裹同侧患儿的手足至对侧，自患儿腋窝下掖于身下，再将大单的另一侧包裹手臂及身体后，紧掖于靠护士一侧身下；如患儿过分活动，可用绷带系好。

（4）膝部约束法：可用大单固定，将大单斜折成 30cm 宽的长条，横放在两膝下，拉着宽带的两端向内侧压盖在膝上，并穿过膝下的横带，拉向外侧使之压住膝部，将两端系于床缘；用专用的膝部约束带时，两膝、腘窝衬棉垫，将约束带横放于两膝上，宽带下的两头系带各固定一侧膝关节，然后将宽带系于床缘，为患者盖好被，整理床单位及用物。

5. 告知患者及家属有关注意事项。

6. 洗手，做好记录。

【操作观察要点】

1. 实施约束时，将患者肢体处于功能位，约束带松紧适宜，以能伸进一、二手指为原则。

2. 密切观察约束局部皮肤有无损伤、皮肤颜色、温度、肢体末梢循环状况。

3. 保护性约束属制动措施，使用时间不宜过长，病情稳定或者治疗结束后，应及时解除约束。需较长时间约束者，每 2h 松解约束带一次并活动肢体，并协助患者翻身。

4. 准确记录并交接班，包括约束的原因、时间，约束带的数目，约束部位，约束部位皮肤状况，解除约束时间等。

第二节　患者约束技术评分标准

项　　目		项目总分	操 作 要 求	评分等级及分值				实际得分
				A	B	C	D	
仪表		5	工作衣、帽、鞋穿戴整齐，符合规范	5	4	3	2～0	
操作前准备		5	环境：床边有护栏，去除易伤害患者的物品	3	2	1	0	
			已修剪指甲，规范洗手，戴好口罩，备齐用物	2	1.5	1	0	
操作过程	评估	10	确认有效医嘱，核对姓名、病案号	3	2	1	0	
			向患者及家属进行健康教育，避免紧张、焦虑及恐惧，评估患者病情，意识状况，肢体活动度，约束部位皮肤色泽、温度及完整性。严格掌握使用范围，维护患者自尊	3	2	1	0	
			指导配合方法、注意事项，取合适体位	4	3	2	1～0	
	宽绷带约束法	15	暴露局部（腕部或者踝部），用棉垫包裹保护	7	6～4	3	2～0	
			正确方法用双套结进行约束，约束带系于两侧床缘，固定	8	7～5	4	3～0	

续　表

项　目		项目总分	操　作　要　求	评分等级及分值				实际得分
				A	B	C	D	
操作过程	肩部约束法	15	暴露双肩,双侧腋窝衬棉垫	7	6～4	3	2～0	
			正确方法进行约束(将保护带置于患者双肩下,双侧分别穿过患者腋下,在背部交叉后分别固定于床头)	8	7～5	4	3～0	
	全身约束法	15	将大单折成所需长度(自患者肩部至踝部),患者睡中间	7	6～4	3	2～0	
			正确方法进行约束(用靠近护士一侧的大单紧紧包裹同侧患者的手足至对侧,自患者腋窝下掖于身下,再将大单的另一侧包裹手臂及身体后,紧掖于靠护士一侧身下;如患者过分活动,可用绷带系好)	8	7～5	4	3～0	
	膝部约束法	15	将大单斜折成30cm宽的长条,横放在两膝下,正确方法进行约束(拉着宽带的两端向内侧压盖在膝上,并穿过膝下的横带,拉向外侧系于床缘固定)	7	6～4	3	2～0	
			用专用的膝部约束带时,两膝、腘窝衬棉垫,将约束带横放于两膝上,正确方法进行约束(宽带下的两头系带各固定一侧膝关节后,将宽带系于床缘)	8	7～5	4	3～0	
操作后		5	整理床单位,妥善安置患者	5	4	3	2～0	
质量控制		5	观察局部皮肤及末梢循环情况,严格交接班并记录	2	1.5	1	0	
			有效沟通,关心患者,操作熟练	3	2	1	0	
理论知识问答		10	约束操作观察要点	5	4	3	2～0	
			约束的风险防范	5	4	3	2～0	
总计		100						

第三节 患者约束技术风险防范流程

患者约束时存在皮肤及皮下组织损伤、肢体血液循环障碍等风险,其防范流程如下:

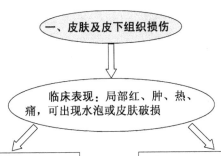

一、皮肤及皮下组织损伤

临床表现:局部红、肿、热、痛,可出现水泡或皮肤破损

预防:
1. 约束带松紧适宜;
2. 约束期间密切观察局部皮肤情况;
3. 约束时间不宜过长,每2h松解约束带一次;
4. 约束带不宜过窄扎;
5. 随时监测其约束情况

处理:
1. 放松约束带,加强看护;
2. 加厚内衬棉垫,条件允许更换约束部位;
3. 对于躁动不安的患者按医嘱应用镇静剂;
4. 对于皮肤破损者换药包扎,约束时应内衬棉垫

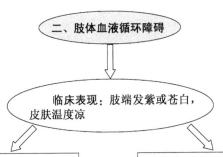

二、肢体血液循环障碍

临床表现:肢端发紫或苍白,皮肤温度凉

预防:
1. 使用约束带松紧要适宜,约束带不能过窄;
2. 约束时间不能过长,每2h须松一次;
3. 约束过程中必须密切观察肢端血液循环情况,及时记录,认真交班

处理:
1. 立即放松约束带,加强看护;
2. 放低并活动患肢,促进血液循环;
3. 与患者及家属作好耐心细致的解释与安慰

第四十章 心电图检查

第一节 心电图检查技术

【适用范围】

适用于一切需要心电图检查的患者。

【目的】

1. 掌握心电图机的使用方法和心电图波形的测量方法。
2. 能够分析各种心电图。
3. 熟悉心电图机的维护。

【操作重点强调】

1. 为患者创造良好、舒适的室内环境。
2. 心电图机性能要良好。
3. 取得患者的配合。
4. 正确描记各种波形。

【操作前准备】

1. 用物:心电图机(见图 40-1)、酒精棉球(或生理盐水纱布)、导联线、电源线、污物盒。

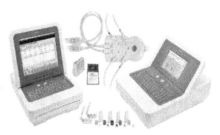

图 40-1 心电图机

2. 护士:按要求着装,洗手。
3. 患者:取平卧位,充分休息,解开上衣,必要时备皮。
4. 环境:安静、光线明亮。注意隐私保护,拉窗帘。

【操作流程】

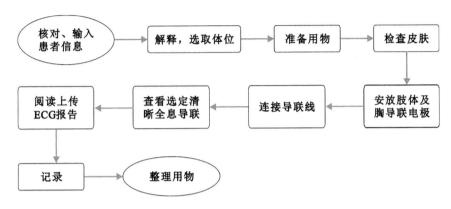

【操作步骤】

1. 环境清洁明亮,注意保护受检者隐私,检查前拉上床帘。

2. 按要求准备心电图机,将心电图机连接电源,打开心电图机,检查心电图机性能。检查肢肢体夹和威尔士球电极,确保清洁。电缆和导联线未缠绕在一起,将电缆放平备用。

3. 患者平卧于检查床上,向患者解释检查程序,确保情绪稳定,四肢肌肉放松。在心电图机上输入患者信息(姓名+病案号)。

4. 充分暴露胸壁及两腕和两踝上部皮肤。检查并清洁皮肤,必要时剔除过多的体毛。

5. 安放电极:用生理盐水棉球擦拭安放电极的位置,减小皮肤阻力。连接肢体夹,将电极放在手臂或腿上平坦多肉的部位。电极应放在手臂和小腿的内侧。连接威尔士球电极,将电极放在受检者皮肤上,并按压橡胶球顶部,释放橡胶球,电极会黏到受检者胸壁上。检测电极与皮肤接触是否牢固。

6. 连接导联线:以不同颜色的导联线插头与身体相应部位的电极连接。上肢:右红,左黄;下肢:左绿,右黑。V1(胸骨右缘第四肋间)、V2(胸骨左缘第四肋间)、V3(V2 与 V4 连线的中点)、V4(左锁骨中线上第五肋间)、V5(左腋前线与 V4 同一水平)、V6(左腋中线与 V4 同一水平)。

7. 查看选定清晰全息导联,按下 EKG 确认按键,心电图机将自动采集一份 12 导联心电图并上传。

8. 移除肢体夹和威尔士球电极,关闭心电图机。

9. 协助患者整理衣物,妥善安置患者。

10. 分析心电图波形,记录心电图报告。

【操作观察要点】

1. 检查前,禁止做运动,应稍作休息,放松心情。

2. 检查时,被检查者应按医务人员的要求平静仰卧检查床上,情绪保持平稳,四肢放松,并且应保持固定的姿势,不要咀嚼或咬紧牙关,以免影响检查。

3. 被检查者应关闭随身携带的手机及电子设备,避开金属物品,如手表、皮带扣、裙钩、钮扣等,以避免干扰,影响检查的准确性。

4. 被检查者身上应保持干爽,因为潮湿(如汗湿)会导致干扰。

5. 寒冷季节时,宜在暖气室内进行检查,避免患者觉得寒冷而造成干扰。

6. 检查前应脱掉丝袜和裤袜。

第二节 心电图检查技术评分标准

项 目	项目总分	操 作 要 求	评分等级及分值				实际得分
			A	B	C	D	
仪表	5	工作衣、帽、鞋穿戴整齐,符合规范	5	4	3	2～0	
操作前准备	10	环境清洁,安静,光线明亮	3	2	1	0	
		规范洗手和手卫生,戴好口罩	3	2	1	0	
		心电图机性能检查,备齐用物,放置合理	4	3	2	1～0	
操作过程	65	核对患者的信息(姓名、病案号)	3	2	1	0	
		解释心电图检查的目的,配合方法	3	2	1	0	
		患者取安静平卧位,去除饰品,全身肌肉放松	5	4	3	2～0	
		注意遮蔽,保护患者隐私,保暖	5	4	3	2～0	
		正确开机,输入患者信息	4	3	2	1～0	
		患者四肢及胸前安置电极部位的皮肤擦净,湿润	5	4	3	2～0	
		正确连接导联电极 肢体导联:上肢,右红,左黄;下肢,左绿,右黑。 胸导联:V1,胸骨右缘第四肋间;V2,胸骨左缘第四肋间;V3,V2 与 V4 连线的中点;V4,左锁骨中线第五肋间;V5,左腋前线平 V4 水平线;V6,左腋中线平 V4 水平线	15	14～10	9～5	4～0	
		检查各导联显示情况,获取最佳心电图波形	10	9～6	5	4～0	
		再次核对患者信息	5	4	3	2～0	
		打印心电图,去除电极,关机	5	4	3	2～0	
		协助正确分析心电图,做好记录	5	4	3	2～0	
操作后	5	妥善安置患者,整理床单位	3	2	1	0	
		整理清洁用物	5	4	3	2～0	
		心电图机清洁,归位,链接电源线,备用	2	1.5	1	0	
质量控制	5	有效沟通,关心患者	2	1	0	0	
		操作熟练程度,正确分析心电图	3	2	1	0	
理论知识问答	10	心电图基础知识	5	4	3	2～0	
		常见心律失常分析	5	4	3	2～0	
总计	100						

第三节　心电图检查技术风险防范流程

心电图检查时存在患者不配合所致心电图结果判断正确性有误、仪器准确度欠佳等风险，其防范流程如下：

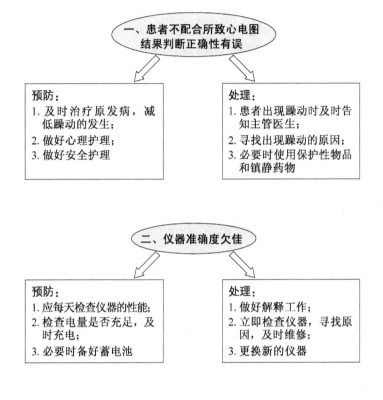

一、患者不配合所致心电图结果判断正确性有误

预防：
1. 及时治疗原发病，减低躁动的发生；
2. 做好心理护理；
3. 做好安全护理

处理：
1. 患者出现躁动时及时告知主管医生；
2. 寻找出现躁动的原因；
3. 必要时使用保护性物品和镇静药物

二、仪器准确度欠佳

预防：
1. 应每天检查仪器的性能；
2. 检查电量是否充足，及时充电；
3. 必要时备好蓄电池

处理：
1. 做好解释工作；
2. 立即检查仪器，寻找原因，及时维修；
3. 更换新的仪器

第四十一章　心肺复苏

第一节　心肺复苏技术

【适用范围】

心脏病突发、溺水、窒息或其他意外事件造成的呼吸及心跳停止的患者。

【目的】

为尽快建立和恢复患者的循环和呼吸功能,保护中枢神经系统。

【操作重点强调】

1. 人工呼吸前必须先打开气道,清除异物,保持呼吸道的通畅。
2. 连续、不中断的胸外心脏按压。

【操作前准备】

1. 用物:纱布。
2. 护士:按要求着装。
3. 患者:清除口鼻异物和活动性义齿,摆正体位,松开衣裤。
4. 环境:安全。

【操作流程】

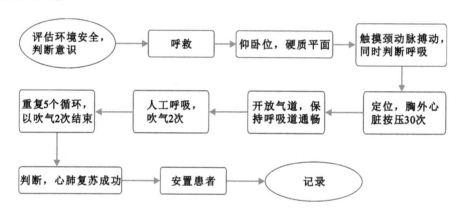

【操作步骤】

1. 评估环境,在安全现场实施救治。
2. 评估患者,判断有无意识(可呼叫患者名字,轻拍患者肩部),大声询问,禁忌剧烈摇晃患者(见图 41-1)。
3. 呼救(快来人啊!)。拨 120 急救电话或院内急救电话,请人拿抢救车和除颤仪。

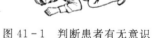

图 41-1 判断患者有无意识

4. 摆正体位仰卧,松开衣裤,在床上此时去枕,垫硬板。
5. 操作者快速摸同侧颈动脉,同时评估呼吸,检查脉搏时间不超过 10s(见图 41-2)。
6. 无搏动者,胸外心脏按压 30 次,按压部位为胸骨下半段,位于两乳头连线的中点处。按压姿势手法:一手掌根部放在胸部两乳头之间的胸骨上,另一手平行重叠压在其手背上,肘部伸直,掌根用力,手指抬离胸壁,实施连续规则的按压。按压频率为 $100 \sim 120$ 次/分,按压中段不超 10s,按压深度成人不少于 5cm ,但不超过 6cm。每次按压后胸廓完全回复,按压与放松比大致相等,尽量避免胸外按压中断,按压分数(即胸外按压时间占整个 CPR 时间的比例)应 $\geqslant 60\%$(见图 41-3)。

7. 除非窒息引起的心跳呼吸骤停,否则无需检查口腔有无异物。

8. 开放气道(见图41-4)。

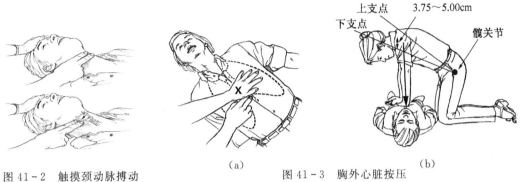

图 41-2　触摸颈动脉搏动　　　　　(a)　图 41-3　胸外心脏按压　　(b)

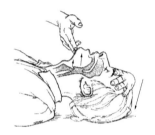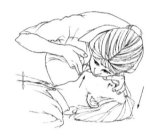

图 41-4　开放气道　　　图 41-5　人工呼吸,吹气2次

9. 正确吸气后张口完全包住患者的口并密闭,吹气时用放在患者前额一手的拇指和示指捏闭患者鼻孔,呼气时放松,口对口吹气2次,每次吹气1s以上,须使胸部隆起(见图41-5)。

10. 按压和人工呼吸的比例为30∶2。

11. 共5个循环或2min评估患者一次。

12. 如无脉搏和呼吸则重复上述步骤,如有脉搏无呼吸,每5~6s给一次呼吸,如脉搏和呼吸恢复,测血压、脉搏、呼吸等,整理衣物,并做好抢救记录。

13. 转送医院或进一步高级生命支持,继续治疗。

【操作观察要点】

1. 检查动脉搏动时间不超过10s。

2. 心脏按压时部位要准确;按压时两臂必须伸直,重力垂直向下;避免倚靠。

3. 人工呼吸前必须先打开气道,清除异物,可用仰头抬颏法:左手掌跟贴前额向下压,右手示指、中指将下颌上抬、前推。疑有颈椎骨者采用下颌前提法。人工呼吸时应注意患者和自身的保护,必要时使用纱布。

4. 两人轮换时,按压停顿时间不超过10s,直至心跳呼吸恢复,同时做好插管、除颤的准备。

5. 建立高级人工气道(气管插管)后,不需按循环配合,持续按压100~120次/分,吹气10次/分(6s一次)。有脉搏无呼吸时,每5~6秒给一次呼吸。

6. 神志转清、瞳孔变小、脉搏、自主呼吸恢复、面色变红润,皮肤转温暖,说明心肺复苏有效。

第二节 心肺复苏技术评分标准

项　目		项目总分	操　作　要　求	评分等级及分值				实际得分
				A	B	C	D	
操作过程	评估	5	评估环境安全,评估患者有无意识,拍肩膀,大声询问,禁忌剧烈摇晃患者,同时快速评估呼吸	5	4	3	2～0	
	呼救	5	高声呼救,拨120急救电话或院内急救电话,请人拿抢救车和除颤仪(口头说明)	5	4	3	2～0	
	安置体位	5	仰卧位放到硬质平面上	5	4	3	2～0	
	评估脉搏	5	操作者快速摸同侧颈动脉,同时评估呼吸、检查脉搏时间不超过10s	5	4	3	2～0	
	胸外心脏按压	5	按压部位:胸骨下半段,位于胸部中央	5	4	3	2～0	
			按压姿势手法:一手掌跟部放在胸部两乳头之间的胸骨上,另一手平行重叠压在其手背上,肘部伸直,掌根用力,手指抬离胸壁,实施连续规则的按压	10	9～6	5	4～0	
操作过程	胸外心脏按压	35	按压深度:至少5cm	5	4	3	2～0	
			按压频率100～120次/分	10	9～6	5	4～0	
			按压通气比值:30：2	5	4	3	2～0	
	清除口腔异物	5	除非窒息引起的心跳呼吸骤停,否则无须检查口腔有无异物	5	4	3	2～0	
	开放气道	6	仰头提颏法:将一只手置于患者的前额,然后用手掌推动,使其头部后仰;另一手的手指置于颏骨附近的下颌下方;提起下颌,使颏骨上抬。下颌前提法:对于头部或颈部受伤怀疑颈椎损伤时使用该方法,将双手分别置于患者头部两侧,双肘置于患者仰卧的平面上,手指置于下颌角下方并用双手提起下颌。(2人及以上才能实施)	5	4	3	2～0	
	人工呼吸	20	正确吸气后张口完全包住患者的口并密闭	5	4	3	2～0	
			吹气时用放在患者前额一手的拇指和示指捏闭患者鼻孔,呼气时放松	5	4	3	2～0	
			口对口吹气2次,每次吹气1s以上,须使胸部隆起	10	9～6	5	4～0	
	评估效果	10	看到患者活动或ACLS团队到后评估脉搏、呼吸,判断心肺复苏是否有效	10	9～6	5	4～0	
质量控制		5	仪表,对患者的态度,操作熟练程度	5	4	3	2～0	
总计		100						

注:根据《2015美国心脏协会心肺复苏及心血管急救指南更新》修订

第三节 心肺复苏技术风险防范流程

心肺复苏时存在肋骨骨折、血气胸、心脏损伤等风险,其防范流程如下:

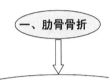

一、肋骨骨折

临床表现: 按压胸骨或肋骨的非骨折部位(胸廓挤压试验)而出现骨折处疼痛(间接压痛),或直接按压肋骨骨折处出现直接压痛阳性或可同时听到骨擦音、手感觉到骨摩擦感和肋骨异常动度,胸壁塌陷

预防:
1. 按压时部位准确;
2. 按压姿势正确;
3. 对年老体弱及骨质疏松的患者适当调节按压力度

处理:
1. 厚敷料固定包扎;
2. 胸壁牵引固定;
3. 呼吸肌内固定;
4. 手术内固定

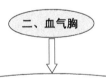

二、血气胸

临床表现: 当急性失血时,患者可出现胸闷、气促、呼吸困难等不适。因循环血量骤减,患者甚至可出现血压下降等低血容量休克症状,如脸色苍白、出冷汗、脉搏细速。另外,中等量以上的血胸可因胸腔内血液积存,压迫肺脏,使通气功能受到影响,造成呼吸功能障碍、血液回流受阻,加重循环功能障碍

预防:
1. 注意按压的部位;
2. 对消瘦、骨质疏松等特殊患者,适当调整按压力度

处理:
1. 密切观察患者病情变化;
2. 必要时进行胸腔闭式引流;
3. 出血量大时作好手术准备

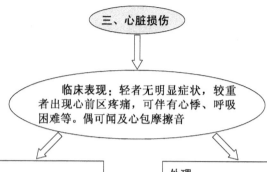

三、心脏损伤

临床表现：轻者无明显症状，较重者出现心前区疼痛，可伴有心悸、呼吸困难等。偶可闻及心包摩擦音

预防：
1. 按压时部位准确；
2. 尽快纠正缺血、缺氧情况

处理：
1. 卧床休息；
2. 心电图监护，密切观察；
3. 给氧纠正低氧血症；
4. 补足血容量维持动脉压；
5. 如发现心律失常，给予抗心律失常药物治疗；
6. 非低容量低血压症需滴注多巴胺、肾上腺素等升压药；
7. 心力衰竭应用洋地黄类药物

第四十二章　简易人工呼吸器使用

第一节　简易人工呼吸器使用技术

【适用范围】

1. 无自主呼吸或自主呼吸微弱情况下的紧急抢救。
2. 用于途中、现场或临时替代呼吸机的人工通气。

【目的】

紧急人工气道，辅助患者呼吸，改善缺氧状况。

【操作重点强调】

1. 尽量与患者的同步呼吸，减少气压伤。
2. 挤压时观察患者的胸廓运动及面色、口唇、甲庆发绀改善情况。
3. 用面罩罩住患者的口鼻，按紧不漏气。

简易人工呼吸器的构成如图42-1所示。

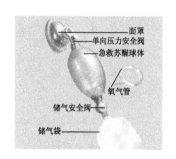

图42-1　简易人工呼吸器

【操作前准备】

1. 用物：氧气源、氧气流量表、呼吸皮囊、大小合适的面罩、听诊器。
2. 护士：按要求着装，洗手，戴口罩。
3. 患者：保持口鼻腔干净，取合适体位，气管插管的患者，吸净痰液。
4. 环境：清洁、光线明亮。

【操作流程】

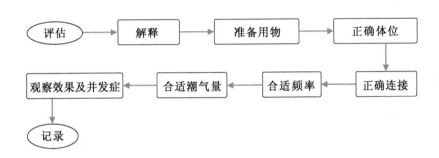

【操作步骤】

（一）无气管插管的患者：

1. 评估患者的病情：①无效或低效通气；②发绀或呼吸暂停。
2. 通知医生。启动应急反应系统（RRT）。去枕平卧，头偏向一侧，清除异物，有假牙者去除假牙。
3. 向患者和（或）家属解释原因和目的。
4. 简易人工呼吸器连接面罩、氧气，并调节流量（成人流量：10L/min 以上）。
5. 开放气道（推举下颌法）。
6. 用面罩罩住患者的口鼻，同时将下颌向前拉，按紧使之不漏气（见图 42-2）。

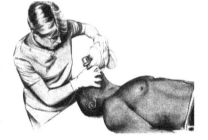

图 42-2　简易人工呼吸器的使用

7. 单手挤压皮囊，频率：成人 10～12 次/分，儿童 18～20 次/分，潮气量 6～7mL/kg，儿童 10mL/kg，缓慢挤压球囊（超过 1s）直至胸廓隆起。
8. 有呼吸的患者，尽量在患者吸气时挤压皮囊。
9. 评估患者：①胸廓抬起运动；②面色、四肢末梢颜色；③血氧饱和度；④听诊呼吸音；⑤生命体征。
10. 观察通气效果，并注意有无发生并发症，如有异常，及时处理。
11. 整理床单位，洗手，记录抢救过程及评估患者的反应。
12. 消毒处理：①拆卸各部件及其配件；②呼吸皮囊和面罩送供应室消毒，储氧袋和氧气连接管一次性含氯消毒湿巾擦拭消毒；③供应室消毒回后，测试各个阀门的功能。

（二）气管插管的患者：

1. 评估使用时机：呼吸机故障、转运等。
2. 呼吸皮囊连接氧气，调节氧流量。

3. 呼吸皮囊与气管插管连接(用呼吸机者脱开呼吸机管道)。

4. 挤压呼吸皮囊(呼吸频率为 8~10 次/分,余同上"操作步骤"8)。

5. 同上"操作步骤"9~13。

【操作观察要点】

1. 开放气道困难,必要时可使用口咽通气管。

2. 复苏时氧流量调到最大,尽可能接近 100% 纯氧。

3. 患者有自主呼吸时,尽量与患者呼吸同步,减少气压伤的发生。

4. 挤压时必须观察患者的胸廓运动,患者面色、末梢发绀情况。挤压频率不要太快。

5. 如输送气体受阻,应该检查气道是否阻塞或矫正患者的头部,使其后仰。

6. 如出现呕吐,及时清除气道及面罩内的呕吐物,继续使用呼吸皮囊辅助通气。

7. 使用中未能改善呼吸情况则考虑人工呼吸机通气,如心跳停止应立即予心肺复苏。

第二节 简易人工呼吸器使用技术评分标准

项　目	项目总分	操 作 要 求	评分等级及分值				实际得分
			A	B	C	D	
仪表	2	工作衣、帽、鞋穿戴整齐,符合规范	2	1.5	1	0	
操作前准备	10	环境清洁,光线明亮	2	1.5	1	0	
		规范洗手和手卫生,戴好口罩,备齐用物,放置合理	3	2	1	0	
		检查简易人工呼吸器的性能	5	3	2	1~0	
操作过程	63	评估患者的病情,特别是呼吸情况,SpO₂ 面色情况,呼救报告医生,启动 RRT,去枕平卧头偏一侧,有假牙者去除假牙	10	9~6	5	4~0	
		向患者和/或家属解释原因和目的	5	4	3	2~0	
		简易人工呼吸器连接面罩、氧气并调节氧流量	5	4	3	2~0	
		如果在没有气管插管及气管套管的情况下应用简易呼吸器,应先清理呼吸道分泌物、开放气道(手法正确)	10	9~6	5	4~0	
		固定面罩手法正确(E~C 手法,面罩不漏气,或正确连接气管插管或气管套管)	10	9~6	5	4~0	
		正确挤压呼吸皮囊:一般,成年人氧流量 10L/分以上,频率 10~12 次/分,潮气量有氧时 6~7ml/kg,吸呼比 1:2 或 1:1	10	9~6	5	4~0	
		观察通气效果,看胸廓抬起、面色、SpO₂	5	4	3	2~0	
		注意有无发生并发症,如有异常,及时处理	3	2	1	0	
		2min 后再次评估呼吸情况正常	5	4	3	2~0	

续　表

项　目	项目总分	操　作　要　求	评分等级及分值				实际得分
			A	B	C	D	
操作后	10	改为面罩吸氧,整理床单位,妥善安置患者,宣教	5	4	3	2～0	
		记录抢救过程及患者的反应	5	4	3	2～0	
		呼吸器消毒处理	5	4	3	2～0	
质量控制	2	有效沟通,关心患者	2	1.5	1	0	
	3	对应急情景的快速反应及处理,操作熟练程度	3	2	1	0	
理论知识回答	10	开放气道手法有哪些	5	4	3	2～0	
		人工呼吸器使用有哪些并发症,如何处理	5	4	3	2～0	
总计	100						

第三节　简易人工呼吸器使用技术风险防范流程

使用简易人工呼吸器时存在急性胃扩张、窒息、气压伤等风险,其防范流程如下:

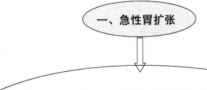

一、急性胃扩张

临床表现:腹胀、上腹或脐周隐痛,恶心和持续性呕吐。呕吐物为混浊的棕绿色或咖啡色液体,呕吐后症状并不减轻。随着病情的加重,全身情况进行性恶化,严重者可出现脱水、碱中毒,并表现为烦躁不安、呼吸急促、手足抽搐、血压下降和休克。突出的体征有振水音

预防:
1. 挤压频率不可过快;
2. 潮气量不可过大;
3. 挤压时尽量与患者呼吸同步;
4. 使用带减压阀的人工呼吸器

处理:
1. 暂时禁食;
2. 放置胃管持续胃肠减压;
3. 纠正脱水、电解质紊乱和酸碱代谢平衡失调

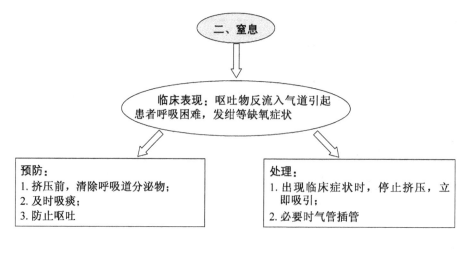

二、窒息

临床表现：呕吐物反流入气道引起患者呼吸困难，发绀等缺氧症状

预防：
1. 挤压前，清除呼吸道分泌物；
2. 及时吸痰；
3. 防止呕吐

处理：
1. 出现临床症状时，停止挤压，立即吸引；
2. 必要时气管插管

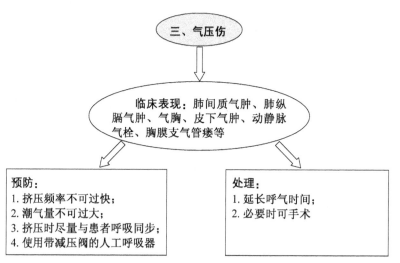

三、气压伤

临床表现：肺间质气肿、肺纵膈气肿、气胸、皮下气肿、动静脉气栓、胸膜支气管瘘等

预防：
1. 挤压频率不可过快；
2. 潮气量不可过大；
3. 挤压时尽量与患者呼吸同步；
4. 使用带减压阀的人工呼吸器

处理：
1. 延长呼气时间；
2. 必要时可手术

第四十三章　非同步电除颤

第一节　非同步电除颤技术

【适用范围】

心室颤动、室扑、无脉搏的室速。

【目的】

利用电能治疗快速异位心律失常，使之转复为窦性心律，纠正患者的心律失常。

【操作重点强调】

1. 严格按照适应证选择非同步电除颤技术。

2. 非同步除颤必须争分夺秒进行,除颤越早越好。

3. 减少影响除颤时胸壁阻力的因素,避免并发症的发生。

4. 正确、合理地放置电极板。

5. 正确选择能量。

6. 密切观察患者病情变化。

【操作前准备】

1. 用物:①检查除颤器非同步性能,保证充足的电源、电极片、心电图纸及导电膏。②其他抢救物品:气管插管、呼吸机、临时起搏器、抢救药物、吸氧、监护等。

2. 护士:①除颤时保证周围环境及相关人员的安全。②按要求着装,洗手,戴口罩。

3. 患者:①暴露患者胸壁并保持干燥清洁、无敷料,监护电极应避开除颤部位。②去除患者身上所有金属物品。

4. 环境:清洁、光线明亮。

【操作流程】

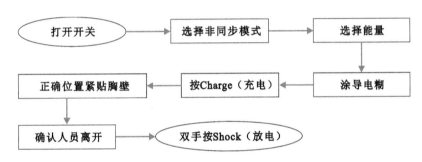

【操作步骤】

1. 评估患者意识,呼救。

2. 评估同侧颈动脉搏动和呼吸,安置体位,如无除颤仪,胸外按压(若有心电监护先判断心律)。

3. 暴露患者胸壁并保持干燥清洁,去除患者身上所有金属物。

4. 打开开关,开关调至除颤键。

5. 正确选择能量(成人单相波 360J,双相波选择 150~200J,儿童选择 2J/kg)。

6. 将导电膏涂在胸壁上,或用 8 层盐水纱布贴在相应除颤部位

7. 电极板置相应的胸壁上并压紧(25 磅),电极板(Sternum)放在胸骨右缘第 2 肋间;另一电极板(Apex)放在左侧心尖区。

8. 电极板充电:按 Charge 开关或电极板上充电开关。

9. 确认:①观察心电示波,确认需要除颤;②确认电极板与皮肤接触良好;③环视四周,指令周围人员离开。

10. 同时按压两只放电键放电。

11. 放电毕,立即进行胸外心脏按压 2min。

12. 评估患者心律是否转回窦性心律,若没有,遵医嘱准备第二次除颤。同时记录抢救过程。

13. 电极板用后用清洁纱布擦试干净,放回指定地方测试后备用。

【操作观察要点】

1. 除颤前确定患者除颤部位无潮湿、无敷料。如患者带有植入性起搏器,应注意避开起搏器部位至少 10cm。

2. 去除患者身上所有金属物品,不要接触盐水纱布或将导电糊涂在电极板以外区域,以免遭电击。

3. 放电前电极板上应涂导电膏或放置湿盐水纱布。目的为防止皮肤灼伤,减少皮肤阻力,且易于导电。

4. 放电时操作者及周围人员应离床 1 尺。

5. 成人能量单相波:360J,双相波 120～200J;儿童除颤首次 2J/kg,若不成功改为 4J/kg。

6. 电极板用后用清洁纱布擦拭干净备用。

7. 除颤仪日常 24h 充电备用,系统检测时断电。

8. 检查除颤仪外观是否清洁,有无破损,应防压防水,有破损及时维修,检查有无备用电极片、心电图纸及导电膏,保持除颤仪完好状态。

9. 若两电极板位置距离过近,必然使电流在两个电极板之间发生短路,减少了到达心脏的电能,有可能使除颤失败,要求两电极板之间的距离不得小于 10cm。装有植入性起搏器的患者除颤时需避开起搏器 5cm 以上。

第二节 单、双相波非同步电除颤技术评分标准

项　目	项目总分	操　作　要　求	评分等级及分值				实际得分
			A	B	C	D	
仪表	2	穿戴整齐,规范洗手,戴好口罩	2	1	0	0	
每日检测仪器性能	15	除颤仪外观清洁、干燥、无破损	2	1	0	0	
		除颤仪各部件齐全、完整	3	2	1	0	
		检查除颤仪的性能(系统检测)	10	9～6	5	4～0	
操作过程	60	患者所处环境安全	2	1.5	1	0	
		评估患者意识,呼救	3	2	1	0	
		评估同侧颈动脉搏动和呼吸,安置体位,如无除颤仪,胸外按压(若有除颤仪先判断心律、除颤)	3	2	1	0	
		暴露患者胸壁并保持干燥清洁、监护电极应避开除颤部位;去除患者身上所有金属物	3	2	1	0	
		除颤仪到场后,评估患者心律,确认是否存在除颤指征	5	4	3	2～0	

续　表

项　目	项目总分	操　作　要　求	评分等级及分值				实际得分
			A	B	C	D	
操作过程	60	正确开启除颤仪	2	1	0	0	
		选择合适能量（成人单相波 360J，双相波选择150～200J，儿童选择 2J/kg）	5	4	3	2～0	
		胸壁电极板放置位置处涂抹导电糊	5	4	3	2～0	
		电极板位置安放正确（胸骨右缘第二肋间，左侧心尖区），紧贴胸壁。均匀涂抹导电糊	5	4	3	2～0	
		用力按压电极板（25 磅），电极板与皮肤紧密接触，电极板面提示接触良好	5	4	3	2～0	
		观察示波屏，再次确认患者处于心脏除颤指征状态	5	4	3	2～0	
		确认胸前无氧气导管经过。电极板充电	3	2	1	0	
		请"旁人离开"，确定所有人无直接接触患者	3	2	1	0	
		放电:同时按压放电按钮电击除颤	3	2	1	0	
		放电结束，移开电极板，立即行胸外心脏按压 2min或直至患者出现循环恢复征象	3	2	1	0	
		再评估患者心律，颈动脉搏动，呼吸;判断抢救是否有效	5	4	3	2～0	
操作后	8	若除颤成功，妥善安置患者，进一步监护、吸氧、用药等	3	2	1	0	
		及时记录除颤经过，将心电图记录纸粘贴在病程录上	3	2	1	0	
		整理好除颤仪，插上电源充电备用	2	1	0	0	
质量控制	5	有效沟通，关心患者	2	1.5	1	0	
		动作熟练、抢救迅速	3	2	1	0	
理论知识问答	10	非同步电除颤的并发症	5	4	3	2～0	
		非同步电除颤的注意事项	5	4	3	2～0	
总计	100						

第三节 非同步电除颤技术风险防范流程

非同步电除颤时存在局部皮肤灼伤、栓塞、心肌损伤、心律失常、急性肺水肿等风险,其防范流程如下:

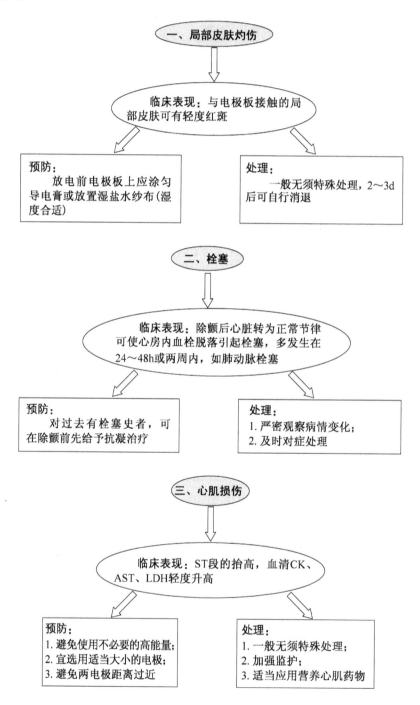

一、局部皮肤灼伤

临床表现:与电极板接触的局部皮肤可有轻度红斑

预防:
放电前电极板上应涂匀导电膏或放置湿盐水纱布(湿度合适)

处理:
一般无须特殊处理,2～3d后可自行消退

二、栓塞

临床表现:除颤后心脏转为正常节律可使心房内血栓脱落引起栓塞,多发生在24～48h或两周内,如肺动脉栓塞

预防:
对过去有栓塞史者,可在除颤前先给予抗凝治疗

处理:
1. 严密观察病情变化;
2. 及时对症处理

三、心肌损伤

临床表现:ST段的抬高,血清CK、AST、LDH轻度升高

预防:
1. 避免使用不必要的高能量;
2. 宜选用适当大小的电极;
3. 避免两电极距离过近

处理:
1. 一般无须特殊处理;
2. 加强监护;
3. 适当应用营养心肌药物

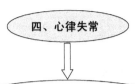

四、心律失常

临床表现：电击后即刻常有房性早搏、室性早搏、交界性异搏出现，个别可有严重的窦性心动过缓或窦性停止，偶有频繁的室性早搏、短阵室性心动过速发生，极少数患者出现严重的心律失常，如持续性室性心动过速、室扑、室颤，多于除颤后即刻出现

预防：
1. 严格掌握使用范围；
2. 尽可能选择低能量；
3. 必要时使用利多卡因预防

处理：
1. 多数几秒钟内恢复正常，无须特殊处理；
2. 如不消失，应用药物治疗；
3. 室性心律失常首选利多卡因、胺碘酮；
4. 尖端扭转型室速：硫酸镁1～2g静脉推注；
5. 室颤或无脉搏室速三次除颤无效后，选用胺碘酮

五、急性肺水肿

临床表现：电击后由于心房功能失调，心排血量减少，除颤后1～3h可发生急性肺水肿。患者可突发呼吸困难、胸闷、气促、咳泡沫样血性痰，严重时可从口鼻涌出，听诊肺部大量湿啰音

预防：
1. 严格掌握使用范围；
2. 尽可能选择低能量；
3. 必要时使用抗凝药物严防止肺动脉栓塞的发生

处理：
1. 发生急性肺水肿时立即减慢或停止输液；
2. 高浓度给氧，可用50%的酒精湿化；
3. 必要时进行四肢轮扎，减少静脉回心血量；
4. 按医嘱给予强心、利尿剂

第四十四章　心电血压监测

第一节　心电血压监测技术

【适用范围】

一切需要监测心脏电活动的患者。

【目的】

1. 监测患者心律、心率变化。
2. 持续心电监护，及时发现心律失常。
3. 间接了解循环系统的功能。
4. 观察有无心肌缺血情况，为病情变化提供依据。

心电血压监护仪外观见图 44-1。

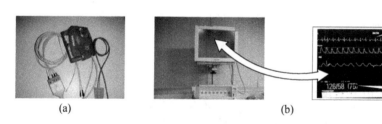

(a)　　　　　　　(b)

图 44-1　心电血压监护仪

【操作重点强调】

1. 正确连接导线及电极片，调整清晰的心电图波形。
2. 密切观察心电图变化，及时处理心律失常。
3. 正确设置报警范围。

【操作前准备】

1. 用物：治疗车、监护仪、模块、一次性电极片、导电膏、袖带、记录本。
2. 护士：着装整齐，洗手，戴口罩。
3. 患者：排尿，取舒适体位。
4. 皮肤：清洁皮肤。

【操作流程】

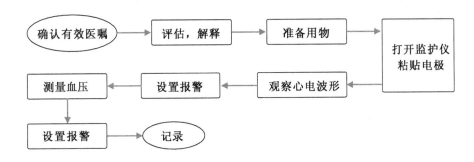

【操作步骤】

1. 确认有效医嘱。

2. 向患者解释心电监护的目的,评估皮肤情况,协助患者排尿、取舒适体位。

3. 洗手,戴口罩。

4. 核对床号、姓名,打开监护仪,检查监护信号。

5. 暴露皮肤,选择粘贴电极片的皮肤。

6. 清洁皮肤,将电极片与导线连接,按照监护仪标识贴于患者胸部位置,避开除颤位置。

7. 导联粘贴部位:左臂电极,左锁骨中线锁骨下;右臂电极,右锁骨中线锁骨下;左腿电极,左锁骨中线第6～7肋间或左髋部;无关电极,右锁骨中线第6～7肋间或右髋部;胸部电极,心电图胸导联的位置。

8. 观察心电波形,并选择合适的导联。

9. 正确调整波形,选择合适的振幅,去除干扰。

10. 正确设置心率的报警范围,根据监护波形设置合适的心律失常报警。

11. 选择测量的肢体,露出一臂,将袖带平整缠于上臂,距肘窝上3cm,松紧度以深入一指为宜。

12. 选择测量模式:手动(Manual)或自动(Auto)。

13. 快速测量按监护屏幕下方(开始/停止)键,测量时肢体与心脏处于同一水平。

14. 根据血压测量结果,设置自动模式血压测量时间,正确设置报警范围。

15. 再次检查报警参数,确保报警处于开启(On)状态。

16. 整理患者,告知监护的注意事项。

【操作观察要点】

1. 根据患者病情,协助患者取平卧位或半卧位。

2. 密切观察心电图波形,及时处理干扰和电极脱落。

3. 每日定时回顾患者24h心电监测情况,必要时记录。

4. 正确设定报警界限,不能关闭报警声音。

5. 定期观察患者粘贴电极片处的皮肤,定时更换电极片和电极片的位置。

6. 对躁动患者,应当固定好电极和导线,避免电极脱位以及导线打折缠绕。

7. 停机时,先向患者说明,取得合作后关机,断开电源。

第二节　心电血压监测技术评分标准

项 目	项目总分	操 作 要 求	评分等级及分值 A	B	C	D	实际得分
仪表	2	穿戴整齐,规范洗手,戴好口罩	2	1	0	0	
每日检测仪器性能	8	监护仪外观清洁、干燥,无破损、无导联线裸露情况	2	1	0	0	
		监护模块齐全、完整	2	1	0	0	
		开机后,监护信号正常	2	1	0	0	
		血压袖带可正常充气	2	1	0	0	
操 作 过 程	70	确认有效医嘱,准备用物	2	1	0	0	
		核对姓名、病案号,向患者解释,协助患者排尿	3	2	1	0	
		取舒适体位	2	1	0	0	
		合理放置监护仪,打开、检查监护信号	3	2	1	0	
		评估局部皮肤、上肢、指(趾)情况,暴露并清洁皮肤。操作中注意隐私保护和保暖	4	3	2	1~0	
		连接电极片与导线,正确安放电极片位置,避开除颤位置	8	5	3	2~0	
		选择合适肢体,正确缠绕血压袖带,测血压	8	4	3	2~0	
		记录心律、心率、血压测量结果	3	2	1	0	
		观察心电波形,选择合适的导联	5	4	3	2~0	
		正确调整波形,选择合适的振幅,去除干扰	3	2	1	0	
		正确设置心率的报警范围、根据监护波形设置合适的心律失常报警	8	5	3	2~0	
		选择血压测量模式	5	4	3	2~0	
		根据血压测量结果和病情,正确设置报警范围和参数	5	4	3	2~0	
		报警参数设置正确,报警处于开启(On)状态	5	4	3	2~0	
		指导监护的注意事项	3	2	1	0	
		监护使用期间:定时巡视、及时记录	3	1	0	0	
操作后	5	整理床单位妥善安置患者、分类处理污物用物	3	2	1	0	
		按医嘱撤除监护时,消毒整理监护仪	2	1	0	0	
质量控制	5	有效沟通,关心患者	3	2	1	0	
		操作熟练、动作流畅	2	1.5	1	0	
理论知识问答	10	设置各报警范围的依据	5	4	3	2~0	
		监护意义及患者配合事项	5	4	3	2~0	
总计	100						

第三节 心电血压监测技术风险防范流程

心电血压监测时存在局部皮肤过敏、测量肢体局部水肿、测量部位瘀斑形成、测量肢体缺血坏死、血管神经损伤等风险,其防范流程如下:

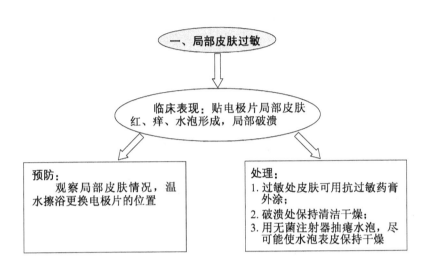

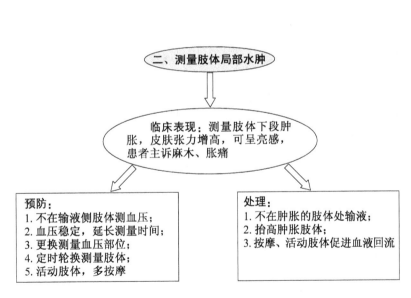

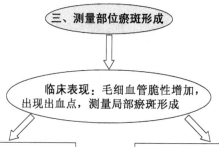

三、测量部位瘀斑形成

临床表现：毛细血管脆性增加，出现出血点，测量局部瘀斑形成

预防：
1. 监测患者凝血功能情况，定时轮换测量肢体；
2. 避免在测量肢体抽血；
3. 血压稳定，延长测量时间

处理：
1. 更换测量血压部位；
2. 改善凝血功能；
3. 热敷局部，促进瘀斑消散

四、测量肢体缺血坏死

临床表现：测量肢体皮肤淤紫，肿胀，桡动脉搏动未及，皮温凉，肢体活动能力下降，肌力减弱；患者主诉剧烈疼痛；全身症状，体温升高，脉搏加快，血压下降，白细胞计数增多，血沉加快

预防：
1. 及时评估测量肢体的肿胀程度，加强观察；
2. 调整测量血压的频率、间隔时间；
3. 轮换测量肢体

处理：
予外科治疗

五、血管神经损伤

临床表现：测量肢体感觉运动障碍、局部血液循坏障碍

预防：
1. 不在瘫痪肢体测量血压；
2. 不在静脉输液的肢体测量血压；
3. 定时更换测量血压的部位；
4. 调整测量血压的频率、间隔时间

处理：
遵医嘱及时予血管神经营养药物

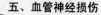

第四十五章 血氧饱和度监测

第一节 血氧饱和度监测技术

【适用范围】

一切需要监测血氧含量的患者。

【目的】

监测患者机体组织缺氧状况。

【操作重点强调】

1. 正确连接导线及血氧饱和度探头，调整清晰的监测波形，见图 45－1。
2. 密切观察血氧饱和度变化。
3. 正确设置报警范围。

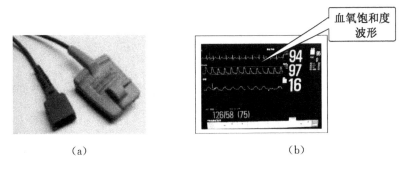

(a)   (b)

图 45－1 血氧饱和度监护仪操作重点

【操作前准备】

1. 用物：治疗车、监护仪、模块、血氧饱和度探头、导线、记录本。
2. 护士：着装整齐，洗手，戴口罩。
3. 皮肤：清洁皮肤，修剪指甲。

【操作流程】

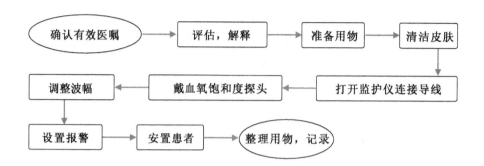

【操作步骤】

1. 确认有效医嘱。

2. 向患者解释血氧饱和度监测目的,评估局部皮肤或者指(趾)情况,取舒适体位。

3. 洗手,戴口罩。

4. 核对床号、姓名,打开监护仪,检查监护信号。

5. 清洁局部皮肤或者指(趾)。

6. 清洁皮肤,将血氧饱和度探头与导线连接。

7. 将血氧饱和度探头放于患者指(趾)或者耳廓处,使其光源透过局部皮肤,保证接触良好。

8. 正确调整波幅,去除干扰。

9. 正确设置报警范围,确保报警处于开启(On)状态。

10. 协助患者取舒适卧位,并告知监护的注意事项。

【操作观察要点】

1. 观察监测结果,发现异常及时报告医师。

2. 下列情况可以影响监测结果:患者发生休克、体温过低、使用血管活性药物及贫血等。周围环境光照太强、电磁干扰及涂抹指甲油等也可以影响监测结果。

3. 注意为患者保暖,患者体温过低时,采取保暖措施。

4. 观察患者局部皮肤及指(趾)甲情况,及时更换传感器位置。

第二节　血氧饱和度监测技术评分标准

项　目	项目总分	操　作　要　求	评分等级及分值				实际得分
			A	B	C	D	
仪表	5	穿戴整齐,规范洗手,戴好口罩	5	4	3	2～0	
操作前准备	10	氧饱和度仪外观清洁、干燥,无破损、无导联线裸露情况	3	2	1	0	
		氧饱和度仪开机后,监护信号正常	3	2	1	0	
		备齐用物,放置合理	4	3	2	1～0	
操作过程	65	确认有效医嘱	3	2	1	0	
		核对姓名、病案号,向患者解释,评估局部皮肤或者指(趾)情况,清洁皮肤并修平患者指(趾)甲	5	4	3	2～0	
		取舒适体位	3	2	1	0	
		打开氧饱和度仪,检查监护信号	7	6～4	3	2～0	
		清洁局部皮肤或者指(趾)	5	4	3	2～0	
		正确连接血氧饱和度探头与导线	7	6～4	3	2～0	
		正确放置血氧饱和度探头(探头放于患者指/趾/耳廓处,使其光源透过局部皮肤,保证接触良好)	15	14～10	9～6	5～0	
		正确设置报警范围,确保报警处于开启(On)状态	10	9～6	5	4～0	
		指导患者注意事项	5	4	3	2～0	
		病情观察(观察检测结果,及时记录;观察局部皮肤及指、趾甲情况,及时更换传感器位置)	5	4	3	2～0	
操作后	5	整理床单位,妥善安置患者	3	2	1	1～0	
		按医嘱撤除氧饱和度时,消毒整理氧饱和度仪	2	1.5	1	1～0	
质量控制	5	有效沟通,关心患者	2	1.5	1	1～0	
		操作熟练、动作流畅	3	2	1	1～0	
理论知识问答	10	设置各报警范围的依据	5	4	3	2～0	
		监护意义及患者配合事项	5	4	3	2～0	
总计	100						

第三节　血氧饱和度监测技术风险防范流程

血氧饱和度监测时存在监测手指皮肤损伤,监测手指缺血、淤紫、坏死等风险,其防范流程如下:

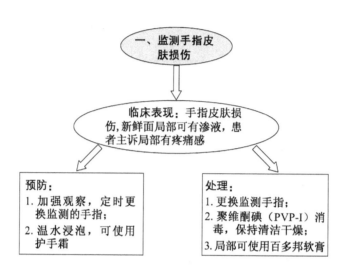

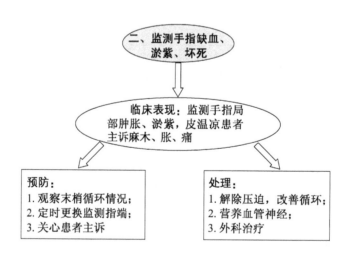

第四十六章 有创动脉血压监测

第一节 有创动脉血压监测技术

【适用范围】

需要连续监测动脉血压的患者。

【目的】

1. 可连续监测动脉血压。
2. 采取血标本,避免频繁抽血造成血管壁损伤和疼痛。
3. 通过血压监测可间接反映机体血容量和心肌收缩力为病情变化提供依据。

【操作重点强调】

1. 选择合适的穿刺部位。
2. 保证测压系统通畅,防止凝血。
3. 作好穿刺导管的固定,防止局部出血。
4. 确保测压系统密闭,严格执行无菌技术操作,防止感染。
5. 确保良好的监测波形,保证数值的准确性。

【操作前准备】

1. 动脉穿刺用物:动脉套管针、动脉测压管、无菌手套、注射器、穿刺消毒用物、无菌透明薄膜、无菌治疗巾。
2. 动脉测压装置:监护仪、模块、监测导线、压力传感器、压力包、肝素生理盐水、三通、动脉测压管。
3. 护士:着装整齐,洗手,戴口罩。
4. 患者:检查尺动脉侧枝循环情况,行 Allen 试验。
5. 签知情同意书。

【有创动脉血压监测流程】

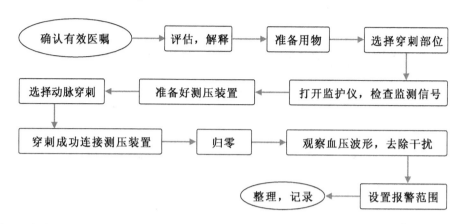

确认有效医嘱 → 评估，解释 → 准备用物 → 选择穿刺部位

选择动脉穿刺 ← 准备好测压装置 ← 打开监护仪，检查监测信号

穿刺成功连接测压装置 → 归零 → 观察血压波形，去除干扰

整理，记录 ← 设置报警范围

【操作步骤】

1. 确认有效医嘱。

2. 向患者解释动脉穿刺的目的,选择合适的穿刺部位。

3. 洗手,戴口罩。

4. 核对床号、姓名,协助取合适体位。

5. 打开监护仪,查看监护信号。

6. 安装好动脉测压装置,并排尽管道内的气体。

7. 行动脉穿刺(桡动脉)。

8. 患者取平卧位,前臂伸直,掌心向上并固定。摸清大动脉搏动,以穿刺点为中心用碘酒、酒精消毒皮肤直径大于 5cm。操作者戴无菌手套,局部予利多卡因进行浸润麻醉,操作者左手触摸动脉搏动最强处,右手持穿刺针 45°角进针见回血后,压低角度退针芯,将套管送入血管内,连接测压装置,穿刺针用 3M 敷贴固定。

9. 压力传感器归零:将压力传感器置于右心房水平,转动三通,压力传感器与大气相通。按下监护仪上的压力归零键,监护仪上显示:压力归零,数字为 0. 表示归零成功。

10. 转动三通,压力传感器与动脉置管相通,此时监护仪持续监测血压。

11. 观察动脉血压波形,确保监护的准确性。

动脉测压装置见图 46-1。

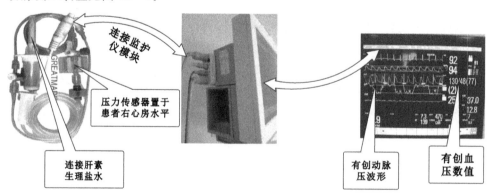

图 46-1 动脉测压装置

12. 设置血压报警范围。

13. 再次检查报警参数,确保报警处于开启(On)状态。

14. 安置患者,告知相关注意事项。

【操作观察要点】

1. 密切观察穿刺点变化、末梢血运(大鱼际是桡动脉终末动脉供血)。

2. 妥善固定,保证测压管路通畅,注意无菌操作。

3. 每 6～8h 换能器进行定标。

4. 动脉置管留置期间加强观察,如出现出血、阻塞,及时更换动脉导管。

5. 做好肢体固定,防止穿刺点出血和导管脱落。

第二节　有创动脉血压监测技术评分标准

项　　目	项目总分	操　作　要　求	评分等级及分值 A	B	C	D	实际得分
仪表	5	工作衣、帽、鞋穿戴整齐,符合规范	5	4	3	2～0	
操作前评估	5	选择合适的穿刺部位,如选桡动脉及尺动脉,需先行 Allen 试验	5	4	3	2～0	
操作前准备	10	环境清洁	2	1.5	1	0	
		已修剪指甲、规范洗手,戴好口罩	2	1.5	1	0	
		备齐用物,放置合理	3	2	1	0	
		检查一次性物品质量	3	2	1	0	
操作过程	65	确认有效医嘱	2	1.5	1		
		核对姓名、病案号,向患者解释	3	2	1		
		打开监护仪,查看监护信号	5	4	3	2～0	
		安装好动脉测压装置,并排尽管道内的气体	5	4	3	2～0	
		正确手法行桡动脉穿刺(取平卧位,前臂伸直,掌心向上并固定,严格无菌技术操作,以穿刺点为中心正确消毒局部皮肤,直径大于 5cm。操作者戴无菌手套,助手协助铺方巾,助手协助打开动脉穿刺针,左手触摸动脉搏动最强处,右手持穿刺针45°进针见回血后,压低角度退针芯,将套管送入血管内)	10	9～6	5	4～0	
		正确连接测压装置,查看动脉血压波形,确定穿刺成功。妥善固定,保持测压管路通畅	5	4	3	2～0	
		压力传感器归零,压力传感器平右心房位置,转动三通,使压力传感器与大气相通,按监护仪"归零"按钮,查看基线和读数为"0"	5	4	3	2～0	

续 表

项 目	项目总分	操 作 要 求	评分等级及分值				实际得分
			A	B	C	D	
操作过程	65	转动三通,压力传感器与动脉置管相通,监护仪持续监测血压	5	4	3	2～0	
		观察动脉血压波形,确保监护的准确性	5	4	3	2～0	
		设置血压报警范围	5	4	3	2～0	
		再次检查报警参数,确保报警处于开启(On)状态	5	4	3	2～0	
		指导相关注意事项	5	4	3	2～0	
		正确处理测压过程中遇到的问题	5	4	3	2～0	
操作后	5	整理床单位妥善安置患者、分类处理污物用物	5	4	3	2～0	
		黏贴动脉标识(红色标签),记录换能器使用的日期、时间并签名,整套装置96h更换					
质量控制	5	有效沟通,关心患者	2	1.5	1	0	
		操作熟练程度,严格执行无菌技术操作	3	2	1	0	
理论知识问答	5	动脉血压正常值及监测时注意事项	5	4	3	2～0	
总计	100						

第三节 有创动脉血压监测技术风险防范流程

有创动脉血压监测时存在出血、局部血肿,导管滑脱,局部感染,导管堵塞,动脉栓塞、肢体坏死等风险,其防范流程如下:

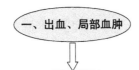

一、出血、局部血肿

临床表现：一般于穿刺后6h内，少数患者拔管后出血，部分患者出血持续渗出24h及穿刺部位血肿形成

预防：
1. 熟练操作，尽量做到一次穿刺成功，凝血功能差的患者适当加压包扎穿刺部位，如无效应及时拔除留置针，减少出血；
2. 管道要保持连接紧密，无漏气、漏液，定时检查，宜使用透明贴膜固定留置针，以便观察穿刺部位情况；
3. 护士应了解患者的凝血功能，凝血机制正常的患者，用低分子肝素代替普通肝素液持续冲洗动脉留置导管，对于低凝患者，应根据情况降低肝素稀释液的浓度，减少其不良反应；
4. 对不配合或烦躁患者可酌情使用镇静药，约束肢体，防止管道意外拔出而出血

处理：
1. 穿刺失败，则按压足够时间；
2. 防止管道移位或意外拔除，拔除管道后，局部按压15min，随后用纱布和宽胶布加压覆盖30min；
3. 每15min观察穿刺部位是否有新鲜血液渗出，持续观察6h，对渗血严重的要及时报告医生；
4. 对拔管后出血的患者，若有凝血功能障碍和肝素盐水应用，应采取局部加压包扎，注意观察肢体远端血液循环状况，并将肝素盐水改为生理盐水冲洗管道

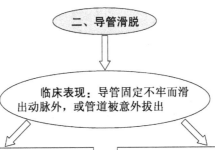

二、导管滑脱

临床表现：导管固定不牢而滑出动脉外，或管道被意外拔出

预防：
1. 桡动脉置管后须妥善固定肢体，尤其是交接班时一定要交代清楚，防止患者在全麻苏醒前躁动不安，对于神志不清者或躁动不安的患者应给予制动；
2. 穿刺套管和连接管应妥善固定，连接紧密，遇有躁动/不配合、不能有效沟通的患者，应通知医生，遵医嘱给予镇静剂，适当约束穿刺部位肢体，约束带应尽量避开置管位置，以防约束带摩擦致管道滑出；
3. 薄膜加胶布妥善固定管道，皮肤穿刺进针处须用透明贴膜覆盖，便于观察，穿刺部位潮湿、渗液、透明膜黏性下降时及时更换贴膜，更换时应双人协助进行

处理：
1. 如发现固定导管的缝线松动,应及时给予重新固定；
2. 导管不全滑脱，确定还在动脉管内，可继续使用，否则拔除并按压置管处15min以上，并加压包扎30min；
3. 置管处若有血肿，严禁揉擦，将患肢抬高，观察末梢循环；
4. 对仍有动态血压监测要求的患者，则于另一肢体重新置管

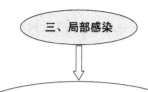

临床表现：沿血管走向出现条索状红线，患者感觉穿刺部位灼热、剧痛，皮肤周围少数有肿胀

预防：
1. 严格执行无菌技术操作，局部严格消毒；
2. 保证动脉测压管无菌，保持创面清洁，穿刺部位用碘酒、酒精消毒，并用无菌透明贴膜覆盖，防止污染；
3. 留置期间每天更换穿刺处敷料和冲洗管道，如有渗血要随时更换敷料；
4. 尽量减少测压管的置管时间，当循环及呼吸功能相对稳定时，尽早拔管，缩短置管时间，减少感染机会

处理：
1. 密切观察穿刺周围皮肤情况，每日监测体温、血象变化，如有渗液、出血，立即更换贴膜；
2. 患者患肢局部出现红、肿、胀、痛等症状时，及时拔除动脉留置针，用庆大霉素湿敷患处，每日2次，或局部用50%硫酸镁加维生素B_{12}持续湿敷6h，症状未解除可延长湿敷时间；
3. 局部有皮肤污染时应更换测压部位；
4. 怀疑导管感染，做相应导管头端培养和血培养，合理使用抗生素

临床表现：管道不通畅，管道内栓子形成，不能回抽到血液，不能注入液体，亦无法监测压力波形

预防：
1. 穿刺成功后应立即缓慢推注生理盐水，以免血液在导管内凝固，阻塞管腔，采血后冲洗管道要及时，三通连接要牢固，劣质导管一律不用；
2. 经常检查管道，勿打折、扭曲，保持管道通畅；
3. 及时在穿刺部位连接肝素盐水冲洗管道，用完后及时更换，每小时检查1次管道是否通畅；
4. 密切观察监护仪上的动脉波形变化，波形异常时，检查管道是否折叠、堵塞，有无气泡，冲洗管道并调零后仍无改善，应通知医生

处理：
1. 测压管腔堵塞时，及时查找原因，是否折叠、扭曲，用抽吸法疏通，可用肝素盐水试冲洗，边冲边回抽，将血块吸出，若仍不能恢复通畅，则应拔除套管；
2. 发现有回血可快速冲洗管道，但如发现有血栓形成则禁止冲洗，应及时拔管冲洗；
3. 通过动脉测压装置进行采血时，及时冲管，冲洗速度亦不可过快

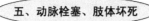

五、动脉栓塞、肢体坏死

临床表现：疼痛、动脉搏动减弱或消失、感觉运动障碍、皮温降低、皮肤颜色苍白

预防：
1. 只有Allen's试验阴性者才能进行动脉穿刺置管，置管后，肢体放于舒适的位置，每小时协助患者活动1次，清醒患者鼓励放置于功能位置；
2. 拧紧所有接头，确保开关无空气，避免增加开关和延长管道，保持冲洗液袋充分填满，定期轻弹、冲洗管道和开关，以消除从冲洗液中逸出的微小气泡，拔管后，应按压加揉擦进皮点至少20min，然后严密包扎24h，在测压、取血或调试零点等过程中，严防进入气体发生动脉气栓；
3. 测压管道用肝素盐水冲洗，测压完成后，应及时滴入低剂量肝素，以防血液凝固和回血；
4. 观察动脉穿刺部位远端皮肤颜色和温度，是否有缺血征象，若发现液体外渗，穿刺部位红肿发白或发绀变凉应立即拔除，并用50%硫酸镁湿敷红肿处，冲洗管道，调零后仍无改善，应通知医生

处理：
1. 如遇输液不畅、疑有管腔堵塞时，严禁强行冲管，可反复回抽，沿导管的走向逆行持续揉摩，边回抽边揉摩，直致将导管内血栓条抽出，再用生理盐水接导管口，回抽血液，观察判断针管内确无凝血块，则可继续保留导管，否则拔除导管，以防血块堵塞；
2. 对导管内血栓明确者，即应拔除导管，行溶栓治疗，尿激酶可用于导管血栓性堵塞；
3. 拔管后局部加压包扎，包扎时应注意观察肢体远端血液循环状况，如出现末梢血运不良，提示包扎过紧，应适当给予放松，如患者有凝血功能异常时，应调整肝素液剂量和浓度；
4. 及时了解患肢肿胀的原因，如是静脉回流受阻应抬高肢体30°，并垫一小枕，清醒患者鼓励放置于功能位置，如肢体肿胀无原因解释时应通知医生尽早拔管，严密观察肢体循环，防止动脉血栓形成

第四十七章　中心静脉压监测

第一节　中心静脉压监测技术

【适用范围】

需要监测右心房及上下腔静脉压力的患者。

【目的】

1. 协助了解患者机体、血容量及心功能状况。
2. 反映患者全身静脉的回心血量。

【操作重点强调】

1. 选择合适的监测部位。
2. 正确设置报警范围。
3. 确保良好的监测波形。

【操作前准备】

1. 静脉穿刺用物:静脉穿刺导管、无菌手套、注射器、穿刺消毒用物、敷贴、无菌治疗巾、利多卡因、生理盐水。
2. 测压装置:监护仪、模块、监测导线、压力传感器、压力包、肝素生理盐水、三通、测压管。
3. 环境:清洁。
4. 护士:洗手,戴帽子、口罩。
5. 患者:评估患者凝血功能、穿刺点周围皮肤有无异常,签知情同意书。

【操作流程】

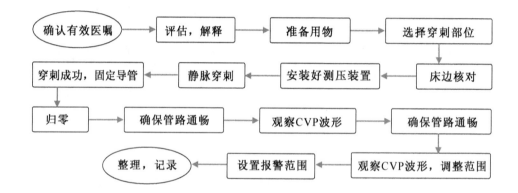

【操作步骤】

1. 确认有效医嘱。
2. 向患者解释静脉穿刺及测压的目的,选择合适的穿刺部位。
3. 洗手,戴口罩。
4. 核对姓名、病案号,协助取合适体位。
5. 打开监护仪,查看监护信号。
6. 安装好静脉测压装置,将压力包充气至 300mmHg,并排尽管道内的气体。
7. 行深静脉穿刺(锁骨下静脉)。
8. 用三通连接好测压装置,连接中心静脉导管的主腔端,挤压压力传感器上的快冲阀,保持导管通畅。
9. 零点调节:将测压管刻度上的"0"调到与右心房相平行(相当于平卧时腋中线第四肋间)处,或用水平仪标定右心房水平在测压管上的读数,该读数就是零点。如用仪器测压,将压力传感器与大气相通,直接按调零钮,仪器会自动调定零点,并在监护仪上出现调零时间。

10. 确定管道通畅：①回血好。②液面随呼吸上、下波动。

11. 测压：①转动三通，使输液管与测压管相通，液面在测压管内上升，液面要高于患者实际的中心静脉压(以下简称 CVP)值，同时不能从上端管口流出。②调节三通，关闭输液通路，使测压管与静脉导管相通，测压管内液面下降，当液面不再降时读数。③调节三通，关闭测压管，开放输液通路。如果用仪器测压，可随时观察 CVP 曲线变化和 CVP 值。

12. 调节监测范围，去除干扰，设置报警范围。

13. 整理用物，记录。

测压装置如图 47-1 所示。

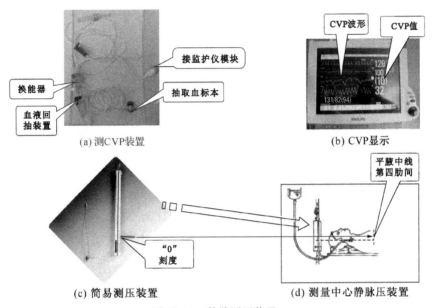

(a) 测CVP装置　　(b) CVP显示
(c) 简易测压装置　　(d) 测量中心静脉压装置

图 47-1　静脉测压装置

【操作观察要点】

1. CVP 管可作为输液途径，因此不测压时可持续输液以保持通畅。

2. 只能通过液面下降测压，不可让静脉血回入测压管使液面上升来测压，以免影响测量值。

3. 防进气：管道系统连接紧密，测压时护士不要离开，因为当 CVP 为负值时，很容易吸入空气。

4. 防感染：穿刺部位每日消毒换敷料 1 次，测压管每日更换，有污染时随时更换。

5. 如为有创 CVP 测定，压力传感器及管路必须保证密闭，压力传感器及测压管每 96h 更换。

第二节　中心静脉压监测技术评分标准

中心静脉压监测技术评分标准（压力传感器）

项　目	项目总分	操　作　要　求	评分等级及分值				实际得分
			A	B	C	D	
仪表	5	工作衣、帽、鞋穿戴整齐，符合规范	5	4	3	2～0	
操作前准备	10	环境清洁	2	1.5	1	0	
		规范洗手，戴好口罩	3	2	1	0	
		备齐用物，放置合理	3	2	1	0	
		检查一次性物品质量，备齐用物，放置合理	5	4	3	2～0	
操作过程	65	确认有效医嘱	2	1.5	1	0	
		核对姓名、病案号，向患者解释	3	2	1	0	
		打开监护仪，查看监护信号	5	4	3	2～0	
		安装静脉测压装置，将压力包充气至300mmHg，并排尽管道内的气体	5	4	3	2～0	
		正确连接测压装置，检查管路通畅，与导联线信号传输状态（挤压压力阀，输液滴管液体成直线，监护仪CVP曲线出现方波）	10	9～6	5	4～0	
		压力传感器放置右心房水平，转动三通，使压力传感器与大气相通，取下肝素帽，监护仪按"CVP归零"键，查看显示屏，基线及数值为"0"	5	4	3	2～0	
		正确测压：转动三通，使压力传感器与静脉相通，测得数值为CVP，观察CVP曲线及数值变化	5	4	3	2～0	
		设置CVP报警范围，确保报警处于ON状态	5	4	3	2～0	
		指导相关注意事项	5	4	3	2～0	
		正确处理测压过程中遇到的问题	10	9～6	5	4～0	
		管道系统连接紧密，防止进气	5	4	3	2～0	
		调节监测范围，去除干扰，设置报警范围	5	4	3	2～0	
操作后	5	整理床单位，妥善安置患者、分类处理污物用物	5	4	3	2～0	
质量控制	5	有效沟通，关心患者	2	1.5	1	0	
		操作熟练程度，动作流畅	3	2	1	0	
理论知识问答	10	CVP正常值及设置报警范围的依据	5	4	3	2～0	
		CVP监测意义及注意事项	5	4	3	2～0	
总　计	100						

中心静脉压监测技术评分标准(手工)

项 目	项目总分	操 作 要 求	评分等级及分值				实际得分
			A	B	C	D	
仪表	5	工作衣、帽、鞋穿戴整齐,符合规范	5	4	3	2~0	
操作前准备	10	环境清洁	2	1.5	1	0	
		已修剪指甲、规范洗手,戴好口罩	2	1.5	1	0	
		备齐用物,放置合理	3	2	1	0	
		检查一次性物品质量	3	2	1	0	
操作过程	65	确认有效医嘱	2	1.5	1	0	
		核对姓名、病案号,向患者解释,患者安静配合	5	4	3	2~0	
		选择合适的穿刺部位。取合适的体位	3	2	1	0	
		正确连接输液装置,输液器排气,接三通,接穿刺管主腔,接测压管。将测压管固定于测压标尺内	15	14~10	9~6	5~0	
		确定零点读数:将测压标尺对准右心房相平行(相当于平卧时腋中线第四肋间)水平处,读出测压标尺读数为零点读数	15	14~10	9~6	5~0	
		确定管道通畅(回血好,液面随呼吸上下波动)	5	4	3	2~0	
		正确测压:①转动三通,使输液管与测压管相通,液面在测压管内上升,至管口但未流出为宜;②调节三通,关闭输液通路,使测压管与静脉导管相通,测压管内液面下降,当液面不再降时读数;③将此读数与零点读数相减,为实际CVP数;④调节三通,关闭测压管,开放输液通路	10	9~6	5	4~0	
		管道系统连接紧密,防止进气	5	4	3	2~0	
		正确处理测压过程中遇到的问题	5	4	3	2~0	
操作后	5	整理床单位妥善安置患者、分类处理污物用物	5	4	3	2~0	
质量控制	5	有效沟通,关心患者	2	1.5	1	0	
		操作熟练程度,动作流畅	3	2	1	0	
理论知识问答	10	CVP正常值及设置报警范围的依据	5	4	3	2~0	
		CVP监测意义及注意事项	5	4	3	2~0	
总计	100						

第三节　中心静脉压监测技术风险防范流程

中心静脉压监测时存在纵隔、胸导管损伤,心脏并发症,空气栓塞,导管异位、折管或滑脱,静脉血栓、导管堵塞,损伤神经,血气胸,感染,动、静脉损伤等风险,其防范流程如下:

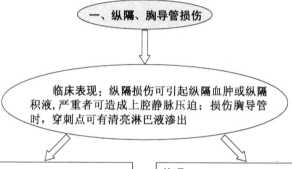

一、纵隔、胸导管损伤

临床表现:纵隔损伤可引起纵隔血肿或纵隔积液,严重者可造成上腔静脉压迫;损伤胸导管时,穿刺点可有清亮淋巴液渗出

预防:
1. 导管质地不可太硬;
2. 颈内静脉穿刺时一般选择右侧,因右侧无胸导管;
3. 穿刺点勿太靠近胸骨,以免损伤胸导管引起乳糜胸

处理:
1. 胸腔内出现乳糜,应拔除导管,放置胸腔引流管;
2. 上腔静脉压迫时,应拔除导管并行急诊手术,清除血肿,解除上腔静脉梗阻

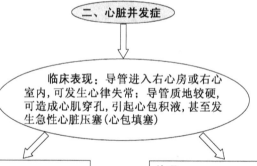

二、心脏并发症

临床表现:导管进入右心房或右心室内,可发生心律失常;导管质地较硬,可造成心肌穿孔,引起心包积液,甚至发生急性心脏压塞(心包填塞)

预防:
1. 熟练操作;
2. 导管质地不可太硬;
3. 严格掌握留置导管插入深度,以导管顶端插至上腔静脉与右心房交界处即可,避免过深;
4. 穿刺置管过程需连续监测ECG、SpO_2和呼吸、血压,及时发现心律失常

处理:
1. 出现上述症状时,立即退出导管;
2. 严密心电监护,抗心律失常治疗及缓解心脏压塞等对症治疗;
3. 症状严重者,行开胸手术

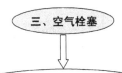

三、空气栓塞

临床表现：肺动脉增压、中心静脉压增高，动脉压下降，低氧血症和高CO_2血症，严重时心跳骤停；患者感到胸部异常不适，发生呼吸困难和发绀

预防：
1. 取头低位穿刺，插管时嘱患者不要大幅度呼吸，导针放入导管的瞬间，嘱患者屏气，以防深吸气造成胸腔内负压增加，使中心静脉压低于大气压，空气从穿刺针进入血管；
2. 拔管后，应按压加揉擦进皮点至少20min，然后严密包扎24h；
3. 每日检查所有输液管道的连接是否牢固，对各个连接点进行必要的妥善固定，使之不漏气或掉落；
4. 输液瓶液体快输完时及时更换液体，避免液体滴空，最好使用输液管终端具有阻挡空气通过的输液滤器，这样即使少量气泡也不致通过滤器进入静脉，更换输液导管时应先阻断静脉留置管，待确保导管各接头都连接妥当并无漏气现象时，再打开留置管的阻断阀

处理：
1. 头低左侧卧位或半左侧卧位；
2. 经中心静脉导管抽吸心内气体；
3. 吸氧；
4. 升压药维持血压，吗啡静脉注射等；
5. 遇心跳停止时，按心肺复苏的原则积极抢救

四、导管异位、折管或滑脱

临床表现：重力滴速很慢，或液体自导管的破损处或进皮点外漏，经导管不能顺利抽得回血

预防：
1. 置管后常规行X线导管定位检查，确认导管位置；
2. 妥善固定导管，针体应留在皮肤外2～3cm，并用胶布加固，对躁动、意识障碍等重症患者要加强固定措施，在导管出口处与皮肤固定缝合一针，伤口用无菌输液敷料覆盖，防滑脱，必要时适当约束肢体，防止自行拔出；
3. 对留置管做好标记，经常检查深度，进行其他操作时应注意避免将导管拉脱或推进；
4. 各衔接部位须连接牢固，更换敷料时操作手法要轻，切勿在去除旧敷料及胶布时误将导管拔出

处理：
1. 发现导管异位后，即在透视下重新调整导管位置，如不能得到纠正，则应将导管拔除，再在对侧重新穿刺置管；
2. 如发现固定导管的缝线松动，应及时给予重新固定；
3. 导管不全滑脱，确定还在深静脉管内，可继续使用，否则拔除并按压置管处；
4. 管道被意外拔出时，应立即按压置管处

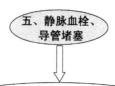

五、静脉血栓、
导管堵塞

临床表现：液体不能滴入，或推注药物不畅，严重时栓子进入导致栓塞。

1. 疼痛：加剧；
2. 肿胀及压痛：肿胀肢体发凉，皮肤发亮，有光泽，张力增高，肌肉僵硬，局部广泛性压痛；
3. 运动和感觉障碍：表现为感觉过敏、减退或消失

预防：

1. 应用硅橡胶导管降低静脉血栓形成的发生率；
2. 穿刺成功后应立即缓慢推注生理盐水，以免血液在导管内凝固，阻塞管腔，输血前后用生理盐水充分冲洗，输液完毕应用肝素盐水或生理盐水注入；
3. 每次输液（输血）时必须用注射器回抽置管是否通畅，排除其他因素后方可使用；
4. 静脉穿刺成功后应进行回血试验，测压完成后，应及时打开输液器输液，避免管道堵塞，并持续或间断滴入低剂量肝素，预防静脉血栓形成

处理：

1. 如遇输液不畅、疑有管腔堵塞时，严禁强行冲管，只能拔除导管，以防血块堵塞；
2. 也可反复回抽，沿导管的走向逆行持续揉摩，边回抽边揉摩，直致将导管内血栓条抽出，再用生理盐水接导管口，回抽血液，观察判断针管内确无凝血块，方可继续保留导管；
3. 对导管内静脉血栓明确者，即应拔除导管，行溶栓治疗，尿激酶可用于导管血栓性堵塞

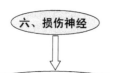

六、损伤神经

临床表现：臂丛神经损伤时，有放射到同侧手臂的触电样麻木感或酸胀、上臂抽动

预防：

1. 了解深静脉穿刺置管区域的局部解剖关系、正确体位，防止影响血管解剖位置，应掌握多种进针穿刺技术，避免同一部位反复穿刺；
2. 掌握穿刺角度和置管深度；
3. 对不配合或烦躁患者可酌情使用镇静药；
4. 选择合适导管，导管质地不可太硬

处理：

1. 拔除穿刺针或导管；
2. 患侧上肢进行肢体锻炼，按摩；
3. 神经刺激症状明显者，可适当应用一些营养神经的药物

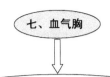

七、血气胸

临床表现：插管后迅速出现呼吸困难、胸痛或发绀；胸腔内输入高渗液体后，可引起胸痛、呼吸困难，甚至休克。主要为：①测量中心静脉压时出现负值；②输液通路通畅但抽不出回血

预防：
1. 尽量一次穿刺成功，失败后更换穿刺部位，避免多次、反复在同一部位操作；
2. 注意穿刺深度，防止穿刺针太深误伤动脉并穿破胸膜所引起血胸；
3. 插管后常规X线检查，可及时发现有无气胸存在

处理：
1. 气胸气压小于20%可不作处理，但每日胸部X线检查，如气胸进一步发展，则应及时放置胸腔闭式引流；
2. 张力性气胸应即行粗针胸腔穿刺减压或置胸腔闭式引流管；
3. 出现液胸时应立即拔出中心静脉置管，必要时行胸穿抽液，血胸严重时必须开胸止血

八、感染

临床表现：穿刺点局部发红、化脓，或伴有全身症状，如发热、寒战、低血压、精神淡漠等

预防：
1. 多毛者穿刺部位应备皮，尽量避开有感染或可疑染灶的局部皮肤，0.5%聚维酮碘液消毒导管口皮肤；
2. 严格执行无菌操作原则，提高操作技术水平，减轻插管部位炎症反应，避免皮下隧道转移；
3. 减少导管留置时间，减少导管接头操作次数，检查进皮点有无红肿等炎症表现，穿刺部位3～5d更换无菌薄膜一次，深静脉置管拔管穿刺部位消毒后，涂金霉素软膏封闭穿刺点，用无菌纱布包裹不少于3d；
4. 在更换输液管及测压、推注药物时应执行无菌技术操作，防止静脉炎或败血症的发生，有条件者应使用输液终端滤器，以阻止微生物的侵入，减少导管败血症发生；
5. 多腔多用途导管较单腔管发生率高，宜选择单腔置管；
6. 加强基础疾病的治疗及护理，增强机体免疫力

处理：
1. 待达到治疗目的后立即停止静脉留置管；
2. 有感染迹象时，停止高渗液体的输入，换等渗葡萄糖溶液，仔细询问病史，并做详细的体格检查，取所输溶液及患者的血、痰、尿标本做细菌培养；
3. 如发热体温不降超过6～12h，排除全身其他部位的感染，应考虑感染源来自导管，需拔除导管，头端做细菌培养；
4. 对于局部有炎性反应者，去除分泌物，用碘伏及酒精消毒，穿刺部位红肿或化脓，应及时拔除静脉导管，行血培养和导管细菌培养，根据药敏结果全身应用抗生素

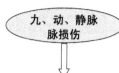

九、动、静脉
脉损伤

临床表现：动脉损伤及静脉撕裂伤时，可
致出血、局部血肿，严重时血胸、出血性休
克；颈部血肿还可压迫气道，引起呼吸困难

预防：

1. 了解深静脉穿刺置管区域的局部解剖关系、正确体位，防止影响血管解剖位置，可使用超声引导，或以细针定位，防止误入动脉；
2. 选择合适导管，导管质地不可太硬；
3. 掌握多种进针穿刺技术，避免同一部位反复穿刺，注意进针方向正确，用7号针头作试穿可提高穿刺的安全性，同时在试穿或穿刺时应接上空注射器，以便及时区别动静脉血，穿刺过程中，若需改变穿刺方向，必须将针尖退至皮下，以免增加血管的损伤；
4. 对不配合或烦躁患者可酌情使用镇静药，以免影响操作，导致血管损伤；
5. 避免使用左侧颈内静脉，如果已使用左侧颈内静脉，避免再置入其他的导管装置（如透析管、外套管）；
6. 穿刺前常规查凝血功能，对凝血功能不好者，选择股静脉置管比锁骨下静脉置管更安全，穿刺当日血液透析者可将使用肝素减半，仍渗血者可用沙袋压迫4～6h

处理：

1. 如怀疑血气胸，可行胸腔闭式引流，必要时紧急开胸止血；
2. 若误穿动脉应压迫5～10min后，再做静脉穿刺，外部加压至少5min，防止血肿形成；
3. 确认颈动脉损伤，需要较长时间压迫止血，如同时在肝素化期间仍需压迫或局部冷敷，误入锁骨下动脉时，可以从颈部靠近锁骨处，锁骨下动脉投影点进行压迫止血；
4. 如果血肿较大，必要时行血肿清除术；
5. 对颈部血肿患者压迫气道时，可紧急气管插管；
6. 出血严重者，予以止血及补液治疗

第四十八章　毛细血管血糖值测定

第一节　毛细血管血糖值测定技术

【适用范围】

糖尿病患者及需要了解血糖情况的患者。

【目的】

评估生活事件(饮食、运动、情绪及应激等)、药物对血糖的影响,有助于制定个体化生活方式干预和优化药物干预方案,提高治疗的有效性和安全性。

【操作重点强调】

1. 保证血糖仪工作正常。
2. 试纸符合要求。
3. 避免误差。

【操作前准备】

1. 仪器和试纸已经完成质控测试。
2. 用物:治疗盘、血糖仪、血糖试纸、一次性采血针、75％消毒酒精棉签、无菌消毒棉签、利器盒、笔、记录本。
3. 护士:洗手、戴口罩。
4. 环境:清洁、光线明亮。

【操作流程】

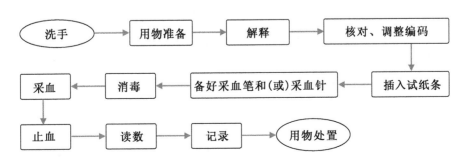

【操作步骤】

1. 确认医嘱。
2. 携用物至床旁,核对患者身份并做好解释。
3. 询问是否进餐和(或)进餐时间。
4. 插入试纸条自动开机/或开机插入试纸条。
5. 核对并调整血糖仪编码,使之与试纸编码一致(免调码血糖仪无需核对与调整)。
6. 选择采血部位,评估局部皮肤情况。
7. 用75%酒精棉签消毒皮肤,待干后进行皮肤穿刺。
8. 正确使用一次性采血针采血。
9. 擦去第一滴血,滴或吸血于试纸合适的需血量。
10. 采血部位干棉签按压止血。
11. 正确读数,告知患者。
12. 整理床单位,妥善安置患者,分类处理污物用物。
13. 记录结果,有异常及时报告医生。

【操作观察要点】

1. 检查试纸的有效期,取出试纸后马上盖上瓶盖。
2. 拿取试纸时避免发生污染。
3. 核对血糖仪与试纸编码是否一致。
4. 采血部位通常采用指尖、足跟两侧等末梢毛细血管,疤痕、水肿或感染部位不宜采血。
5. 采血部位待酒精干后实施采血。
6. 不要反复用力挤压采血部位。
7. 滴/吸血量于试纸后观察血量是否合适。
8. 按不同血糖仪的要求,定期对仪器进行清洁与校正。

第二节 毛细血管血糖值测定技术评分标准

项　目	项目总分	操 作 要 求	评分等级及分值				实际得分
			A	B	C	D	
仪表	5	工作衣、帽、鞋穿戴整齐,符合规范	5	4	3	2~0	
操作前准备	5	环境清洁,戴好口罩,规范洗手和手卫生	2	1.5	1	0	
		备齐用物,检查一次性物品质量	3	2	1	0	

续　表

项　目	项目总分	操 作 要 求	评分等级及分值				实际得分
			A	B	C	D	
质控操作过程	20	检查质控液、血糖试纸的有效期	5	4	3	2～0	
		插入试纸自动开启血糖仪	5	4	3	2～0	
		将质控液摇匀,弃去第一滴,滴或吸在试纸上	5	4	3	2～0	
		查看并判断质控结果,做好记录	5	4	3	2～0	
血糖检测操作过程	45	核对姓名、病案号,做好操作过程的解释说明	5	4	3	2～0	
		确认是否进餐和(或)进餐时间	5	4	3	2～0	
		插入试纸自动开启血糖仪	5	4	3	2～0	
		选择采血部位,评估局部皮肤情况	5	4	3	2～0	
		用75％酒精消毒皮肤,待干	5	4	3	2～0	
		正确使用一次性采血针采血	5	4	3	2～0	
		擦去第一滴血,滴或吸血于试纸合适的需血量	5	4	3	2～0	
		采血部位止血	5	4	3	2～0	
		正确读数,并告知患者	5	4	3	2～0	
操作后	10	整理床单位,妥善安置患者	2	1.5	1	0	
		分类处理污物用物	5	4	3	2～0	
		记录结果,有异常及时汇报医生	3	2	1	0	
质量控制	5	有效沟通,关心患者	2	1.5	1	0	
		操作熟练,动作流畅,对应急情景的快速反应及处理	3	2	1	0	
理论知识问答	10	何时需要进行血糖仪室内质控	5	4	3	2～0	
		影响血糖监测准确性的因素	5	4	3	2～0	
总　计	100						

第三节 毛细血管血糖检测的风险防范流程

毛细血管血糖值测定时存在血糖值不准确等风险,其防范流程如下:

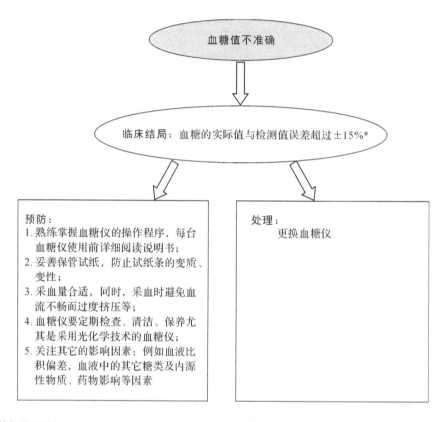

* 血糖仪误差标准:

(1)国际遵循 ISO15197:2013 标准:即国际标准组织(ISO)2013 年发布的《体外诊断检测系统—血糖监测系统通用技术要求》修订版。

①准确性要求:患者同一部位血样血糖仪测试的全血结果和生化仪测试的血浆结果之间的偏差应控制在如下范围:至少 95% 的测试结果满足,当血糖浓度<5.6 mmol/L 时,应在±0.83 mmol/L 偏差范围内;当血糖浓度≥5.6 mmol/L 时,应在±15% 偏差范围内。99% 的结果偏差在一致性网络误差分析栅格的临床可接受范围内。

②精密性要求:血糖浓度<5.6 mmol/L 时,标准差<0.42mmol/L;血糖浓度≥5.6 mmol/L,变异系数(CV)<7.5%。

(2)《中国血糖监测临床应用指南(2015 版)》推荐标准同 ISO 15197:2013 标准。

第四十九章 持续葡萄糖监测

第一节 持续葡萄糖监测技术

【适用范围】

持续葡萄糖监测(临床通常称之为动态血糖监测,即 CGM)技术是指通过葡萄糖感应器监测皮下组织间液的葡萄糖浓度,反映血糖水平的监测技术。包括回顾式动态血糖监测技术和实时动态血糖监测技术。适应范围如下:

1.血糖控制不佳,需要根据血糖制定、评估和调整治疗方案者;

2.需要排除隐匿性或无法解释的低血糖或高血糖者;

3.怀疑有黎明现象或苏木杰现象者;

4.初发糖尿病患者;

5.1 型糖尿病或脆性 2 型糖尿病患者(血糖波动大);

6.妊娠糖尿病或糖尿病合并妊娠的患者;

7.其他伴有血糖变化的内分泌疾病等。

【目的】

协助分析个性化或规律性的血糖波动特点,为各类糖尿病患者平衡饮食、运动和药物,调整、确定最佳治疗方案以达到最有效的血糖控制。同时,为医疗专业人员提供一种用于糖尿病教育的可视化手段。

【操作重点强调】

1.确保动态血糖记录器和探头处于正常工作状态。

2.应用无菌技术进行探头的皮下安置。

3.记录与血糖波动相关的事件,按需进行指血匹配。

【操作前准备】

1.仪器准备:①记录器准备,检查记录器电池电量是否充足,日期和时间是否准确,回顾式血糖记录器需要清除记录器里的历史记录;②探头准备,检查探头有效期、包装是否完好,如需要冷藏的探头使用前应常温放置约 10～30min 后使用,记录探头批号;③电缆准备(使用回顾式血糖记录器时),检查电缆有无破损、打折、缠绕,连接处有无潮湿,确认电缆和记录器连接良好。常见的动态血糖监测系统如图 49-1 所示。iPro®2 回顾式动态血糖监测系统、实时动态血糖胰岛素泵系统及瞬感扫描式葡萄糖监测系统的组成分别如图 49-2～49-4 所示。

2. 物品准备:75%酒精棉签、灭菌透气薄膜、患者日志,需要时准备指血血糖仪、试纸、采血针等。

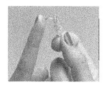
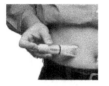
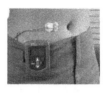
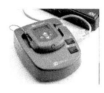

(a) CGMSGOLD
探测头

(b) 将CGMSGOLD
探头插入皮下

(c) 连接血糖记录
器佩戴3d

(d) 用信息提取器将
血糖信息下载至
电脑,作出血糖图

图 49-1 回顾式动态血糖监测系统(CGMS GOLD)的组成

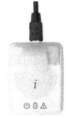

探头　　　　　　清洁插头　　　　　iPro2®记录器　　　　探头植入皮下　　　信息提取和
　　　　　　　　　　　　　　　　　　　　　　　　　　　　　　　　　　　充电底座及
　　　　　　　　　　　　　　　　　　　　　　　　　　　　　　　　　　　USB数据传输线

图 49-2 iPro®2 回顾式动态血糖监测系统的组成

探头　　　　　　动态发射器　　　　动态发射器　　　　722胰岛素泵　　　CarelinkUSB
　　　　　　　　　　　　　　　　　充电底座

图 49-3 实时动态血糖胰岛素泵系统的组成

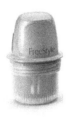

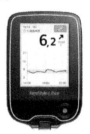

传感器敷贴器　　　传感器组建包　　　敷贴器+组　　　　扫描检测仪
　　　　　　　　　　　　　　　　　建包=探头

图 49-4 瞬感扫描式葡萄糖监测系统的组成

【操作流程】

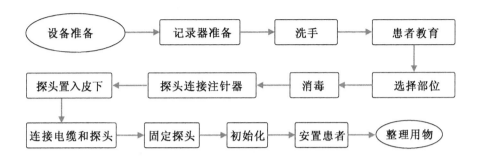

【操作步骤】

各品牌动态血糖监测仪器的安装略有不同,需严格参照说明书要求操作,一般包含以下操作步骤:

1. 确认医嘱。

2. 洗手,携用物至床旁,核对患者姓名、病案号。

3. 向患者做好解释及相关的教育:教会患者在规定的检测时间向记录器中至少输入 4 次毛细血管血糖值,向记录器中输入事件标记(回顾式动态血糖监测);学会监测期间详细记录服药、进餐、运动等日常事件并保存;正确佩戴和保护血糖监测系统,学会在日常生活状态下仪器的防护操作,实时血糖监测时能对高低血糖值作出正确的反应。

4. 选择部位,消毒。

5. 准备探头和注针器。

6. 将探头插入皮下,拔掉引导针。

7. 连接电缆和探头。

8. 用胶布固定探头。

9. 初始化 60～120min 后启动新探头。回顾式动态血糖监测初始化前需要观察信号屏 (Signal)中的 ISIG 信号,确认电流在可接收的范围内开始初始化,初始化 60min 后,输入毛细血管血糖值)。

10. 安置患者,佩戴好血糖记录器。

11. 处置用物。

【操作观察要点】

1. 确保仪器的工作状态正常,保证足够的电量。

2. 保证探头的有效性。当从冰箱取出探头后应放置 30min 后使用。

3. 观察与评估注射部位皮肤情况,下腹部及臀部外上象限是最常用的部位,扫描式血糖监测系统传感器的安置部位为上臂背侧,确保选择部位皮下脂肪丰富;避免选择过度使用的注射部位或胰岛素泵输入部位,避免选择腰带或腰带区;避开脐周 5cm 及衣服易摩擦或压倒的部位;避开存在瘢痕或萎缩的部位;避开锻炼或活动时受力的部位;避开胰岛素泵输入部位 5cm 以内的区域。

4. 固定和保护好探头,确保探头的正常工作。

5. 出现报警,及时查找原因并处理。

6. 注意日常生活状态下仪器的防护:防损害、防探头脱落、防潮湿;勿在距离探头 5cm 以内的部位注射胰岛素或安装胰岛素泵。

7. 需要每日至少 4 次毛细血管血糖值进行比对时,采用同一台血糖仪和同一批号试纸进行检测。

8. 详细记录引起血糖波动的生活事件。

第二节 动态血糖测定技术评分标准

项 目	项目总分	操 作 要 求	评分等级及分值				实际得分
			A	B	C	D	
仪表	5	工作衣、帽、鞋穿戴整齐,符合规范	5	4	3	2~0	
操作前准备	5	环境清洁,戴好口罩,规范洗手和手卫生	2	1.5	1	0	
		备齐用物,检查一次性物品质量	3	2	1	0	
操作过程	55	核对姓名、病案号	5	4	3	2~0	
		向患者做好解释并说明配合要点	10	9~6	5	4~0	
		准备探头和助针器	5	4	3	2~0	
		选择探头安装部位,评估局部皮肤情况	5	4	3	2~0	
		用 75% 酒精消毒皮肤,待干	5	4	3	2~0	
		将探头植入皮下	5	4	3	2~0	
		检查探头信号	5	4	3	2~0	
		固定探头	5	4	3	2~0	
		初始化(60~120min)后,按需输入毛细血管血糖值进行校准	5	4	3	2~0	
		妥善放置血糖记录器(扫描检测仪)	5	4	3	2~0	
操作后	20	整理床单位,妥善安置患者	2	1.5	1	0	
		分类处理污物用物	5	4	3	2~0	
		按需输入毛细血管血糖值及事件	5	4	3	2~0	
		如有报警,及时处理并记录	3	2	1	0	
		注意日常防护,确保仪器处于正常工作状态	5	4	3	2~0	
质量控制	5	有效沟通,关心患者	2	1.5	1	0	
		操作熟练,动作流畅,对应急情景的快速反应及处理	3	2	1	0	

续 表

项 目	项目总分	操 作 要 求	评分等级及分值				实际得分
			A	B	C	D	
理论知识问答	10	探头滑脱的预防	5	4	3	2～0	
		动态血糖监测期间的注意事项	5	4	3	2～0	
总计	100						

第三节 动态血糖测定技术风险防范流程

动态血糖测定时存在探头滑脱、出血等风险,其防范流程如下:

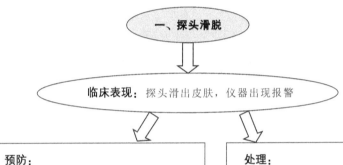

一、探头滑脱

临床表现:探头滑出皮肤,仪器出现报警

预防:
1.在插入探头之前应确保所选部位清洁、干燥;
2.在探头上覆盖无菌透气薄膜,将电缆弯曲,贴上胶布固定以减少拉力;
3.在日常生活中将血糖记录仪固定在安全的位置;
4.避免剧烈运动和出汗

处理:
1.确定探头滑脱,取下探头,清洁患者皮肤,向患者做好解释工作,整理用物,下载已记录的数据;
2.重新更换部位植入

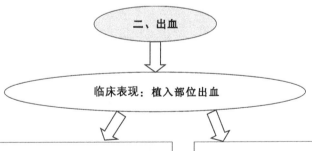

二、出血

临床表现:植入部位出血

预防:
选择合适的部位,避开毛细血管丰富处,预防:选择合适的部位,避开毛细血管丰富处

处理:
安慰患者,少量出血时可用无菌干棉签按压止血,不影响监测效果;大量出血时更换探头、更换植入部位

第五十章 笔式胰岛素注射器的使用

第一节 笔式胰岛素注射器使用技术

【适用范围】

使用胰岛素皮下注射的患者。

【目的】

通过注射适量的胰岛素,纠正胰岛素绝对或相对不足,控制血糖水平。

【操作重点强调】

1. 针头一次一换。
2. 正确的胰岛素剂型,准确的剂量,正确的注射时间及注射部位。
3. 注射部位的轮换。

【操作前准备】

1. 用物:一次性胰岛素注射笔(或笔型注射器,笔芯胰岛素),注射用针头,75％酒精,灭菌消毒棉签,胰岛素注射执行单,必要时准备血糖检测物品。
2. 护士:洗手。

【操作流程】

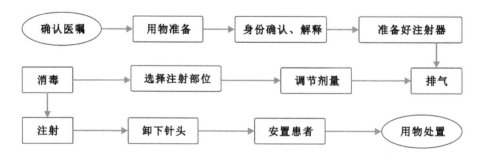

【操作步骤】

1. 确认医嘱。

胰岛素笔注射的操作流程如图 50 - 1 所示。

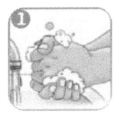
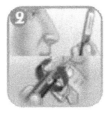
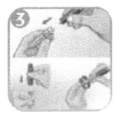

（a）注射前洗手　　　　　（b）核对胰岛素　　　　　（c）安装胰岛素
　　　　　　　　　　　　类型和注射剂量

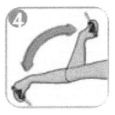
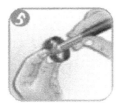
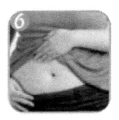

（d）预混胰　　　　　（e）安装针头，排　　　　　（f）检查注射
岛素充分混　　　　　气，调节注射剂量　　　　部位并消毒

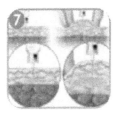

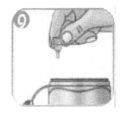

（g）捏起皮肤（根据　　　（h）缓慢推注，注射　　　（i）规范弃置针头
情况或不捏起），握笔　　　完毕后至少停留
式进针，垂直或45°　　　10s后再拔出针头
斜插进针

2. 洗手，携用物至床边，解释。

3. 核对医嘱，确定胰岛素剂型、剂量、注射时间。

4. 正确安装胰岛素笔芯（特充装置省略此步骤）

5. 充分摇匀（如为预混及中效胰岛素），消毒橡皮膜，装入针头（垂直刺入，拧紧）。

6. 调节 2 单位胰岛素剂量，针尖垂直向上，直至有一滴药液出现在针尖上。如无药液，重复上述排气操作。

7. 调好剂量，再次核对

8. 选择好注射部位（腹部、大腿前外侧上 1/3、上臂外侧中 1/3、臀部外上侧，见图 50 - 2），75％酒精消毒。

9. 捏起皮肤（根据情况可不捏起），握笔式进针，垂直或 45°斜插进针，缓慢推注胰岛素直至按键不能推动，停留 10s，拔出针头。捏皮方式和使用各种长度针头注射时的进针长度分别如图 50 - 3 和 50 - 4 所示。

10. 规范弃置针头。（套上外针帽，反方向旋松取下针头，安全型针头直接反方向旋松取下针头即可）

11. 安置患者。

12. 用物处置。

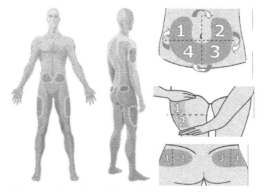

图50-2 常见的胰岛素注射部位及注射部位的轮换

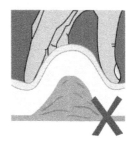

（a）正确的   （b）错误的

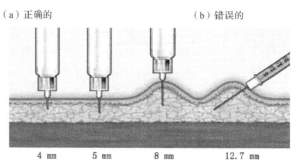

4 mm   5 mm   8 mm   12.7 mm

图50-2 捏皮方式

【操作观察要点】

1. 用物准备时要检查一次性胰岛素笔或笔芯，确保未破裂或折断，检查胰岛素的剂型、失效期及外观。

2. 注射前必须排气，以确保注射通畅及剂量准确。

3. 观察与评估注射部位皮肤情况。

4. 注意注射部位的轮换。

5. 告知患者和家属胰岛素注射后的进餐时间：

（1）速效和预混速效（优泌乐、诺和锐、优泌乐25、诺和锐30）：注射后即刻到注射后15min内。

（2）短效和预混短效（优泌林R、混合优泌林、诺和灵R、诺和灵30R）：注射后30min。

（3）中效胰岛素（诺和灵N、优泌林N）如果进食的话，则在注射后45min到60min。

（4）长效胰岛素（来得时）与进食时间无关，因其吸收无高峰。

6. 告知患者低血糖的症状和防范措施。

第二节　笔式胰岛素注射技术评分标准

项　目	项目总分	操　作　要　求	A	B	C	D	实际得分
			评分等级及分值				
仪表	5	工作衣、帽、鞋穿戴整齐，符合规范	5	4	3	2～0	
操作前准备	10	环境清洁，戴好口罩，规范洗手和手卫生	2	1.5	1	0	
		备齐用物，检查一次性物品质量	3	2	1	0	
		核对医嘱	5	4	3	2～0	
操作过程	60	核对姓名、病案号，向患者解释	5	4	3	2～0	
		核对姓名、病案号，向患者解释	5	4	3	2～0	
		询问患者是否进餐或进餐时间、数量	5	4	3	2～0	
		正确安装胰岛素笔芯（特充装置省略此步骤）	5	4	3	2～0	
		充分摇匀（预混及中效胰岛素）	5	4	3	2～0	
		用75%酒精消毒橡皮膜	5	4	3	2～0	
		正确安装针头（垂直刺入，拧紧）	5	4	3	2～0	
		正确方法排气（调节2单位胰岛素剂量，针尖垂直向上，直至有一滴药液出现在针尖上，如无药液，重复操作）	5	4	3	2～0	
		调节剂量，再次核对	5	4	3	2～0	
		选择注射部位，评估注射部位皮肤情况	5	4	3	2～0	
		75%酒精消毒皮肤	5	4	3	2～0	
		正确方法注射（握笔式进针，垂直或45°斜插进针，缓慢注射胰岛素直至按键不能推动）	5	4	3	2～0	
		停留至少10s，快速拔针，用无菌干棉签轻压针刺处	5	4	3	2～0	
操作后	10	整理床单位，妥善安置患者	2	1.5	1	0	
		告知胰岛素注射后的进餐时间	5	4	3	2～0	
		分类处理污物用物	3	2	1	0	
质量控制	5	有效沟通，关心患者	2	1.5	1	0	
		操作熟练，动作流畅，对应急情景的快速反应及处理	3	2	1	0	
理论知识问答	10	胰岛素的注射部位	5	4	3	2～0	
		低血糖救护流程	5	4	3	2～0	
总计	100						

第三节　笔式胰岛素注射技术风险防范流程

笔式胰岛素注射时存在发生低血糖、注射部位皮肤问题、胰岛素过敏等风险，防范流程如下：

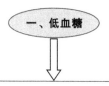

一、低血糖

临床表现：
1. 交感神经兴奋（如心悸、焦虑、出汗、饥饿感、皮肤感觉异常等）和中枢神经症状（如神志改变、认知障碍、抽搐和昏迷）；
2. b老年患者可表现为行为异常或其他非典型症状；
3. 夜间低血糖可表现为无先兆症状的低血糖昏迷。对非糖尿病的患者来说，低血糖的标准为<2.8mmol/L。而糖尿病患者只要血糖值≤3.9mmol/L就属低血糖范畴

预防：
1. 告诉患者有关低血糖的症状，随身携带碳水化合物类食物及急救卡；
2. 安排合适的进餐时间和内容，定时定量；
3. 避免空腹饮酒和酗酒；
4. 运动量增加：运动前后增加额外的碳水化合物摄入；
5. 按需进行血糖监测，以调节胰岛素的剂量

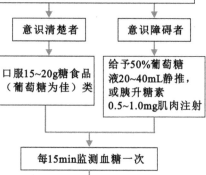

处理：
1. 立即测定血糖水平，明确诊断；
2. 无法测定血糖时暂按低血糖处理；

意识清楚者 → 口服15~20g糖食品（葡萄糖为佳）类

意识障碍者 → 给予50%葡萄糖液20~40mL静推，或胰升糖素0.5~1.0mg肌肉注射

每15min监测血糖一次

● 血糖≤3.9mmol/L，再给予15g葡萄糖口服；
● 血糖在3.9mmol/L以上，但距离下一次就餐时间在1h以上，给予含淀粉或蛋白质食物；
● 血糖仍≤3.0mmol/L，继续给予50%葡萄糖60mL静脉推注

低血糖已纠正：
1. 了解发生低血糖的原因，调整用药；
2. 必要时可动态监测血糖；
3. 注意低血糖症诱发的心、脑血管疾病，监测生命体征；
4. 建议定期进行自我血糖监测，以避免低血糖再次发生

低血糖未纠正：
1. 静脉注射5%或10%的葡萄糖，或加用糖皮质激素；
2. 注意长效磺脲类药物或中长效胰岛素所致的低血糖不易纠正，且持续时间较长，可能需要长时间葡萄糖输注；
3. 意识恢复后至少监测血糖24~48h

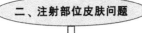

二、注射部位皮肤问题

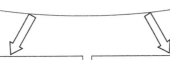

临床表现：注射部位皮肤有异常改变：
出血、红肿、硬结、皮下脂肪增生或萎缩

预防：
1.注意无菌操作；
2.选择合适的注射部位，确保注射在皮下组织；
3.每次注射前评估注射部位有无皮肤异常现象；
4.有规律的轮换注射部位；
5.注射针头每次更换；
6.储存在冰箱内的胰岛素，注射前从冰箱取出后回温30分钟后再使用

处理：
1.出血：注射后轻按压注射点；
2.红肿、硬结：局部湿热敷，再次注射避开红肿硬结及皮下脂肪增生或萎缩处，直至皮肤异常现象消失；
3.皮下增生：避免在增生部位继续注射，有效的部位轮换，注射针头每次更换，定时随访。
4.皮下萎缩：应用高纯度或人胰岛素有可能防止其发生，并有规律地更换注射部位，有可能的话在萎缩处注射糖皮质激素

三、胰岛素过敏

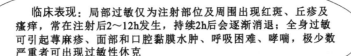

临床表现：局部过敏仅为注射部位及周围出现红斑、丘疹及瘙痒，常在注射后2～12h发生，持续2h后会逐渐消退；全身过敏可引起荨麻疹、面部和口腔黏膜水肿、呼吸困难、哮喘，极少数严重者可出现过敏性休克

预防：
1.注意无菌操作，注射针头每次更换；
2.选择合适的注射部位，有规律的轮换注射部位；
3.储存在冰箱内的胰岛素，回温后再使用

处理：
在某些情况下，局部过敏反应可以自行缓解；使用抗组胺药物可以改善局部反应，如果疗效不佳，可将胰岛素改为不同的制剂种类或改用不同公司生产的胰岛素，必要时进行脱敏治疗

第五十一章　洗　　胃

第一节　洗胃技术

【适用范围】

口服中毒 6h 内,但超过 6h 者也不能轻易放弃洗胃。

【目的】

1. 解毒,清除胃内容物,避免毒物吸收,利用不同的灌洗液进行中和解毒。
2. 减轻胃黏膜水肿。

【操作重点强调】

1. 严格遵循洗胃原则。
2. 根据毒物严格配制洗胃液。
3. 严密观察患者病情变化。

【操作前准备】

1. 用物:电动洗胃机及附件(进水管、出水管、进胃管)、手套、纱布 2 块、弯盘 2 只、棉签、石蜡油、布胶或牙垫、血管钳、有刻度的水桶和污物桶、张口器、试管、水温计,根据病情准备洗胃液。
2. 护士:按要求着装,洗手,戴口罩。
3. 患者:取左侧体位。
4. 环境:清洁、光线明亮。

【操作流程】

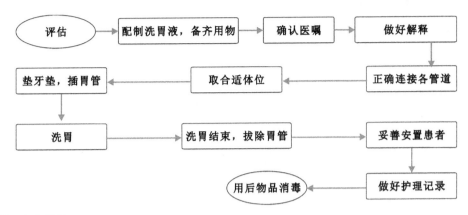

【操作步骤】

1. 评估患者意识、瞳孔,去除口鼻分泌物,保持呼吸道通畅,监测生命体征,建立静脉通路,仔细询问既往史、过敏史和毒物种类、途径、中毒时间,向患者及家属做好解释工作,评估患者合作程度,必要时保护性约束。

2. 根据病情,配制合适的洗胃液,备齐用物。

3. 调试洗胃机:正确连接洗胃机各管道,接通电源,打开开关。将进液管和进出胃管放入洗胃液中,开机循环2次,排气。

4. 安置患者左侧体位。

5. 插胃管:先检查胃管是否通畅,用石腊油润滑胃管前端,自鼻腔或口腔插管,插管至咽部(插入14~16cm)时,嘱患者头略低并做吞咽动作,随后迅速将胃管插入,深度55~70cm,判断胃管位置,妥善固定,抽取胃液备检。

6. 正确连接胃管,按开关键开始洗胃,至洗出液澄清无味为止。

7. 洗胃过程观察:洗胃过程中随时注意洗出液的性质、颜色、气味、量及患者面色、腹部体征、生命体征变化。

8. 洗胃结束,脱开机器,保留胃管备用,妥善安置患者,做好口腔护理,擦净患者面部污物,整理床边用物,脱去手套,调整患者体位,交待注意事项。

9. 拔除胃管:反折胃管口轻柔缓慢拔管,拔管至咽部时,嘱屏气,迅速拔出。

10. 做好护理记录:洗胃液名称、总量,洗出液量、色、气味及患者反应。

11. 用后物品处理:洗胃机在自控洗胃状态下予清水进行反复冲洗,机身予含氯消毒剂纱布擦拭后予清水纱布擦拭,各管道消毒。

【操作观察要点】

1. 详细询问病史,问清毒物种类、途径、中毒时间,一般6h内有效,毒物量过大、过多或洗胃不彻底,则虽大于6h仍应洗胃。

2. 强酸、强碱等禁洗胃。

3. 根据毒物配制洗胃液,温度25~38℃,温度过高引起黏膜血管扩张,加速毒物吸收,过低可刺激肠蠕动。

4. 插胃管时用石蜡油充分润滑,动作轻柔、快、准,防止损伤黏膜。

5. 洗胃时注意观察流出量、色、味,若有出血立即停止洗胃,每次灌洗量为 300～500mL,防止过多引起胃扩张。

6. 洗胃原则:快进快出,先出后入,出入平衡,反复冲洗,直至水清无色味。

7. 特殊患者:需严格控制洗胃液量者,进行手控洗胃,门脉高压患者或胃溃疡患者为 150～200ml,儿童为 50～100mL。

8. 洗胃结束拔管时嘱患者屏气,然后反折胃管快速拔出,防止误吸。

第二节　洗胃技术评分标准

项　目		项目总分	操　作　要　求	评分等级及分值				实际得分
				A	B	C	D	
仪表		2	工作衣、帽、鞋穿戴整齐,符合规范	2	1.5	1	0	
操作前	评估	5	评估:患者中毒的时间、途径、毒物的种类、性质、量、是否呕吐,患者心理状态、生命体征、意识、瞳孔、口腔粘膜及气味,有无禁忌等	5	4	3	2～0	
	准备	8	环境清洁,规范洗手,戴好口罩	2	1.5	1	0	
			根据病情配置合适的洗胃液,温度为 25～38℃	4	3	2	1～0	
			备齐用物,放置合理,检查一次性物品质量	2	1.5	1	0	
操作过程		65	确认有效医嘱,认真核对姓名、病案号、洗胃液名称,向患者、家属做好解释工作	3	2	1	0	
			洗胃机连接电源,打开机器电源总开关,通电检查电源是否正常	3	2	1	0	
			正确连接、放置各管道,将进液管和进出胃管放入洗胃液中,开机循环 2 次,排气备用	5	4	3	2～0	
			取合适卧位(清醒者取坐位,中毒较重者左侧卧位,昏迷患者平卧头偏向一侧),注意保暖	3	2	1	0	
			签署约束知情同意书,并约束,胸前铺巾	2	1.5	1	0	
			戴手套、清洁鼻腔(从口腔插管者需检查及取下活动义齿)	3	2	1.5	0	
			检查胃管是否通畅,测量插管长度(成人为 55～70cm)做好标记	5	4	3	2～0～0	
			牙垫保护口腔,用石蜡油润滑胃管前端后自鼻腔或口腔插管,方法正确	8	7～5	4	3～0	
			判断胃管位置及固定,根据医嘱留取胃液送检	5	4	3	2～0	

项　目	项目总分	操作要求	评分等级及分值				实际得分
			A	B	C	D	
操作过程	65	正确连接胃管,按计数复位键清零,按开关键开始洗胃,至洗出液澄清无味为止	7	6～4	3	2～0	
		会正确使用"液量平衡"键	5	4	3	2～0	
		洗胃过程观察:洗胃过程中随时注意洗出液的性质、颜色、气味、量及患者面色、腹部体征、生命体征变化	3	2	1	0	
		拔管:洗毕反折胃管口轻柔缓慢拔管,拔管至咽部时,迅速拔出。深吸气后屏气或呼气相拔管	5	4	3	2～0	
		协助患者漱口,擦净患者面部污物,整理床边用物,脱去手套,调整患者体位,交代注意事项	5	4	3	2～0	
		记录灌洗液名称、液量及洗出液的量、颜色、气味等	3	2	1		
操作后	5	评估:有无损伤胃黏膜,患者胃内毒物清除状况,中毒症状有无缓解	3	2	1	0	
		正确消毒洗胃机及各管道,处于备用状态	2	1.5	1	0	
质量控制	5	有效沟通,关心患者	2	1.5	1	0	
		操作熟练,动作流畅	3	2	1	0	
理论知识回答	10	洗胃的目的	5	4	3	2～0	
		洗胃的禁忌证	5	4	3	2～0	
总计	100						

第三节　洗胃技术风险防范流程

洗胃时存在胃穿孔、胃出血、窒息、心跳呼吸骤停等风险,其防范流程如下:

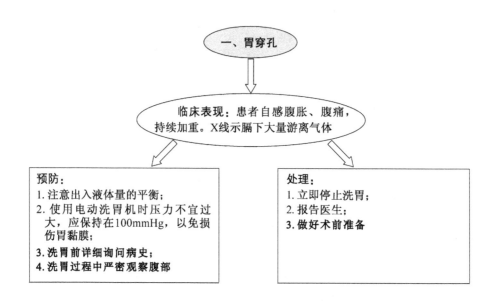

一、胃穿孔

临床表现:患者自感腹胀、腹痛,持续加重。X线示膈下大量游离气体

预防:
1. 注意出入液体量的平衡;
2. 使用电动洗胃机时压力不宜过大,应保持在100mmHg,以免损伤胃黏膜;
3. 洗胃前详细询问病史;
4. 洗胃过程中严密观察腹部

处理:
1. 立即停止洗胃;
2. 报告医生;
3. 做好术前准备

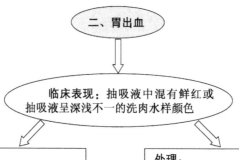

二、胃出血

临床表现:抽吸液中混有鲜红或抽吸液呈深浅不一的洗肉水样颜色

预防:
1. 选用的胃管不宜太粗;
2. 插管技术熟练,不可用力过大,以免机械损伤消化道黏膜造成出血;
3. 在插管洗胃中,动作应迅速、规范、轻柔

处理:
1. 立即停止洗胃;
2. 报告医生;
3. 建立静脉通路;
4. 抽血,备血;
5. 采取平卧位,头偏向一侧;
6. 密切观察患者生命体征

三、窒息

临床表现：洗胃中，患者可因胃管和洗胃液的刺激引起呕吐反射，昏迷患者极易引起误吸而窒息；发生窒息前均有昏迷或谵妄、烦躁不安的表现，呕吐后呼吸抑制，面色发绀

预防：
1. 洗胃时要摆好体位；
2. 要备有吸引器、氧气、气管插管、呼吸机等装置；
3. 洗胃过程中，床旁持续严密观察
4. 注意观察患者面部及脉搏情况；
5. 同时要密切观察，注意灌洗液出入平衡的原则，避免胃内容物过多，引起反射性呕吐，避免胃液被吸入呼吸道，引起反流窒息；
6. 昏迷患者禁止催吐，防止吸入性窒息

处理：
1. 立即将患者平卧侧头，清除口腔呕吐物，用喉镜明视下吸出气道内误吸的呕吐物；
2. 面罩加压给氧，呼吸、心电、SaO_2、血压监测；
3. 自主呼吸或呼吸微弱者行气管插管、机械通气

四、心跳呼吸骤停

临床表现：由于胃管和洗胃液的刺激引起迷走神经张力亢进，有随时发生心脏骤停、呼吸停止的危险，表现为神志突然丧失，颈动脉搏动消失

预防：
1. 在插管洗胃中，动作应迅速、规范、轻柔；
2. 一次性注入量以300～500mL为宜；
3. 洗胃过程中一定要密切观察患者血压、呼吸、心率等变化，有条件的要进行心电监护、专人护理和特别护理；

处理：
心跳停止者立即给予心肺复苏

第五十二章　输液泵的使用

第一节　输液泵使用技术

【适用范围】

1. 需控制输液速度或匀速输液量,如抗心律失常药物、升压药物、婴幼儿的输液或静脉麻醉时。
2. 化疗药物、抗生素等。
3. 用于重症监护患者的特殊用药。

【目的】

准确控制输液速度,使药物速度均匀、用量准确并安全地进入患者体内发生作用。

【操作重点强调】

1. 了解输液泵性能(详细阅读说明书后方可使用),准确操作仪器。
2. 了解患者年龄、病情、意识状态,输液目的及药物的作用、用法、剂量、速度、不良反应。
3. 了解注射部位皮肤及血管情况,选择富有弹性、粗直、血流量丰富的血管并避开静脉瓣。
4. 严格查对,安全准确用药。

【操作前准备】

1. 用物:输液泵、输液泵管、巡回单、治疗盘。
2. 护士:按要求着装,洗手,戴口罩。
3. 患者:心情平静,取舒适卧位。
4. 环境:安静、整洁、舒适、光线明亮。

【操作流程】

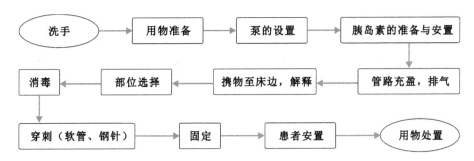

【操作步骤】

1. 根据医嘱在治疗室准备药液,检查药液质量,有无变质、变色、浑浊,瓶口有无松动,有效期,按无菌技术原则配制药液。在瓶签上注明姓名,床号,添加药物名称、剂量,须第二人核对。

2. 检查输液泵管有效日期,外包装是否严密、合格,打开外包装,关闭调节器,安多福消毒瓶口,将输液泵管针头垂直插入输液瓶内。

3. 携带输液泵、输液物品、治疗盘至患者床旁,核对床号与姓名。向清醒患者解释输液目的、输液泵用途及注意事项,以取得合作。协助患者排空大、小便,选择穿刺静脉。将输液泵放置在合适的位置并接上电源,将溶液瓶倒挂在输液架上,输液泵管一次性排尽空气。

4. 开电源开关,打开"泵门"将输液泵管呈"S"形放置在输液泵的管道槽中,关闭"泵门"。注意不要压迫管道,如图52-1所示。

5. 关闭调节器,再次检查输液泵管内有无残留的气体。

6. 根据医嘱调节输液速度和预定输液量(按输液泵面板上的"选择"调节)。

7. 系好止血带,正确选择血管,松开止血带,安多福消毒皮肤待干,准备好输液贴,系好止血带,再次安多福消毒皮肤,进行穿刺、正确固定(同第二十五章第一节的"操作步骤")。

8. 按压开始键,启动输液泵,如图52-2所示。

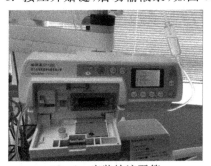

52-1　安装输液泵管

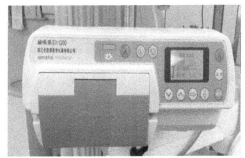

52-2　启动输液泵

9. 记录输液泵内药物、液体容量、输液速度和启动时间。

10. 机器报警液体输完,按停止键,关总开关,拔除输液针头。

11. 整理用物,做好记录。

【操作观察要点】

1. 操作动作熟练、节力,不违反无菌操作原则。

2. 启动泵前检查管路安装是否合适、正确,有无扭曲、接口松动及渗漏等情况;正确设定输液速度及其他必需参数,防止设定错误延误治疗。每次更换液体应重新设置输液步骤。

3. 泵启动后观察液体滴速状态并证实液体流动。

4. 护士随时查看输液泵的工作状态,及时排除报警、故障,防止液体输入失控。解除报警法:①气泡报警:先关闭静脉通道,打开泵门,排尽气泡,放妥导管,关闭泵门,开放静脉通道,启动输液;②完成报警:再设置用量;③阻塞报警:常因回血、管道扭曲、过滤器堵塞、调节器未打开,去除阻塞原因;④泵门未关:关闭泵门;⑤电池殆尽:换装新电池。

5. 注意观察穿刺部位皮肤情况,防止发生液体外渗,出现外渗及时给予相应处理。

6. 机器有专人保管,定时检测以保证其速度的准确性。

7. 注意输液器类型与输液泵设置校准一致。

第二节 输液泵使用技术评分标准

项 目	项目总分	操 作 要 求	评分等级及分值				实际得分
			A	B	C	D	
仪表	5	工作衣、帽、鞋穿戴整齐,符合规范	5	4	3	2～0	
操作前准备	10	环境清洁	2	1.5	1	0	
		规范洗手和手卫生,戴好口罩	2	1.5	1	0	
		备齐用物,放置合理	3	2	1	0	
		检查一次性物品质量	3	2	1	0	
操作过程 准备药液	20	严格执行三查七对制度,按医嘱准备好药物	3	2	1	0	
		查对药物名称、浓度、剂量、有效期。查瓶盖有无松动、瓶体有无裂纹及液体性状	3	2	1	0	
		经第二人核对准确无误后贴输液标签于瓶签上	3	2	1	0	
		严格执行无菌技术操作,按要求配制药液,正确使用一次性注射器。手法正确,抽药液不余、不漏、不污染	8	7～5	4	3～0	
		按要求打开输液泵管,关闭调节器,消毒瓶口,将针头垂直插入输液瓶内	3	2	1	0	

项　目		项目总分	操　作　要　求	评分等级及分值				实际得分
				A	B	C	D	
操作过程	输液	50	推车至患者床前,床边查对床号、姓名,向患者解释,协助大小便,取舒适体位	3	2	1	0	
			输液泵放置在合适的位置,连接电源	3	2	1	0	
			将溶液袋挂在输液架上,一次性排尽空气	5	4	3	2～0	
			检查输液器型号,打开输液泵电源开关	2	1.5	1	0	
			正确将输液泵管安装至输液泵内,注意不要压迫管道	5	4	3	2～0	
			再次检查输液泵管内有无残留气体	3	2	1	0	
			根据医嘱调节输液速度、预定输液量和其他参数	5	4	3	2	
			按静脉输液法进行静脉穿刺	10	9～6	5	4～0	
			启动输液泵	3	2	1	0	
			观察液体滴数情况,正确处理报警	5	4	3	2～0	
			记录输液泵内药物、液体容量、输液速度和启动时间	3	2	1	0	
			液体输完,按停止键,关开关,拔针	3	2	1	0	
操作后		5	整理床单位,妥善安置患者,分类处理污物用物	5	4	3	2～0	
质量控制		5	对患者的态度,与患者的沟通,操作熟练程度	5	4	3	2～0	
理论知识问答		5	不同疾病患者输液滴速要求	5	4	3	2～0	
总　计		100						

第三节 输液泵使用技术风险防范流程

使用输液泵时存在输液失控等风险,其防范流程如下:

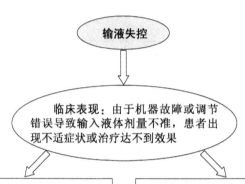

输液失控

临床表现:由于机器故障或调节错误导致输入液体剂量不准,患者出现不适症状或治疗达不到效果

预防:

1. 使用输液泵前检查,告知患者使用输液泵的目的,输入药物的名称、输液速度;
2. 告知患者输液时肢体不要随意移动或擅自调节输液泵,以保证用药安全;
3. 启动泵前检查管路安装、静脉通道是否正确通畅,正确设定输液速度及开启报警开关;
4. 使用过程中加强巡视,以便及时发现问题,及时处理;
5. 每次更换液体应重新设置输液程序;
6. 如有不适及时告知医护人员;
7. 定期检测输液泵的性能和准确度

处理:

1. 立即停止输液;
2. 查看分析报警原因,根据具体情况解除故障

第五十三章 微量泵的使用

第一节 微量泵使用技术

【适用范围】

需严格控制输入液量和药量的患者,如在应用升压药物、抗心律失常药物、婴幼儿静脉输液和静脉麻醉时。

【目的】

准确控制输液速度,使药物浓度均匀、用量准确并安全地进入患者体内发生作用。

【操作重点强调】

1. 严格执行三查七对制度。
2. 正确设定微量泵输入速度等参数。
3. 与患者有效沟通。

【操作前准备】

1. 用物:治疗车、微量泵、医嘱本、输液架,无菌盘内放置按医嘱准备药液的注射器。
2. 护士:按要求着装,洗手,戴口罩。
3. 患者:排尿、便后,取舒适卧位。
4. 环境:清洁、光线明亮。

【操作流程】

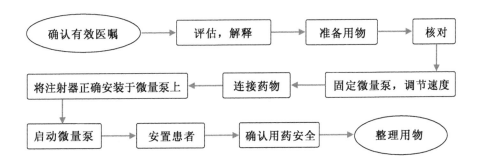

【操作步骤】

1. 确认有效医嘱。

2. 向患者解释用药的目的,评估患者注射部位的局部情况。

3. 洗手,戴口罩。

4. 准备用物。

5. 推治疗车至床尾,核对床尾卡。

6. 床边核对患者床号、姓名并解释。

7. 取微量泵并安全固定在输液架上,连接电源,打开电源开关,按医嘱本设定药物输入速度,暴露注射部位。

8. 打开无菌盘,取出配好药液的注射器并排气。

9. 核对患者床号、姓名,关闭输液调节器,将注射器与输液管道连接,并正确安装于微量泵内,启动微量泵,确定微量泵流速。

10. 妥善安置好患者。

11. 再次核对患者床号、姓名,讲解注意事项,将呼叫器放置在患者伸手可及处。

12. 整理用物。

【操作观察要点】

1. 正确设定微量泵输入速度。

2. 随时查看微量泵的工作状态,及时排除报警、故障,防止液体输入失控。

第二节 微量泵使用技术评分标准

项　目	项目总分	操　作　要　求	评分等级及分值				实际得分
			A	B	C	D	
仪表	2	工作衣、帽、鞋穿戴整齐,符合规范	2	1.5	1	0	
操作前准备	8	已修剪指甲、规范洗手,戴好口罩	2	1.5	1	0	
		备齐用物,放置合理	3	2	1	0	
		检查微量泵工作状态	3	2	1	0	
操作过程	70	确认有效医嘱,准备药物	3	2	1	0	
		推车到床边,放好输液架	2	1.5	1	0	
		核对姓名、病案号	5	4	3	2～0	
		询问过敏史、向患者解释,做好自我介绍,协助大小便,患者取舒适位	5	4	3	2～0	
		将微量泵安全固定在合适位置。连接电源,打开电源开关	3	2	1	0	
		按医嘱进行各项数据设置	5	4	3	2～0	
		暴露注射部位,注意保暖	5	4	3	2～0	
		观察注射局部有无液体外渗等情况	5	4	3	2～0	
		正确手法打开无菌盘	3	2	1	0	
		取出配好药液的注射器,核对姓名、病案号	5	4	3	2～0	
		排气,确定无气泡	3	2	1	0	
		关闭输液调节器,将注射器与输液管道连接,无气泡	8	7～5	4	3～0	
		正确安装注射器于微量泵上	5	4	3	2～0	
		启动仪器	3	2	1	0	
		查看微量泵的工作状态,确定微量泵流速	5	4	3	2～0	
		再次核对姓名、病案号,告知注意事项	5	4	3	2～0	
操作后	5	整理床单位,妥善安置患者、分类处理污物用物	5	4	3	2～0	
质量控制	5	有效沟通,关心患者	2	1.5	1	0	
		操作熟练,动作流畅	3	2	1	0	
理论知识回答	10	微量泵使用的风险	5	4	3	2～0	
		微量泵使用操作注意事项	5	4	3	2～0	
总计	100						

第三节 微量泵使用技术风险防范流程

使用微量泵时存在输注药物速度不准确等风险,其防范流程如下:

输注药物速度不准确

预防:
1. 告知患者使用微量泵的目的,输入药物的名称、输液速度;
2. 告知患者输液肢体不要进行剧烈活动,不要随意搬动微量泵机器或调节速度,以保证用药安全;
3. 告知患者有不适感觉应及时通知医护人员;
4. 正确设定输液速度及其他必需参数,防止设定错误延误治疗;
5. 护士随时查看微量泵的工作状态,及时排除报警、故障,防止液体输入失控;
6. 定期检测微量泵的性能和精确度

处理:
1. 若机器出现报警,及时查看报警原因,解除故障;
2. 如管道出现堵塞,查看有无管路扭曲等

第五十四章　胰岛素泵的使用

第一节　胰岛素泵使用技术

【适用范围】

胰岛素泵是一种持续皮下输注胰岛素的装置,需胰岛素治疗的患者均可使用,主要使用范围:

1. 1型糖尿病患者。
2. 计划受孕和已孕的糖尿病妇女。
3. 或需要胰岛素治疗的GDM患者。
4. 需要胰岛素强化治疗的2型糖尿病患者。

【目的】

缩短高血糖的控制时间消除高血糖毒性,最大限度地改善胰岛β细胞功能,减轻胰岛素抵抗,更好更安全地控制血糖,提高患者生活质量。

【操作重点强调】

1. 保证胰岛素泵处于正常工作状态。
2. 确保各时段基础率剂量等各设置的准确性。
3. 应用无菌技术进行皮下注射操作。
4. 保持输注管道的通畅。

【操作前准备】

1. 用物:治疗盘(胰岛素泵、3mL贮药器)、胰岛素泵、短效或超短效胰岛素、输液管、消毒液、助针器、消毒薄膜、胶布、医嘱执行单、笔。
2. 护士:
(1)洗手。
(2)检查调整胰岛素泵的基本设置:日期时间、胰岛素浓度、基础率方案、最大基础率上限、最大餐前剂量上限及需要的其他备选功能,确定胰岛素泵处于正常工作状态。
(3)润滑贮药器,按无菌操作技术抽取短效或超短效胰岛素。
(4)连接输注管道,排净管道内的空气,直到看见一滴胰岛素从输液管组的针头滴出。
(5)将贮药器置入泵内,在泵的管路充盈屏设定输注5U的胰岛素,直到针头有液滴为止。

(6)将泵设置在暂停部位。

【操作流程】

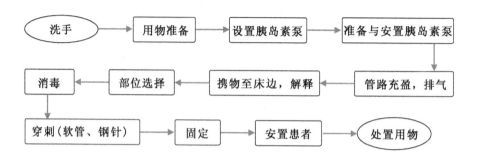

洗手 → 用物准备 → 设置胰岛素泵 → 准备与安置胰岛素泵

消毒 ← 部位选择 ← 携物至床边，解释 ← 管路充盈，排气

穿刺(软管、钢针) → 固定 → 安置患者 → 处置用物

【操作步骤】

1. 携用物至患者床旁,解释,嘱其取平卧位或坐位。

2. 选择合适的注射部位:首选腹壁,避开沿着腰带周围及经常受到摩擦的部位,距脐周5cm外,距离疤痕及妊娠纹至少3cm。其他可选择臀部外上象限、大腿外侧上部以及上臂三角肌下缘等部位。

3.75%酒精消毒皮肤,待干,按皮下注射方法将针头植入皮下(必要时可使用助针器),固定好针头和输注管道,启动胰岛素泵。

4. 固定安置好胰岛素泵,按需定量充盈(按不同管路的说明选择剂量),观察输注管道有无漏液等情况。

5. 安置患者,整理处置用物。

【操作观察要点】

1.确保胰岛素泵的正常工作状态。

2.确保胰岛素剂型、剂量的准确与输注管道通畅。

3. 观察与评估注射部位皮肤情况。

4. 注意注射部位的轮换,更换部位注射时,两次之间间隔3cm。

5.告知患者低血糖的症状及防范措施。

6.检查注射部位及管道的连接是否牢固,观察管道有无变形、阻塞,针头有无滑出,确认胰岛素无渗漏。

7.不要在注射器和输液管中留下气泡,否则将导致输注药液剂量减少。

8.药量、电量是否充足。

9.胰岛素泵的携带是否安全。

10.血糖控制情况。

11.确保程序设置正确。

12.使用氧化银电池。

13.关注各种报警信息。

第二节　胰岛素泵使用技术评分标准

项　目		项目总分	操　作　要　求	评分等级及分值				实际得分
				A	B	C	D	
仪表		5	工作衣、帽、鞋穿戴整齐,符合规范	5	4	3	2～0	
操作前准　备		10	环境清洁	2	1.5	1	0	
			规范洗手和手卫生,戴好口罩	2	1.5	1	0	
			备齐用物,放置合理	3	2	1	0	
			检查一次性物品质量	3	2	1	0	
操作过程	准备药液	26	确认有效医嘱	3	2	1		
			正确调整胰岛素泵的设置(日期时间、胰岛素浓度、基础率方案、最大基础率上限、最大餐前剂量上限及需要的其他备选功能,确定胰岛素泵处于正常工作状态)	5	4	3	2～0	
			检查胰岛素的剂型、失效期及外观	3	2	1	0	
			润滑贮药器,按无菌操作技术抽取短效或超短效胰岛素	5	4	3	2～0	
			连接输注管道,排尽空气	3	2	1	0	
			贮药器置入泵内,设定泵输注 5U 的胰岛素,直到针头有液滴为止	5	4	3	2～0	
			将泵设置在暂停部位	2	1.5	1	0	
	泵使用	44	取合适卧位	3	2	1	0	
			选择合适的注射部位(首选腹壁,避开沿着腰带周围及经常受到摩擦的部位,距脐周 5cm 外,距离疤痕及妊娠纹至少 3cm,其它可选择臀部外上象限、大腿外侧上部以及上臂三角肌下缘等部位),严格执行无菌操作技术,更换部位注射时,两次之间间隔 3cm	8	7～5	4	3～0	
			正确消毒皮肤	5	4	3	2～0	
			正确手法注射(按皮下注射方法将针头注入皮下)	5	4	3	2～0	
			固定针头和输注管道,启动胰岛素泵	5	4	3	2～0	
			固定安置胰岛素泵	5	4	3	2～0	
			观察(注射部位及管道的连接是否牢固,管道有无变形、阻塞,针头有无滑出,血糖控制情况),并记录	5	4	3	2～0	
			正确处理报警	5	4	3	2～0	

续 表

项 目	项目总分	操 作 要 求	评分等级及分值				实际得分
			A	B	C	D	
操作后	5	整理床单位妥善安置患者、分类处理污物用物	5	4	3	2～0	
质量控制	10	对患者的态度、与患者的沟通,操作熟练程度	5	4	3	2～0	
		严格无菌操作	5	4	3	2～0	
总计	100						

第三节 胰岛素泵使用风险防范流程

使用胰岛素泵时存在低血糖、持续高血糖、输注部位感染等风险,其防范流程如下:

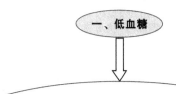

一、低血糖

临床表现:在使用胰岛素泵输注胰岛素时,患者出现血糖≤3.9mmol/L,和/或出现低血糖症状,可表现为交感神经兴奋(如心悸、焦虑、出汗、饥饿感、皮肤感觉异常等)和中枢神经症状(如神志改变、认知障碍、抽搐和昏迷)。老年患者发生低血糖时可表现为行为异常或其他非典型症状

预防:
1. 按说明书正确执行泵的操作规程,正确设置基础率,保证输注时间及剂量的准确性,排除因泵原因造成的胰岛素输注过量;
2. 告诉患者有关低血糖的症状,随身携带碳水化合物类食物及急救卡;
3. 安排合适的进餐时间和内容,定时定量;
4. 避免空腹饮酒和酗酒;
5. 运动量增加时,在运动前后增加额外的碳水化合物摄入;
6. 每天查4~6次血糖,警惕无症状性低血糖

处理:
排除因泵原因造成的胰岛素输注剂量的过多,其余处理同第五十章第三节中胰岛素注射风险之一"低血糖"

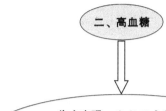

二、高血糖

临床表现：患者可感觉不舒服，例如，极度口渴，多尿、疲劳、视力模糊，但有时即使血糖增高，患者可能还会感觉良好

预防：
1. 严格执行胰岛素泵的操作规程，保证泵的正常工作，避免与泵使用和输注有关的错误：忘记输注餐前量、胰岛素泄漏、输注时间错误、输注剂量错误、注射器部位不当、注射管路阻塞、注射部位感染影响吸收、输液管路使用时间过长、胰岛素剩余量不足；
2. 避免其他原因：进餐量增加、胰岛素失活、生病、压力增大、其他药物的影响等

处理：
1. 排查泵使用不当导致的高血糖，及时解除报警和处理故障：有无管路堵塞、胰岛素泄漏，注射部位有无皮下脂肪增生、萎缩、疤痕、感染等，有无输液管路使用时间过长等；检查状态屏和胰岛素剩余药量，保证按医嘱准时予正确的胰岛素输入剂量；
2. 每天测5~7次血糖，若空腹血糖＞9mmol/L或餐后＞14mmol/L或和有头晕恶心等，及时报告医生，检查血尿酮体，给予相应的处理；
3. 做好患者教育，指导患者或照顾者掌握胰岛素泵的正确使用；
4. 必要时更换胰岛素泵或治疗方案

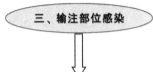

三、输注部位感染

临床表现：输注部位皮肤有异常改变：红肿、皮温增高、疼痛、出血、皮下硬结、针眼周围可见脓性分泌物等

预防：
1. 选择合适的穿刺部位，并注意无菌操作，倾听患者的主诉，有无输注部位的不适感；
2. 定期观察穿刺部位皮肤的情况；
3. 按时更换输注装置和部位（2~3d）；
4. 不要重复使用注射器及输注管路；
5. 对于胶布过敏者及时更换胶布品牌，并及时处理局部皮肤

处理：
1. 如果出现红肿，更换输注部位直到红肿消失才能再次使用该部位；
2. 如果红肿部位的大小超过1角硬币就应请示医生，对于急性感染应以口服抗生素治疗；
3. 早期局部应用抗菌霜常能延缓或预防感染的扩大；
4. 按医嘱在部位更换后常规局部使用抗菌霜是一种好的预防措施；
5. 对于服药依从性好的患者，在感染早期可使用广谱抗生素；
6. 如果目前感染在于储液器和输注设备就必须去除。把输注设备置于机体的另一部位(如果腹部有感染，可置于大腿处)或者在控制感染后再重新使用胰岛素泵

第五十五章　镇痛泵的使用

第一节　镇痛泵使用技术

【适用范围】

疼痛原因明确,需行镇痛治疗,特别是那些要持续给药、还需大量镇痛药物的患者,如术后急性疼痛、无痛分娩、慢性疼痛治疗、癌痛治疗等的患者。

【目的】

1.缓解或解除患者的疼痛。

2.根据患者镇痛需求,让患者自我管理,解除或缓解疼痛。

3.通过定时、定量及患者自主追加剂量的方式,以达到有效镇痛最大化与不良反应最小化的目的。

【操作重点强调】

1.护士核对镇痛泵的参数设置与 PCA 医嘱单上是否一致。

2.护士需查看镇痛泵是否处于功能状态,镇痛泵的操作键是否锁定及镇痛药液的输注量。

3.护士会识别常见报警及进行相关处理:高压报警、管路堵塞、药液用尽、低储液量、低电池等。

4.评估镇痛效果,恰当处理镇痛不全及不良反应。

【操作前准备】

1. 用物:治疗车、治疗盘、消毒棉签、配置完成的镇痛泵(电子镇痛泵如图 55-1 所示)。

2.护士:按要求着装,洗手、戴口罩帽子。

3.患者:开放静脉通道。

4.环境:清洁、光线明亮。

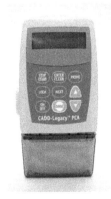

图 55-1　电子镇痛泵

【操作流程】

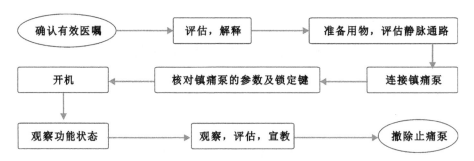

【操作步骤】

1. 评估患者疼痛原因、程度、性质等,向患者介绍镇痛泵的作用及不良反应。

2. 评估静脉通路是否通畅,穿刺部位有无红、肿、痛等。

3. 连接镇痛泵管路,观察其有无受压、扭曲,是否通畅。

4. 核对镇痛泵的参数设置与 PCA 医嘱单上是否一致。

5. 开机。

6. 查看镇痛泵是否处于功能状态,镇痛泵操作键是否锁定及镇痛药液的输注量是否无误。

7. 使用过程中加强巡视,密切观察患者的生命体征、镇静评分、疼痛评分及不良反应。

8. 为患者讲解正确使用镇痛泵的方法及注意事项,并做好心理抚慰。

9. 镇痛泵使用完毕,再次评估患者的生命体征、镇静评分、疼痛评分及不良反应,予撤泵。

【操作观察要点】

1. 使用前要先对患者进行评估并做好解释工作。

2. 操作时注意无菌原则和三查七对。

3. 核对镇痛泵的参数、锁定键、输注量及功能状态。

4. 观察疼痛程度及不良反应。

第二节 CADD 止痛泵操作技术评分标准

项 目	项目总分	操 作 要 求	评分等级及分值				实际得分
			A	B	C	D	
仪表	3	工作衣、帽、鞋穿戴整齐,符合规范	3	2	1	0	
操作前准备	10	核对患者身份和标签内容,向患者自我介绍,做好解释说明,取得患者同意	2.5	2	1.5	1～0	
		查看镇痛泵功能状态(是否处于运行状态)	2.5	2	1.5	1～0	
		评估患者疼痛程度、镇静程度、不良反应	2.5	2	1.5	1～0	
		评估按压次数和剩余量	2.5	2	1.5	1～0	
了解各键功能并会使用	16	STOP/START(暂停/开始)	4	3	2	1～0	
		ON/OFF(开机/关机)	4	3	2	1～0	
		NEXT(查看参数)	4	3	2	1～0	
		DOSE(追加剂量)	4	3	2	1～0	
追加剂量前,需要熟练评估患者用	16	呼吸频率>10 次/分	4	3	2	1～0	
		镇静评分<2 分	4	3	2	1～0	
		镇痛泵工作是否正常	4	3	2	1～0	
		有无其他不良反应	4	3	2	1～0	
如何判断追加剂量是否成功	9	PCA 一次	3	2	1	0	
		出现"滴滴"两声	3	2	1	0	
		齿轮转动,液体推进	3	2	1	0	
常见报警处理	21	RUN Res Vol Low(储液容量低)—撤泵	3	2	1	0	
		Reservoir Volume Empty(储液盒无药剂)—撤泵	3	2	1	0	
		Battery Depleted(电池耗尽)—更换电池	3	2	1	0	
		Low Bat(电量不足)—更换电池	3	2	1	0	
		High Pressure(高压)—去除堵塞并重新开启	3	2	1	0	
		Upstream Occlusion(上游堵塞)—查看储液盒,是否还有药液,有药液,通知麻醉科,无药液,撤泵	3	2	1	0	
		Remote Dose Cord Removed(移除自控线)	3	2	1	0	
质量控制	5	有效沟通,关心患者,对应急情景的快速反应及处理	5	4	3～2	1～0	
	5	操作熟练,动作流畅	5	4	3～2	1～0	

注:CADD,computer aided drug design,计算机辅助药物设计。

续 表

项 目	项目总分	操 作 要 求	评分等级及分值				实际得分
			A	B	C	D	
理论知识问答	15	镇痛不全处理流程	5	4	3～2	1～0	
		镇静过度处理流程	5	4	3～2	1～0	
		恶心呕吐处理流程	5	4	3～2	1～0	
总计	100						

第三节　镇痛泵技术风险防范流程

镇痛泵时存在镇痛不全、恶心呕吐、呼吸抑制等风险,其防范流程如下:

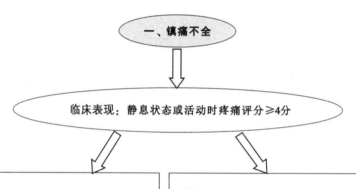

一、镇痛不全

临床表现：静息状态或活动时疼痛评分≥4分

预防:
1. 使用前评估患者疼痛原因、程度、性质等,向患者讲解应用止痛泵的好处及注意事项;
2. 在镇痛泵使用过程中,检查镇痛泵的连接情况及泵体、管道有无漏液情况,注意观察针头有无滑出、堵塞或移位,连接管有无受压、扭曲,以保证静脉通路无堵塞,了解患者镇痛的效果;
3. 积极多模式预防性镇痛

处理:
1. 检查机器是否正常工作;
2. 检查患者是否理解如何使用PCA泵;
3. 教育患者如何使用PCA泵;
4. 患者疼痛评分仍≥4分,与主管医生联系,增加非甾体药物的使用;
5. 必要时联系APS医生,调整镇痛泵给药速度